普外科常见疾病

诊治实践

PUWAIKE CHANGJIAN JIBING ZHENZHI SHIJIAN

主编 郭满 韩帅 么国旺

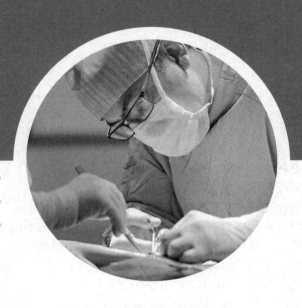

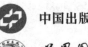
中国出版集团有限公司

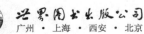
世界图书出版公司
广州·上海·西安·北京

图书在版编目（CIP）数据

普外科常见疾病诊治实践 / 郭满，韩帅，么国旺主
编.—广州：世界图书出版广东有限公司，2023.12
ISBN 978-7-5232-1261-5

Ⅰ.①普… Ⅱ.①郭… ②韩… ③么… Ⅲ.①外科 –
常见病 – 诊疗 Ⅳ.①R6

中国国家版本馆CIP数据核字(2024)第065875号

书　　名　普外科常见疾病诊治实践
　　　　　PUWAIKE CHANGJIAN JIBING ZHENZHI SHIJIAN
主　　编　郭　满　韩　帅　么国旺
责任编辑　刘　旭
责任技编　刘上锦
装帧设计　品雅传媒
出版发行　世界图书出版有限公司　世界图书出版广东有限公司
地　　址　广州市海珠区新港西路大江冲25号
邮　　编　510300
电　　话　（020）84460408
网　　址　http://www.gdst.com.cn/
邮　　箱　wpc_gdst@163.com
经　　销　新华书店
印　　刷　深圳市福圣印刷有限公司
开　　本　889 mm × 1 194 mm　1/16
印　　张　13
字　　数　377千字
版　　次　2023年12月第1版　2023年12月第1次印刷
国际书号　ISBN 978-7-5232-1261-5
定　　价　138.00元

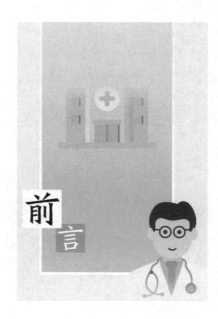

前言

普外科是以手术为主要方法治疗甲状腺、乳腺、胃肠、肝胆胰脾等部位疾病的临床综合性学科。由于涉及面广，整体性强，加之临床新理论、新技术、新疗法的不断涌现，对临床普通外科专业医护人员提出了更高的要求。为了便于读者学习普外科常见疾病知识，提高医治水平，更好地为患者服务，编者们根据自身丰富的临床经验，并参考大量国内外文献，编写了这部临床实用的著作。

本书共十二章，以普通外科常用诊疗技术开篇，然后重点介绍了普外科常见疾病的诊断与治疗，包括甲状腺疾病、乳腺疾病、胃肠疾病、肝胆疾病、腹壁疾病及周围血管疾病等内容。由于胃肠疾病在普通外科临床实践中最为常见，也是患者就诊主诉症状最多的疾病，因此，我们用了四个章节来介绍胃肠外科的相关疾病，特别选取了临床常见的胃肠疾病加以介绍，包括胃十二指肠疾病、小肠疾病、结直肠肛管疾病以及阑尾疾病，以便广大读者在临床实际工作中对这些常见病做出准确的判断，并给患者提供及时规范的治疗。本书在编写过程中，以临床实践经验为基础，结合学科发展，在系统阐述了相关理论、基本技能的基础上，重点针对临床常见病的诊断和治疗原则进行了详细描述，还添加了手术示意图以及普外科部分疾病的临床指南。书稿内容专业性较强、重点突出、层次分明，具有较高的实用价值。编者在繁忙的医教研工作之余，为本书投入了大量的精力，通过通俗易懂的语言和深入浅出的文笔，将普通外科所需知识和手术技巧逐层剖析，奉献给广大外科同仁和读者。

由于编写内容较多，尽管在编写的过程中我们反复校对、多次审核，但书中或有不足和疏漏之处，望各位读者不吝赐教，提出宝贵意见，以便再版时修订，谢谢。

编　者

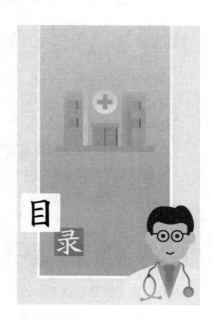

目录

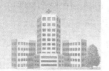

第一章　普外科常用诊疗技术

第一节　淋巴结活检术

一、概述

淋巴结活检是临床上最常见的诊断疾病和判断病情的重要方法。最常见的淋巴结活检部位包括颈部、腋窝和腹股沟淋巴结等，具体部位需根据淋巴结肿大情况和具体病情决定。本节以颈部斜方肌旁淋巴结活检为例进行介绍。

二、适应证

1. 性质不明的淋巴结肿大，经抗感染和抗结核治疗效果不明显。
2. 可疑的淋巴结转移癌，需做病理组织学检查以明确诊断者。
3. 拟诊淋巴瘤或为明确分型者。

三、禁忌证

1. 淋巴结肿大并伴感染、脓肿形成，或破溃者。
2. 严重凝血功能者。

四、操作方法

1. 体位　仰卧位，上半身稍高，背部垫枕，颈部过伸，头上仰并转向健侧。严格消毒、铺巾。采用利多卡因局部浸润麻醉。

2. 切口　根据病变部位选择。原则上切口方向应与皮纹、神经、大血管走行相一致，以减少损伤及瘢痕挛缩。前斜方肌旁淋巴结切除时采用锁骨上切口。在锁骨上一横指，以胸锁乳突肌外缘为中点，做一长 2 cm 左右的切口。

3. 切除淋巴结　切开皮下、皮下组织和颈阔肌，向中线拉开（或部分切断）胸锁乳突肌，辨认肩胛舌骨肌，可牵开或切断以暴露肿大的淋巴结。于锁骨上区内将颈横动、静脉分支结扎，钝性分离位于斜方肌及臂丛神经前面的淋巴结，结扎、切断出入淋巴结的小血管后，将淋巴结切除。如淋巴结已融合成团，或与周围及外缘组织粘连时，可切除融合淋巴结中一个或部分淋巴结，以做病理检查。创面仔细止血，并注意有无淋巴漏，如有淋巴液溢出，应注意结扎淋巴管，必要时切口内放置引流片。如切断肌肉，应对端缝合肌肉断端，再缝合切口。

五、并发症

淋巴结活检的可能并发症包括：①创面出血；②切口感染；③淋巴漏；④损伤局部神经等。

六、注意事项

1. 颈部淋巴结周围多为神经、血管等重要组织，术中应做细致的钝性分离，以免损伤。

2. 锁骨上淋巴结切除时，应注意勿损伤臂丛神经和锁骨下静脉，还要避免损伤胸导管或右淋巴导管，以免形成乳糜瘘。

3. 淋巴结结核常有多个淋巴结累及或融合成团，周围多有粘连。当与重要组织粘连，分离困难时，可将粘连部包膜保留，尽量切除腺体。对有窦道形成者，则应梭形切开皮肤，然后将淋巴结及其窦道全部切除。不能切除者，应尽量刮净病灶，开放伤口，换药处理。若疑为淋巴结结核，术前术后应用抗结核药物治疗。

4. 病理检查确诊后，应根据病情及时做进一步治疗（如根治性手术等）。

（郭　满）

第二节　体表肿块穿刺活检术

一、概述

体表肿块穿刺活检因其操作简便、并发症低、准确率高，已成为表浅肿瘤获取组织病理诊断的重要方法。然而，目前部分学者认为，对于恶性肿瘤，穿刺活检有时因穿刺部位的原因，容易出现假阴性结果，而且存在针道转移的危险。因此，对于能够完整切除的体表肿块，多数建议行肿块的完全切除，只对肿块无法完整切除或有切除禁忌证时才采用穿刺活检的方法。对于肿块的穿刺方式，目前有细针穿刺和粗针穿刺两种，前者对周围结构损伤小，但穿刺组织较少；后者虽然可取得较多的组织，但对周围结构损伤较大。

二、适应证

体表可扪及的任何异常肿块，都可穿刺活检，如乳腺肿块、淋巴结等。

三、禁忌证

1. 凝血机制障碍。
2. 非炎性肿块局部有感染。
3. 穿刺有可能损伤重要结构。

四、操作方法

1. 粗针穿刺

（1）患者取合适的体位，消毒穿刺局部皮肤及术者左手拇指和示指，检查穿刺针。

（2）穿刺点用20％利多卡因做局部浸润麻醉。

（3）术者左手拇指和示指固定肿块，右手持尖刀做皮肤戳孔。

（4）穿刺针从戳孔刺入达肿块表面，将切割针芯刺入肿块1.5～2 cm，然后推进套管针使之达到或超过切割针尖端，两针一起反复旋转后拔出。

（5）除去套管针，将切割针前端叶片间或取物槽内的肿块组织取出，用10％甲醛溶液固定，送组织学检查。

（6）术后穿刺部位盖无菌纱布，用胶布固定。

2. 细针穿刺

（1）患者选择合适体位，消毒穿刺局部皮肤及术者左手拇指和示指，检查穿刺针。

（2）术者左手拇指与示指固定肿块，将穿刺针刺入达肿块表面。

（3）连接20～30 mL注射器，用力持续抽吸形成负压后刺入肿块，并快速进退（约1 cm范围）数次，直至见到有吸出物为止。

（4）负压下拔针，将穿刺物推注于玻片上，不待干燥，立即用95％乙醇固定5～10分钟，送细胞病理学检查。囊性病变则将抽出液置试管离心后，取沉渣检查。

（5）术后穿刺部位盖无菌纱布，用胶布固定。

五、并发症

体表肿块穿刺活检的可能并发症包括①出血、②感染、③肿瘤种植转移等。

六、注意事项

1. 不能切除的恶性肿瘤应在放疗或化疗前穿刺，以明确病理诊断。

2. 可切除的恶性肿瘤，宜在术前7天以内穿刺，以免引起种植转移。

3. 穿刺通道应在手术中与病灶一同切除。

4. 穿刺应避开恶性肿瘤已破溃或即将破溃的部位。

5. 疑为结核性肿块时，应采用潜行性穿刺法，穿刺物为脓液或干酪样物，则可注入异烟肼或链霉素，避免其他细菌感染，术后立即抗结核治疗。

（韩　帅）

第三节　腹腔灌洗术

一、概述

腹腔灌洗引流术，又称治疗性持续性腹腔灌洗引流术，在医学上并不是一项新的治疗方法，但近年来重新得到重视，并逐渐加以改进。从单纯的生理盐水灌洗发展到目前的灌洗液中配以抗生素、微量肝素、糜蛋白酶等。

二、适应证

1. 诊断性腹腔灌洗术

（1）用一般诊断方法及腹腔穿刺诊断仍未明确的疑难急腹症。

（2）症状和体征不甚明显的腹部创伤病例，临床仍疑有内脏损伤，或经短期观察症状和体征仍持续存在者，特别是神志不清或陷于昏迷的腹部创伤者。

2. 治疗性腹腔灌洗术

用抗生素 - 肝素溶液持续腹腔灌洗治疗就诊晚、污染严重的弥漫性腹膜炎患者，以预防腹腔脓肿形成。

三、禁忌证

1. 明显出血质。

2. 结核性腹膜炎等有粘连性包块者。

3. 肝性脑病或脑病先兆。

4. 包虫病性囊性包块。

5. 巨大卵巢囊肿者。

6. 严重肠胀气。

7. 躁动不能合作者。

四、操作方法

1. 排空膀胱

仰卧位，无菌条件下于脐周戳孔，插入套管针。导管置入后即进行抽吸。若有不凝血 10 mL 以上或有胆汁样液、含食物残渣的胃肠内容物抽出时，无灌洗之必要，立即改行剖腹探查。反之则经导管以输液的方法向腹腔快速（5~6 分钟）注入等渗晶体液 1 000 mL（10~20 mL/kg），协助患者转动体位或按摩腹部，使灌洗液到达腹腔各处。然后，将灌洗液空瓶置于低位，借虹吸作用使腹腔内液体回流。一般应能回收 500 mL 左右。取三管标本，每管 10 mL 左右，分别送红细胞与白细胞计数、淀粉酶测定及沉渣涂片镜检和细菌学检查。必要时尚可做血细胞压积，氨、尿素及其他有关酶类的测定。一次灌洗阴性时，视需要可将导管留置腹腔，短时观察后重复灌洗。

2. 结果判定

回流液阳性指标如下：

（1）肉眼观察为血性（25 mL 全血可染红 1 000 mL 灌洗液）。

（2）混浊，含消化液或食物残渣。

（3）红细胞计数大于 0.1×10^{12}/L 或血细胞比容大于 0.01。

（4）白细胞计数大于 0.5×10^{9}/L。但此项需注意排除盆腔妇科感染性疾病。

（5）胰淀粉酶测定大于 100U/L（苏氏法）判定为阳性。

（6）镜检发现食物残渣或大量细菌。

（7）第二次灌洗某项指标较第一次明显升高。

凡具以上 1 项阳性者即有临床诊断价值。

五、并发症

可能发生的并发症：①出血；②腹腔脏器损伤；③心脑血管意外。

六、注意事项

1. 腹腔灌洗对腹内出血的诊断准确率可达95%以上。积血30～50 mL即可获阳性结果。假阳性及假阴性率均低于2%。

2. 腹腔灌洗必须在必要的B超、CT等影像学检查之后进行，以免残留灌洗液混淆腹腔积血、积液。

3. 有腹部手术史尤其是多次手术者忌做腹腔灌洗。一是穿刺易误伤粘连于腹壁的肠管；二是粘连间隔影响灌洗液的扩散与回流。妊娠和极度肥胖者亦应禁用。

4. 判断灌洗结果时需结合临床其他资料综合分析。灌洗过程中要动态观察，必要时留置导管，反复灌洗及检验对比。

5. 单凭腹腔灌洗的阳性结果做出剖腹探查的决定，可能带来过高的阴性剖腹探查率。

（王　彬）

第四节　浅表脓肿切除术

一、概述

脓肿是急性感染过程中，组织、器官或体腔内，因病变组织坏死、液化而出现的局限性脓液积聚，四周有一完整的脓壁。常见的致病菌为金黄色葡萄球菌。脓肿可原发于急性化脓性感染，或由远处原发感染源的致病菌经血流、淋巴管转移而来。往往是由于炎症组织在细菌产生的毒素或酶的作用下，发生坏死、溶解，形成脓腔，腔内的渗出物、坏死组织、脓细胞和细菌等共同组成脓液。由于脓液中的纤维蛋白形成网状支架才使得病变限制于局部，另脓腔周围充血水肿和白细胞浸润，最终形成以肉芽组织增生为主的脓腔壁。脓肿由于其位置不同，可出现不同的临床表现。本病往往可以通过对病史的了解，临床体检和必要的辅助检查，可以得到确诊。治疗以引流为主。表浅脓肿略高出体表，有红、肿、热、痛及波动感。小脓肿，位置深，腔壁厚时，波动感可不明显。深部脓肿一般无波动感，但脓肿表面组织常有水肿和明显的局部压痛，伴有全身中毒症状。治疗原则：①及时切开引流，切口应选在波动明显处并与皮纹平行，切口应够长，并选择低位，以利引流。深部脓肿，应先行穿刺定位，然后逐层切开。②术后及时更换敷料。③全身应选用抗菌消炎药物治疗。伤口长期不愈者，应查明原因。

二、适应证

表浅脓肿形成，查有波动者，或穿刺可抽及脓液者，应切开引流。

三、禁忌证

心力衰竭、严重凝血功能障碍者不宜做此手术。

四、操作方法

1. 麻醉

一般采用局部麻醉。小儿可用氯胺酮分离麻醉或辅加硫喷妥钠肌内注射作为基础麻醉。

2. 简要步骤

在表浅脓肿隆起外用1%普鲁卡因或利多卡因做皮肤浸润麻醉。用尖刃刀先将脓肿切开一小口，再把刀翻转，使刀刃朝上，由里向外挑开脓肿壁，排出脓液。随后用手指或止血钳伸入脓腔，探查脓腔大小，并分开脓腔间隔。根据脓肿大小，在止血钳引导下，向两端延长切口，达到脓腔连边缘，把脓肿完全切开。如脓肿较大，或因局部解剖关系，不宜做大切口者，可以做对口引流，使引流通畅。最后，用止血钳把凡士林纱布条一直送到脓腔底部，另一端留在脓腔外，垫放干纱布包扎。

五、并发症

可能发生的并发症：①切口延迟愈合，甚至不愈合；②形成窦道、瘘管。

六、注意事项

1. 完善结核病相关检查，排除结核源性脓肿可能。表浅脓肿切开后常有渗血，若无活动性出血，一般用凡士林纱布条填塞脓腔压迫即可止血，不要用止血钳钳夹，以免损伤组织。

2. 放置引流时，应把凡士林纱布的一端一直放到脓腔底，不要放在脓腔口阻塞脓腔，影响通畅引流。引流条的外段应予摊开，使切口两边缘全部隔开，不要只注意隔开切口的中央部分，以免切口两端过早愈合，使引流口缩小，影响引流。

（谢经武）

第五节　清创缝合术

一、概述

清创缝合术，是用外科手术的方法，清除开放伤口内的异物，切除坏死、失活或严重污染的组织，缝合伤口，使之尽量减少污染，甚至变成清洁伤口，达到一期愈合，有利受伤部位的功能和形态的恢复。

二、适应证

8小时以内的开放性伤口应行清创术；8小时以上而无明显感染的伤口，如伤员一般情况好，亦应行清创术。

三、禁忌证

污染严重或已化脓感染的伤口不宜一期缝合，仅将伤口周围皮肤擦净，消毒周围皮肤后，敞开引流。

四、操作方法

1. 清洗去污

分清洗皮肤和清洗伤口两步。

（1）清洗皮肤：用无菌纱布覆盖伤口，再用汽油或乙醚擦去伤口周围皮肤的油污。术者按常规方法洗手、戴手套，更换覆盖伤口的纱布，用软毛刷蘸消毒皂水刷洗皮肤，并用冷开水冲净。然后换另一只毛刷再刷洗一遍，用消毒纱布擦干皮肤。两遍刷洗共约10分钟。

（2）清洗伤口：去掉覆盖伤口的纱布，以生理盐水冲洗伤口，用消毒镊子或小纱布球轻轻除去伤口内的污物、血凝块和异物。

2. 清理伤口

施行麻醉，擦干皮肤，用碘酊、酒精消毒皮肤，铺盖消毒手术巾准备手术。术者重新用酒精或新洁尔灭液泡手，穿手术衣，戴手套后即可清理伤口。

（1）对浅层伤口，可将伤口周围不整皮肤缘切除0.2~0.5 cm，切面止血，消除血凝块和异物，切除失活组织和明显挫伤的创缘组织（包括皮肤和皮下组织等），并随时用无菌盐水冲洗。

（2）对深层伤口，应彻底切除失活的筋膜和肌肉（肌肉切面不出血，或用镊子夹镊不收缩者，表示已坏死），但不应将有活力的肌肉切除，以免切除过多影响功能。为了处理较深部伤口，有时可适当扩大伤口和切开筋膜，清理伤口，直至比较清洁和显露血循环较好的组织。

（3）如同时有粉碎性骨折，应尽量保留骨折片。已与骨膜游离的小骨片则应予消除。

（4）浅部贯通伤的出入口较接近者，可将伤道间的组织桥切开，变两个伤口为一个。如伤道过深，不应从入口处清理深部，而应从侧面切开处清理伤道。

（5）伤口如有活动性出血，在清创前可先用止血钳钳夹，或临时结扎止血。待清理伤口时重新结扎，除去污染线头。渗血可用温盐水纱布压迫止血，或用凝血酶等局部止血剂止血。

3. 修复伤口

清创后再次用生理盐水清洗伤口，再根据污染程度、伤口大小和深度等具体情况，决定伤口是开放还是缝合，是一期还是延期缝合。未超过12小时的清洁伤口可一期缝合。大而深的伤口，在一期缝合时应放置引流条。污染重的或特殊部位不能彻底清创的伤口，应延期缝合，即在清创后先于伤口内放置凡士林纱布条引流，待4~7天后，如伤口组织红润，无感染或水肿时，再做缝合。

头、面部血运丰富，愈合力强，损伤时间虽长，只要无明显感染，仍应争取一期缝合。缝合伤口时，不应留有无效腔，张力不能太大。对重要的血管损伤应修补或吻合。对断裂的肌腱和神经干应修整缝合。显露的神经和肌腱应以皮肤覆盖。开放性关节腔损伤应彻底清洗后缝合。胸腹腔的开放性损伤应彻底清创后，放置引流管或引流条。

五、并发症

清创术术后并发症主要是伤口感染、组织缺损。

六、注意事项

1. 伤口清洗是清创术的重要步骤，必须反复用大量生理盐水冲洗，务必使伤口清洁后再做清创术。选用局部麻醉者，只能在清洗伤口后麻醉。

2. 清创时既要彻底切除已失去活力的组织，又要尽量保留存活的组织，这样才能避免伤口感染，促进愈合，保存功能。

3. 组织缝合必须避免张力太大，以免造成缺血或坏死。

（陈　晨）

第六节　肝穿刺术

一、概述

肝穿刺术是采取肝组织标本的一种简易手段。由穿刺所得组织块进行组织学检查或制成涂片做细胞学检查，以判明原因未明的肝大和某些血液系统疾病。

二、适应证

1. 凡肝脏疾患通过临床、实验或其他辅助检查无法明确诊断者：肝功能检查异常，性质不明者；肝功能检查正常，但症状、体征明显者。

2. 不明原因的肝大，门脉高压或黄疸。

3. 对病毒性肝炎的病因、类型诊断，病情追踪，效果考核及预后的判断。

4. 肝内胆汁淤积的鉴别诊断。

5. 慢性肝炎的分级。

6. 慢性肝病的鉴别诊断。

7. 肝内肿瘤的细胞学检查及进行药物治疗。

8. 对不明原因的发热进行鉴别诊断。

9. 肉芽肿病、结核、布鲁杆菌病、织孢浆菌病、球孢子病、梅毒等疾病的诊断。

三、禁忌证

临床检查方法已可达到目的者。

1. 有出血倾向的患者，如血友病、海绵状肝血管病、凝血时间延长、血小板减少达 $80 \times 10^9/L$ 以下者。

2. 大量腹腔积液或重度黄疸者。

3. 严重出血或一般情况差者。

4. 肝性脑病者。

5. 严重肝外阻塞性黄疸伴胆囊肿大者。

6. 肝缩小或肝浊音界叩不清。

7. 疑为肝包虫病或肝血管瘤者。

8. 严重心、肺、肾疾病或其功能衰竭者。

9. 右侧脓胸、膈下脓肿、胸腔积液或其他脏器有急性疾患者，穿刺处局部感染者。

10. 严重高血压（收缩压 > 24 kPa）者。

11. 儿童、老年人与不能合作的患者。

四、操作方法

1. 患者取仰卧位，身体右侧靠床沿，并将右手置于枕后。

2. 穿刺点一般取右侧腹中线第8、9肋间，肝实音处穿刺。疑诊肝癌者，宜选较突出的结节处穿刺。

3. 常规消毒局部皮肤，用2%利多卡因由皮肤至肝被膜进行局部麻醉。

4. 备好快速穿刺套针，以橡皮管将穿刺针连接于10 mL注射器，吸入无菌生理盐水3~5 mL。

5. 先用穿刺锥在穿刺点皮肤上刺孔，由此孔将穿刺针沿肋骨上缘与胸壁垂直方向刺入0.5~1.0 cm，然后将注射器内生理盐水推出0.5~1.0 mL，冲出针内可能存留的皮肤与皮下组织，以防针头堵塞。

6. 将注射器抽成负压并予保持，同时嘱患者先吸气，然后于深呼气末屏息呼吸（术前应让患者练习），继而术者将穿刺针迅速刺入肝内并立即抽出，深度不超过6.0 cm。

7. 拔针后立即以无菌纱布按压创面5~10分钟，再以胶布固定，并以多头腹带扎紧。

8. 用生理盐水从针内冲出肝组织条于弯盘中，挑出，以95%乙醇或10%甲醛固定后送检。

五、并发症

并发症有活检部位不适、放射至右肩的疼痛和短暂的上腹痛等，还可发生气胸、胸膜性休克或胆汁性腹膜炎及出血等。

六、注意事项

1. 术前应检查血小板数、出血时间、凝血时间、凝血酶原时间，如有异常，应肌内注射维生素K 10 mg，每日1次，3天后复查，如仍不正常，不应强行穿刺。

2. 穿刺前应测血压、脉搏，并进行胸部透视，观察有无肺气肿、胸膜肥厚。验血型，以备必要时输血。术前1小时服安定10 mg。

3. 术后应卧床24小时，在4小时内每隔15~30分钟测脉搏、血压一次，如有脉搏增快细弱、血压下降、烦躁不安、面色苍白、出冷汗等内出血现象，应紧急处理。

4. 穿刺后如局部疼痛，应仔细查找原因，若为一般组织创伤性疼痛，可给止痛剂。若发生气胸、胸膜性休克或胆汁性腹膜炎，应及时处理。

（刘维良）

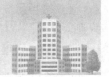

第二章 甲状腺疾病

第一节 急性化脓性甲状腺炎

一、病因

化脓性甲状腺炎（Suppurative thyroiditis）是由于细菌或真菌感染引起。可表现为急性、亚急性或为慢性甲状腺感染。少见，但具有潜在的严重性。引起急性化脓性甲状腺炎的细菌多为葡萄球菌、溶血性链球菌、大肠埃希菌、肺炎球菌、沙门菌。类杆菌属也可见到，其他厌氧菌偶尔也可致病。

通常，甲状腺急性炎性病变是由附近感染的组织直接侵犯引起，也可以从远处部位血行播散而来。还见于淋巴管途径、直接创伤以及因残留的甲状腺舌管出现炎症而引起，这是由于梨状隐窝瘘管易发生感染，继而扩散至甲状腺。

艾滋病患者中的甲状腺感染可由卡氏肺囊虫引起。此外，在弥漫性球孢子菌病中，由于患者的免疫功能受到抑制，可由于粗球孢子菌感染引起甲状腺炎。说明患有艾滋病和其他免疫力减低的人，可能易患由少见的条件致病菌引起的各种甲状腺感染。

二、病理改变

甲状腺组织呈现急性炎症特征性改变。病变可为局限性或广泛性分布。初期大量多形核细胞和淋巴细胞浸润，伴组织坏死和脓肿形成。原有结节性甲状腺肿者易形成脓肿，甲状腺原为正常者，可能见有广泛的化脓灶形成。脓液可以渗入深部组织（如纵隔、食管、气管）。后期可见到大量纤维组织增生。脓肿以外的甲状腺组织的结构和功能是正常的。

三、临床表现

可发生于任何年龄，20~40岁女性多见。化脓性甲状腺炎一般表现为甲状腺肿大和颈前部剧烈疼痛、触痛、畏寒、发热、心动过速、吞咽困难和吞咽时颈痛加重。甲状腺疼痛可放射至两侧枕部、耳部和下颌部。体检：甲状腺肿大可为单侧或双侧，质地很硬，触痛明显，结节部位发红，局部温度升高，颈部淋巴结肿大。脓肿形成时，甲状腺局部可有波动感。但是，由于抗生素的广泛使用，以上典型的甲状腺化脓性病变过程现已少见。结核性甲状腺炎可以引起甲状腺肿大，但可无明显疼痛及触痛。

四、辅助检查

患化脓性甲状腺炎时，血清甲状腺素水平正常，极少情况下可出现暂时性的甲状腺毒血症，这是由于甲状腺组织坏死，大量甲状腺激素释放到血循环中引起。

甲状腺穿刺活检对诊断有帮助，如果在感染部位穿刺找到致病微生物就可获得特异性诊断。

白细胞（WBC）计数升高，以中性粒细胞为主；血培养可能为阳性；红细胞沉降率（ESR）加快。感染部位局限时，甲状腺摄^{131}I率可在正常范围内；核素扫描可见局部有放射性减低区。反复发生本病者，可行食管吞钡或CT检查，以明确是否有来源于梨状隐窝窦道瘘。

五、诊断及鉴别诊断

根据临床表现及实验室检查一般可做出诊断。其依据主要如下：急性起病，畏寒发热，白细胞计数及中性白细胞数增高，颈部可有化脓病灶，甲状腺肿大、局部皮温升高、红肿、疼痛、自痛或压痛。有时症状不典型，需要与亚甲炎相鉴别。

亚甲炎起病相对较缓，先前可有上感样症状。可有一过性甲状腺功能亢进症状及T_3、T_4升高表现，而甲状腺摄^{131}I率减低。ESR显著加快。甲状腺活检可见多核巨细胞形成或肉芽肿形成。糖皮质类固醇治疗可在数小时内迅速有效缓解症状。化脓性甲状腺炎用糖皮质类固醇治疗则不能有效缓解症状，使用有效抗生素，在3~5天病情可缓解。

进行性甲状腺恶性肿瘤也可有局部坏死，有时表现类似化脓性甲状腺炎。对年龄较大、声音嘶哑、抗生素治疗无效者，伴贫血、甲状腺穿刺培养无细菌生长者要怀疑之。

六、治疗

卧床休息，局部热敷。部分患者使用抗生素治疗有效。最好根据甲状腺穿刺液培养的结果来选择抗生素。如单用抗生素无效，就需要外科治疗，一般做脓肿部位切开引流。如果是在甲状腺瘤的基础上出现的炎症，可在炎症控制后行甲状腺部分切除。有梨状隐窝窦道瘘者，应行手术切除。

（王　为）

第二节　甲状腺癌

甲状腺癌约占全部甲状腺肿瘤的10%，但它是人体内分泌系统最常见的恶性肿瘤，在美国是女性中排位第七的恶性肿瘤，在亚太地区也已排入女性最常见十大肿瘤之列，应当引起临床医师的重视。

一、流行病学

随着人们生活水平的提高，医学知识的普及，甲状腺癌的发病率不断提高，根据上海市疾病控制中心的资料提示，上海市居民甲状腺癌年发病率男性为3.71/10万，女性为10.49/10万。夏威夷Filipino族人是世界上发病率最高的，男性为6.6/10万，女性为24.2/10万；希腊人发病率是最低的，男性仅0.4/10万，女性仅1.5/10万。大多数甲状腺癌是分化性甲状腺癌，即乳头状癌与滤泡样癌，其恶性程度低，发展较慢，甚至可以在死亡前仍未出现任何甲状腺的异常表现，Harach报道一组芬兰尸检结果，其甲状腺隐癌的发生率高达34.5%，同样日本组报道甲状腺隐癌的尸检检出率为28%。甲状腺癌好发于女性，通常男女的比例为 1 ：（3 ~ 4），不同类型的甲状腺癌发病年龄不同，乳头状癌多见于 30 ~ 39 岁，滤泡样癌多见于 30 ~ 49 岁，而未分化癌多见于 60 岁以上的老年患者。甲状腺癌的死亡率较其他恶性肿瘤是比较低的，在美国占全部恶性肿瘤死亡率的 0.2%。甲状腺癌的死亡率与年龄有关，年龄越大死亡率越高，病理类型也是影响死亡率的重要因素之一，其中致死率最高的是未分化癌，一旦明确诊断后，大多数患者一年内死亡，其次为髓样癌。

二、病因

甲状腺癌的病因至今尚不明确，已知有些髓样癌患者有家庭遗传史，部分未分化癌可能来自分化性甲状腺癌，有些甲状腺淋巴瘤可能是淋巴细胞性甲状腺炎（桥本甲状腺炎）恶变。

1. 电离辐射　早在 1950 年，Doniach 实验发现用放射线诱发鼠甲状腺癌，小剂量（5μci）即可促使癌的发生，最大剂量为 30μci，再大剂量 100μci 则抑制。儿童期有头颈部接受放射治疗史的患者所诱发的甲状腺癌的发病率更高。提示儿童甲状腺对放射线更敏感，乌克兰·契尔诺贝利核泄漏造成核污染后，该地区儿童甲状腺癌发生率比污染前高了 15 倍，放射线所诱发的甲状腺肿瘤常见双侧性，一般潜伏期为 10 ~ 15 年。

2. 缺碘与高碘　20 世纪初，即有人提出有关缺碘可致甲状腺肿瘤发生的观点，在芬兰地方性甲状腺肿流行区，甲状腺癌的发病率为 2.8/10 万，而非流行区为 0.9/10 万。其致病原因可能是缺碘引发甲状腺滤泡的过度增生而致癌变，其所诱发的甲状腺癌以滤泡样癌和未分化癌为主。从流行病学研究发现，高碘饮食亦是甲状腺癌的高发诱因。我国东部沿海地区是高碘饮食地区，是我国甲状腺癌高发地区，高碘所诱发的甲状腺癌主要以乳头状癌为主，它的致病原因可能是长期高碘刺激甲状腺滤泡上皮而致突变从而产生癌变。

3. 癌基因与生长因子　许多人类肿瘤的发生与基因序列的过度表达、突变或缺失有关，目前有关甲状腺癌的分子病理学研究重点有原癌基因与抑癌基因，在报道中，从甲状腺乳头状癌细胞中分离出的 RET/PTC 癌基因，认为是序列的突变。H - ras、K - ras 及 N - ras 等癌基因的突变形式已在多种甲状腺肿瘤中被发现。此外，在各种甲状腺癌组织中也发现了 c - myc 及 c - fos 癌基因的异常表现，c - erb - B 癌基因过度表达在甲状腺乳头状癌中也被检出，P53 是一种典型的抑癌基因，突变的 P53 不仅失去了正常野生型 P53 的生长抑制作用，而且能刺激细胞生长，促进肿瘤发展，分化性甲状腺癌组织中 P53 基因蛋白也呈高表达现象。近年来认为至少 50% 的甲状腺乳头状癌发生了染色体结构异常，多为 10 号染色体长臂受累，其中大多为原癌基因 RET 的染色体内反转。癌基因常因 ras 变异和错位而被激活，约 40% 可见此种现象。

4. 性别与女性激素　甲状腺癌发病性别差异较大，女性明显高于男性。近年研究显示，雌激素可影响甲状腺的生长，主要是促进垂体释放促甲状腺激素（TSH）而作用于甲状腺，因而当血清雌激素水平升高时，TSH 水平也升高。采用 PCR 方法检测各类甲状腺疾病中雌激素受体及孕激素受体，结果以乳头状癌组织中 ER 及 PRT 阳性率最高，表明甲状腺癌组织对女性激素具有较活跃的亲和性。

5. 遗传因素　在一些甲状腺癌患者中，常可见到一个家族中一个以上成员同患甲状腺癌，文献报道家族性甲状腺乳头状癌发生率在 5% ~ 10%。10% 的甲状腺髓样癌有明显家族史，其 10 号染色体 RET 突变的基因检测有助于家族中基因携带者的诊断。

三、病理

甲状腺癌主要由四个病理类型组成，即乳头状癌、滤泡样癌、髓样癌和未分化癌，前两者又称分化性甲状腺癌。

1. 乳头状癌　属于微小癌，肿瘤最大直径≤1 cm，分为腺内型与腺外型，是临床最常见的病理类型，占全部甲状腺癌的75%～85%，病灶可以单发，也可多发，可发生在一侧叶，亦可发生在两叶、峡部或锥体叶。近年，关于甲状腺乳头状癌的病理组织学诊断标准，大多学者已逐步取得较为一致的意见，即乳头状癌的病理组织中，虽常伴有滤泡样癌成分，有时甚至占较大比重，但只要查见浸润性生长且具有磨砂玻璃样的乳头状癌结构，不论其所占成分多少，均应诊断为乳头状癌。因本病的生物学行为特性，主要取决于是否有乳头状癌成分的存在，甲状腺乳头状癌主要通过区域淋巴结转移，其颈淋巴结转移率可高达60%以上。

2. 滤泡样癌（包括 Hurthle 细胞癌）　这是另一种分化好的甲状腺癌，约占甲状腺癌的10%，根据 WHO 组织病理分类，将嗜酸细胞癌（Hurthle cell carcinoma）归入滤泡样癌，其占滤泡样癌的15%～20%，可以单发，少数呈多灶性或双侧病变，较少发生淋巴道转移，转移率一般仅20%～30%，主要通过血道转移，大多转移至肺、骨。

3. 髓样癌　髓样癌发自甲状腺滤泡旁细胞，亦称 C 细胞的恶性肿瘤，属中等恶性肿瘤，C 细胞为神经内分泌细胞，该细胞的主要特征为分泌降钙素以及多种物质，包括癌胚抗原，并产生淀粉样物。本病占甲状腺癌的3%～10%，临床分散发型与家族型，国内主要以散发型为主，约占80%以上。家族型髓样癌根据临床特征又分为3型：①多发内分泌瘤2A型（MEN 2A），本征较多并发嗜铬细胞瘤及甲旁亢；②多发内分泌瘤2B型（MEN 2B），本征多含嗜铬细胞瘤及多发神经节瘤综合征，包括舌背或眼结膜神经瘤及胃肠道多发神经节瘤；③不伴内分泌征的家族型髓样癌，甲状腺髓样癌易发生淋巴道转移，尤其在前上纵隔。

4. 未分化癌　是一种临床高度恶性的肿瘤。大多数患者首次就诊时病灶已广泛浸润或远处转移，大多不宜手术治疗，此类癌约占甲状腺癌的3%～5%。好发于老年患者，病程可快速进展，绝大多数甲状腺未分化癌患者首次就诊时已失去了治愈机会。

四、临床分期

根据 UICC（世界抗癌联盟）修订的 TNM 分期

1. 分类

T　原发肿瘤

T_x　无法对原发肿瘤做出估计

T_0　未发现原发病灶

T_1　肿瘤限于甲状腺内，最大直径≤2 cm

T_2　肿瘤限于甲状腺内，最大直径＞2 cm，≤4 cm

T_3　肿瘤限于甲状腺内，最大直径＞4 cm 或微小甲状腺外侵犯（如胸骨甲状腺肌，甲状腺周围组织）

T_{4a}　肿瘤已侵犯甲状腺包膜外，肿瘤侵犯皮下软组织、喉、气管、食管、喉返神经

T_{4b}　肿瘤侵犯椎前筋膜、纵隔血管或颈总动脉

注：以上各项可再分为①孤立性肿瘤、②多灶性肿瘤。

N   区域淋巴结

N_x 未确定有无淋巴结转移

N_0 未发现区域淋巴结转移

N_{1a} 肿瘤转移至Ⅵ区淋巴结（气管前、食管前、喉前及 Delphian 淋巴结）

N_{1b} 肿瘤转移至一侧、双侧或对侧淋巴结及纵隔淋巴结

M   远处转移

M_0 无远处转移

M_1 有远处转移

2. 分期

乳头状癌或滤泡样癌

	<45 岁	≥45 岁
Ⅰ期	任何 T 和 NM_0	$T_1N_0M_0$
Ⅱ期	任何 T 和 NM_1	$T_2N_0M_0$
Ⅲ期		$T_3N_0M_0$，$T_{1,2,3}N_{1a}M_0$
Ⅳ期 A		$T_{1,2,3}N_{1b}M_0$，$T_{4a}N_{0,1}M_0$
Ⅳ期 B		T_{4b}任何 NM_0
Ⅳ期 C		任何 T 任何 NM_1

髓样癌

Ⅰ期	$T_1N_0M_0$
Ⅱ期	$T_2N_0M_0$
Ⅲ期	$T_3N_0M_0$，$T_{1.2.3}N_{1a}M_0$
Ⅳ期 A	$T_{1.2.3}N_{1b}M_0$，$T_{4a}N_{0.0}M_0$
Ⅳ期 B	T_{4b}任何 NM_0
Ⅳ期 C	任何 T 任何 NM_1

未分化癌（任何未分化癌均为Ⅳ期）

Ⅳ期 A	T_{4a}任何 NM_0
Ⅳ期 B	T_{4b}任何 NM_0
Ⅳ期 C	任何 T 任何 NM_1

五、诊断

1. 病史与体检

病史与体检是临床诊断最基础的工作，通过病史的询问，认真的体检可以得出初步的诊断。当患者主诉：颈前区肿块，伴有声音嘶哑、进食梗阻或呼吸困难，体检发现肿块边界不清，活动度差，肿块质硬，颈侧区有异常肿大淋巴结时，则需要考虑甲状腺癌的可能。

2. 超声波检查

超声检查是甲状腺肿瘤辅助诊断最有用的方法之一，通过超声诊断可以了解肿瘤的大小、多少、部位、囊实性、有无包膜、形态是否规则、有无细小钙化、血供情况，当肿瘤出现无包膜、形态不规则、血供丰富伴细小钙化时，应考虑癌症可能性大。

3. 细针穿刺检查

细针穿刺检查是一项较成熟的诊断技术，操作简单、损伤小、诊断率高、价格低廉，其准确率可高达90%，对颈部转移淋巴结的诊断也有很高的价值。但此技术有一定的局限性，对较小的肿瘤不易取到标本，对滤泡样癌无法做出正确诊断。

4. 实验室检查

实验室检查对临床鉴别诊断和术后随访有重要意义，通过 T_3、T_4、TSH 的检查可以了解甲状腺功能，当全甲状腺切除后，甲状腺球蛋白（Tg）的持续性升高，应怀疑肿瘤有复发与转移的可能，同样，降钙素的异常升高，应考虑甲状腺髓样癌的可能，术后降钙素的持续性升高也是髓样癌转移的佐证。

5. 同位素核素检查

同位素核素检查可以了解甲状腺功能。^{99m}Tc（V）- DMSA 是目前公认最好的甲状腺髓样癌显像剂，其灵敏度，特异性分别达84%～100%。同样根据甲状腺对放射线同位素摄取的情况可分为热结节、温结节、凉结节与冷结节。后者有癌变的可能。

6. 影像学检查

目前主要的影像学检查有 X 线、CT、MRI、PET - CT 等。通过这些检查，可以了解肿瘤的部位、外侵情况、有无气管、气管是否有狭窄或移位、颈侧部淋巴结是否有转移及可以了解转移淋巴结与周围组织的关系。

六、治疗

甲状腺癌的治疗以手术为主，一旦诊断明确，如无手术禁忌证应及时手术。

1. 原发病灶的切除范围

行甲状腺全切除术还是行腺叶切除术至今仍有不同意见，欧美、日本主张采用全甲状腺切除术或近全甲状腺切除术，其理论基础：①甲状腺癌常表现为多灶性，尤其是乳头状癌，所以只有切除全部甲状腺，才能保证肿瘤的彻底清除；②残留在腺体内的微小病变可以转化成低分化癌，造成临床处理的困难或成为转移病灶的源泉；③有利于监控肿瘤的复发与转移，主要通过对 Tg 的检测，可以预测肿瘤的复发与转移；④有利于术后核素的治疗。由于全甲状腺切除术容易产生较多的手术并发症，除了甲减之外，主要是低钙血症及喉返神经损伤，所以目前国内外有不少学者主张对原发病灶行甲状腺腺叶切除＋峡部切除术，其理论基础是：①在残留的甲状腺中，真正有临床意义的复发率远低于病理检测出的微小癌，国内报道仅3%～4%；②分化性甲状腺癌转移成低分化癌的概率极低；③大多回顾性研究证实，全甲状腺切除术与腺叶切除＋峡部切除术的10年生存率相似，差异无统计学意义，但腺叶切除＋峡部切除术的生存质量明显好于全甲切除术者；④在随访期间，如残留甲状腺出现肿瘤，再行手术并不增加手术的难度与手术并发症，复旦大学附属肿瘤医院对 T_1～T_3 的甲状腺癌患者行腺叶切除＋峡部切除术，其10年生存率达91.9%，T_4 患者由于肿瘤已侵犯邻近器官，外科手术往往不能彻底清除病灶，常需术后进一步治疗，如同位素^{131}I 或外放疗。为了有利于进一步治疗，我们主张全甲状腺切除术，有远处转移者应行全甲状腺切除术，为^{131}I 治疗创造条件，位于峡部的甲状腺癌可行峡部切除＋双侧甲状腺次全切除术，双侧甲状腺癌则应行全甲状腺切除术。

2. 颈淋巴结清除术的指征

甲状腺癌治疗的另一个热点是颈淋巴结清扫术的指征，对临床颈侧区淋巴结阳性的患者应根据颈淋巴结的状况行根治性、改良性，或功能性颈淋巴结清扫术，对临床颈淋巴结阴性的患者是否行选择性颈淋巴结清扫术目前意见尚不一致，坚持做选择性颈淋巴结清扫术者认为：①甲状腺癌，尤其是乳头状癌其颈淋巴结的转移率可高达60%，故应行颈清扫术；②淋巴结转移是影响预后的主要因素之一；③功能性颈清扫术对患者破坏较小。而不做颈清扫术者认为：①滤泡样癌主要以血道转移为主，无须行颈清扫术；②乳头状癌虽然有较高的颈转移率，但真正有临床意义的仅10%，可以长期观察，在随访期间，一旦出现颈淋巴结转移，再行颈清扫术，并不影响预后，也不增加手术危险性。复旦大学附属肿瘤医院的经验是：对临床颈淋巴结阴性的患者，不行选择性颈清扫术，可以长期随访，但在处理甲状腺原发病灶时应同时清扫中央区淋巴结。因甲状腺癌淋巴结转移第一站往往在中央区，所以中央区淋巴结清扫术对甲状腺癌的治疗显得尤为重要。该手术的特点是：既可保留颈部的功能与外形，又可达到根治疾病的目的。即使在随访期间出现了颈淋巴结转移，再实施手术，也可避免再次行中央区淋巴结清除术时因组织反应而致喉返神经损伤。由于甲状腺髓样癌属中度恶性肿瘤，颈淋巴结阴性的患者选择性颈清除术指征可以适度放宽，同时要注意对气管前上纵隔淋巴结的清扫。

3. 甲状腺癌的综合治疗

甲状腺癌对放、化疗均不敏感，故术后常规无须放疗或化疗，对术中有肿瘤残留的患者可行外放疗，仅对无法手术或未分化癌患者可行化疗，常用药物为阿霉素、5 – Fu 等，对有远处转移者可行同位素^{131}I 治疗。

七、预后

大多数分化性甲状腺癌预后良好，10 年生存率可高达92%，髓样癌的 10 年生存率为 60%，而未分化癌，一旦诊断明确，绝大多数患者于一年内死亡。

八、术后随访

由于甲状腺癌患者术后大多能长期生存，术后定期随访非常重要，通过随访，可以了解患者术后有无病症复发、转移，药物使用剂量是否合适。以往认为术后甲状腺素的使用应达到临床轻度甲亢的标准，而现在我们认为由于甲状腺素对心脏有毒性作用，并且会造成脱钙现象，甲状腺癌大多发生在中青年，长期处于甲亢状况会影响患者的生存质量，故我们提倡甲状腺素服用的剂量能使 TSH 值处于正常范围的下限即可。术后第一年，每 3 个月随访一次，术后第二年起可以每 6 个月随访一次。甲状腺功能每 6 个月检查一次，每年应作一次 X 线胸部检查，必要时可行全身骨扫描，排除远处转移的可能。

（杨　硕）

第三节　甲状腺功能亢进症

甲状腺功能亢进症系指因甲状腺分泌过多而引起的一系列高功能状态，是仅次于糖尿病的常见内分泌疾病，有2% ~4% 的育龄妇女受累。其基本特征包括甲状腺肿大、基础代谢增加和自主神经系统的紊乱。根据其病因和发病机制的不同可分为以下几种类型：①弥漫性甲状腺肿伴甲状腺功能亢进，也称毒性弥漫性甲状腺肿或突眼性甲状腺肿，即 Graves 病，占甲状腺功能亢进的 80% ~ 90%，为自身免疫性疾病。②结节性甲状腺肿伴甲状腺功能亢进，又称毒性多结节甲状腺肿，即 Plummer 病。患者在结节性甲状腺肿多年后出现甲状腺功能亢进，发病原因不明。近年来在甲状腺功能亢进的构成比上有增加的趋势，并有地区性。③自主性高功能甲状腺腺瘤或结节，约占甲状腺功能亢进的 9%，病灶多为单发。呈自主性且不受 TSH 调节，病因也不明确。④其他原因引起的甲状腺功能亢进，包括长期服用碘剂或胺碘酮药物引起的碘源性甲状腺功能亢进；甲状腺滤泡性癌过多分泌甲状腺素而引起的甲状腺功能亢进；垂体瘤过多分泌 TSH 而引起的垂体性甲状腺功能亢进；一些肿瘤可分泌 TSH 或甲状腺素而引起的甲状腺功能亢进，如绒毛癌、葡萄胎、支气管癌、直肠癌可分泌 TSH，称之为异源性 TSH 综合征，卵巢畸胎瘤（含甲状腺组织）可异位分泌过多甲状腺素；甲状腺炎初期因甲状腺破坏造成甲状腺激素释放过多可引起短阵甲状腺功能亢进表现；最后还有服用过多甲状腺素引起的药源性甲状腺功能亢进等。

在这些类型的甲状腺功能亢进中以前三者，特别是 Graves 病比较常见且与外科关系密切，所以本节予以重点讨论。

一、弥漫性甲状腺肿伴甲状腺功能亢进

弥漫性甲状腺肿伴甲状腺功能亢进，即 Graves 病，简称 GD，是由自身免疫紊乱而引起的多系统综合征，1835 年 Robert Graves 首先描述了该综合征，包括高代谢、弥漫性甲状腺肿、眼征等。

（一）病因和发病机制

该病以甲状腺素分泌过多为主要特征，但 TSH 不高反而降低，所以并非垂体分泌 TSH 过多引起。在患者的血清中常能检出针对甲状腺的自身抗体，该抗体可缓慢而持久地刺激甲状腺增生和分泌，以前曾称之为长效甲状腺刺激物（LATS），也有其他名称如人甲状腺刺激素（HTS）、甲状腺刺激蛋白（TSI）。这些物质对应的抗原是甲状腺细胞上的 TSH 受体，起到类似 TSH 的作用，可刺激 TSH 受体引起甲状腺功能亢进。进一步研究表明 TSH 受体抗体 TRAb 是一种多克隆抗体，可分为以下几种亚型：①甲状腺刺激抗体（TSAb）或称甲状腺刺激免疫球蛋白（TSI），主要是刺激甲状腺分泌；②甲状腺功能抑制抗体（TFIAb）或称甲状腺功能抑制免疫球蛋白（TFII），又称甲状腺刺激阻断抗体（TSBAb）；③甲状腺生长刺激免疫球蛋白（TGSI），与甲状腺肿大有关；④甲状腺生长抑制免疫球蛋白（TGII）。这些克隆平衡一旦被打破，占主导地位的抗体就决定了临床特征。GD 患者的主导抗体是 TSAb，当然也有其他抗体存在。在主导抗体发生转变时，疾病也随之发生转变，如 GD 可转变为慢性甲状腺炎（HD），反之也一样。由于检测技术原因，目前临床仅开展 TRAb 和 TSAb 的检测。

甲状腺自身免疫的病理基础目前尚不明了，可能与以下因素有关。

1. 遗传因素　在同卵双胎中，同时患 GD 的发生率达 30% ~60%，异卵双胎中同时患 GD 的发生率仅 3% ~9%。在 GD 患者家属中，34% 的人可检出 TRAb 或 TSAb，而本人当时并无甲状腺功能亢进，但今后有可能发展为显性甲状腺功能亢进。目前认为一些基因与 GD 的高危因素有关，包括人类白细胞抗原（HLA）基因 DQ、DR 区，如带 HLA – DR3 抗原型的人群患 GD 的危险性为其他 HLA 抗原型人群的 6 倍。HLA – DQA1 * 0501 阳性者对 GD 有遗传易感性。非 HLA 基因如肿瘤坏死因子 β（TNF – β）、细胞的 T 细胞抗原（CTLA4）、TSH 受体基因的突变和 T 细胞受体（TCR）等基因同 GD 遗传易感性之间的关系正引起人们的注意。但研究表明组织相容性复合体（MHC）系统可能只起辅助调节作用。

2. 环境因素　包括感染、外伤、精神刺激和药物等。在 GD 患者中可检出抗结肠炎耶尔森菌抗体，

耶尔森菌的质粒编码的蛋白与 TSH 受体有相似的抗原决定簇（"分子模拟学说"）。该抗原是一种强有力的 T 细胞刺激分子即超抗原，可引起 T 细胞大量活化。但其确切地位仍不明了，也有可能是继发于 GD 免疫功能紊乱的结果。

3. 淋巴细胞功能紊乱　　GD 患者甲状腺内的抑制性环路很难启动与活化，不能发挥免疫抑制功能，导致自身抗体的产生。在甲状腺静脉血中 TSH 抗体的活性高于外周血，提示甲状腺是产生其器官特异自身抗体的主要场所。而且存在抑制性 T 细胞功能的缺陷，抗甲状腺药物如卡比马唑治疗后这种缺陷可以改善，但是直接还是间接反应有待研究。

总之 GD 可能是由多因素引起以自身免疫紊乱为特征的综合征，确切病因有待于进一步研究。

（二）病理解剖与病理生理

GD 患者的甲状腺呈弥漫性肿大，血管丰富、扩张。滤泡上皮细胞增生呈柱状，有弥漫性淋巴细胞浸润。浸润性突眼患者其球后结缔组织增加、眼外肌增粗水肿，含有较多黏多糖、透明质酸沉积和淋巴细胞及浆细胞浸润。骨骼肌和心肌也有类似表现。垂体无明显改变。少数患者下肢有胫前对称性黏液性水肿。

甲状腺激素有促进产热作用并与儿茶酚胺有相互作用，从而引起基础代谢率升高、营养物质和肌肉组织的消耗，加强对神经、心血管和胃肠道的兴奋。

（三）临床表现

GD 在女性中更为多见，患者男女之比为 1 :（5～7），但压迫症状、术中问题和术后反应在男性中均较明显。高发年龄为 21～50 岁。在碘充足地区自身免疫性甲状腺疾病的发病率远高于碘缺乏地区。该病起病缓慢，典型者高代谢症群、眼症和甲状腺肿大表现明显。轻者易与神经症混淆，老年、儿童或仅表现为突眼、恶病质、肌病者诊断需谨慎。

1. 甲状腺肿　　为 GD 的主要临床表现或就诊时的主诉。甲状腺呈弥漫、对称性肿大，质软，无明显结节感。少数（约 10%）肿大不明显或不对称。在甲状腺上下特别是上部可扪及血管震颤并闻及血管杂音。这些构成 GD 的甲状腺特殊体征，在诊断上有重要意义。

2. 高代谢症群　　患者怕热多汗，皮肤红润。可有低热，危象时可有高热。患者常有心动过速、心悸。食欲胃纳亢进但疲乏无力、体重下降，后者是较为客观的临床指标。

3. 神经系统　　呈过度兴奋状态，表现为易激动、神经过敏、多言多语、焦虑烦躁、多猜疑、有时出现幻觉甚至亚躁狂。检查时可发现伸舌或两手平举时有细震颤，腱反射活跃。但老年淡漠型甲状腺功能亢进患者则表现为一种抑制状态。

4. 眼症　　分为两种，多数表现为对称性非浸润性突眼也称良性突眼，主要是因交感神经兴奋使眼外肌和上睑肌张力增高，而球后组织改变不大。临床上可见到患者眼睑裂隙增宽，眼球聚合不佳，向下看时上眼睑不随眼球下降，眼向上看时前额皮肤不能皱起。另一种为少见而严重的恶性突眼，主要由眼外肌、球后组织水肿，淋巴细胞浸润所致。但这类患者的甲状腺功能亢进症状可以不明显，或早于甲状腺功能亢进出现。

5. 循环系统　　可表现为心悸、气促。窦性心动过速达 100～120 次/分，静息或睡眠时仍较快，脉压增大。这些是诊断、疗效观察的重要指标之一。心律失常可表现为期前收缩、房颤、房扑以及房室传导阻滞。心音、心脏搏动增强，心脏扩大甚至心力衰竭。老年淡漠型甲状腺功能亢进则心动过速较少见，不少可并发心绞痛甚至心肌梗死。

6. 其他 消化系统除食欲增加外，还有大便次数增多。而老年以食欲减退、消瘦为突出。血液系统中有外周血白细胞总数减少，淋巴细胞百分比和绝对数增多，血小板减少，偶见贫血。运动系统表现为软弱无力，少数为甲状腺功能亢进性肌病。生殖系统的表现在男性中可表现为阳痿、乳房发育；女性为月经减少，周期延长甚至闭经。皮肤表现为对称性黏液性胫前水肿，皮肤粗糙，指端增厚，指甲质地变软与甲床部分松离。甲状腺功能亢进早期肾上腺皮质功能活跃，重症危象者则减退甚至不全。

（四）诊断与鉴别诊断

对于有上述临床症状与体征者应做进一步甲状腺功能检查，在此对一些常用的检查进行评价。

1. 摄^{131}I率正常值 3 小时为 5% ~ 25%，24 小时为 20% ~ 45%。甲状腺功能亢进患者摄^{131}I率增高且高峰提前至 3 ~ 6 小时。女子青春期、绝经期、妊娠 6 周以后或口服雌激素类避孕药也偶见摄^{131}I率增高。摄^{131}I率还因不同地区饮水、食物及食盐中碘的含量多少而有差异。甲状腺功能亢进患者治疗过程中不能仅依靠摄^{131}I率来考核疗效。但对甲状腺功能亢进放射性^{131}I治疗者摄^{131}I率可作为估计用量的参考。缺碘性、单纯性甲状腺肿患者摄^{131}I率可以增高，但无高峰提前。亚急性甲状腺炎者T_4可以升高但摄^{131}I率下降呈分离现象。这些均有利于鉴别诊断。

2. T_3、T_4测定 可分别测定TT_3、RT_4、FT_3和FT_4，其正常值因各个单位采用的方法和药盒不同而有差异，应注意参照。TT_4可作为甲状腺功能状态的最基本的一种体外筛选试验，它不受碘的影响，无辐射的危害，在药物治疗过程中可作为甲状腺功能的随访指标，若加服甲状腺片者测定前需停用该药。但是凡能影响甲状腺激素结合球蛋白（TBG）浓度的各种因素均能影响TT_4的结果。对T_3型甲状腺功能亢进需结合TT_3测定。TT_3是诊断甲状腺功能亢进较灵敏的一种指标。甲状腺功能亢进时TT_3可高出正常人 4 倍，而TT_4只有 2 倍。TT_3对甲状腺功能亢进是否复发也有重要意义，因为复发时T_3先升高。在功能性甲状腺腺瘤、结节性甲状腺肿或缺碘地区所发生的甲状腺功能亢进多属T_3型甲状腺功能亢进，也需进行TT_3测定。TBG 同样会影响TT_3的结果应予以注意。为此，还应进行FT_4、FT_3，特别是FT_3的测定。FT_3对甲状腺功能亢进最灵敏，在甲状腺功能亢进早期或复发先兆FT_4处于临界时FT_3已升高。

3. 基础代谢率（BMR） 目前多采用间接计算法（静息状态时：脉搏 + 脉压 − 111 = BMR），正常值在 − 15% 至 + 15% 之间。BMR 低于正常可排除甲状腺功能亢进。甲状腺功能亢进以及甲状腺功能亢进治疗的随访 BMR 有一定价值，因为药物治疗后T_4首先下降至正常，甲状腺素外周的转化仍增加，T_3仍高，故 BMR 仍高于正常。

4. TSH 测定 可采用高灵敏放免法（HS − TSH IRMA）和 TSH 放免法（TSH RIA），但前者优于后者，因为前者降低时能帮助诊断甲状腺功能亢进，可减少 TRH 兴奋试验的使用。灵敏度和特异度优于FT_4。

5. T_3抑制试验 该试验仅用于一些鉴别诊断。如甲状腺功能亢进患者摄^{131}I率增高且不被T_3抑制，由此可鉴别单纯性甲状腺肿。对突眼尤其是单侧突眼可以此进行鉴别，浸润性突眼T_3抑制试验提示不抑制。而且甲状腺功能亢进治疗后T_3能抑制者复发机会少。

6. TRH 兴奋试验 该试验也仅用于一些鉴别诊断。甲状腺功能亢进患者静脉给予 TRH 后 TSH 无反应；若增高可排除甲状腺功能亢进。该方法省时，无放射性，不需服用甲状腺制剂，所以对有冠心病的老年患者较适合。

7. TRAb 和 TSAb 的检测 可用于病因诊断和治疗后预后的评估，可与T_3抑制试验相互合用。前者反映抗体对甲状腺细胞膜的作用，后者反映甲状腺对抗体的实际反应性。

（五）治疗

甲状腺功能亢进的病因尚不完全明了。治疗上首先应减少精神紧张等不利因素，注意休息和营养物质的提供。然后通过以下三个方面，即消除甲状腺素的过度分泌，调整神经内分泌功能以及一些特殊症状和并发症的处理。消除甲状腺素过度分泌的治疗方法有三种：药物、手术和同位素治疗。

1. 抗甲状腺药物治疗

以硫脲类药物如甲基或丙硫氧嘧啶（PTU）、甲巯咪唑和卡比马唑为常用，其药理作用是通过阻止甲状腺内过氧化酶系抑制碘离子转化为活性碘而妨碍甲状腺素的合成，但对已合成的激素无效，故服药后需数日才起作用。丙硫氧嘧啶还有阻滞 T_4 转化为 T_3、改善免疫监护的功能。PTU 和甲巯咪唑的比较：①两者均能抑制甲状腺激素合成，但 PTU 还能抑制外周组织的细胞内 T_4 转化为 T_3，它发挥的作用占 T_3 下降水平的 10% ~20%。甲巯咪唑没有这种效应。②甲巯咪唑的药效强度是 PTU 的 10 倍，5 mg 甲巯咪唑的药效等于 50 mg PTU。尤其是甲巯咪唑在甲状腺细胞内存留时间明显长于 PTU，甲巯咪唑 1 次/天，药效可达 24 小时。而 PTU 必须 6 ~8 小时服药 1 次，才能维持充分疗效。故维持期治疗宁可选用甲巯咪唑，而不选用 PTU。

药物治疗的适应证为：症状轻，甲状腺轻至中度肿大；20 岁以下或老年患者；手术前准备或手术后复发而又不适合放射治疗者；辅助放射治疗。妊娠妇女多采用丙硫氧嘧啶，该药通过胎盘的能力相对小些。不可用甲巯咪唑，因为甲巯咪唑与胎儿发育不全有关。最低药物剂量应达到 FT_4、FT_3 在正常水平的上限以避免胎儿甲状腺功能减退和甲状腺肿大，通常丙硫氧嘧啶 100 ~200 mg/d。这类药物也可通过乳汁分泌，所以必须服药者不能母乳喂养。如果症状轻又没有并发症，可于分娩前 4 周停药。

治疗总的疗程为 1.5 ~2 年。起初 1 ~3 个月予以甲巯咪唑 30 ~40 mg/d，不超过 60 mg/d。症状减轻，体重增加，心率降至 80 ~90 次/分，T_3、T_4 接近正常后可每 2 ~3 周降量 5 mg，共 2 ~3 个月。最后予以 5 mg/d 维持。避免不规则停药，酌情调整用量。

其他药物：β-阻滞剂普萘洛尔 10 ~20 mg tid，可用于交感神经兴奋性高的 GD 患者，以改善心悸心动过速、精神紧张、震颤和多汗。也可作为术前准备的辅助用药或单独用药。对于甲状腺功能亢进危象、紧急甲状腺手术又不能服用抗甲状腺药物或抗甲状腺药物无法快速起效时可用大剂量普萘洛尔 40 mg qid 快速术前准备，对甲状腺功能亢进性眼病也有一定效果。但支气管哮喘、房室传导阻滞、心力衰竭患者禁用，1 型糖尿病患者慎用。在妊娠晚期普萘洛尔可造成胎儿宫内发育迟缓、小胎盘、新生儿心动过缓和胎儿低血糖，增加子宫活动和延迟宫颈的扩张等不良反应，因此只能短期应用，一旦甲状腺功能正常立即停药。

在抗甲状腺药物减量期加用甲状腺片 40 ~60 mg/d 或甲状腺素片 50 ~100 μg/d 以稳定下丘脑-垂体-甲状腺轴，避免甲状腺肿和眼病的加重。妊娠甲状腺功能亢进患者在服用抗甲状腺药物时也应加用甲状腺素片以防胎儿甲状腺肿和甲状腺功能减退。甲状腺素片还可以通过外源性 T_4 抑制 TSH 从而使 TSAb 的产生减少，减少免疫反应。T_4 还可使 HLA-DR 异常表达减弱，另外可直接作用于特异的 B 淋巴细胞而减少 TSAb 的产生，最终使 GD 得以长期缓解、减少复发。

2. 手术治疗

甲状腺功能亢进手术治疗的病死率几乎为零，并发症和复发率低，可迅速和持久达到甲状腺功能正常，并有避免放射性碘及抗甲状腺药物带来的长期并发症和获得病理组织学证据等独特优点。手术能快速有效地控制并治愈甲状腺功能亢进，但仍有一定的复发率和并发症，所以应掌握其适应证和禁忌证。

（1）手术适应证

甲状腺肿大明显或伴有压迫症状者；中至重度以上甲状腺功能亢进（有甲状腺功能亢进危象者可考虑紧急手术）；抗甲状腺药物无效、停药后复发、有不良反应而不能耐受或不能坚持长期服药者；胸骨后甲状腺肿伴甲状腺功能亢进；中期妊娠又不适合用抗甲状腺药物者。若甲状腺巨大、伴有结节的甲状腺功能亢进妊娠妇女常需大剂量抗甲状腺药物才有作用，所以宁可采用手术。

（2）手术禁忌证

青少年（<20岁），轻度肿大，症状不明显者；严重突眼者手术后突眼可能加重手术应不予以考虑；年老体弱有严重心、肝和肾等并发症不能耐受手术者；术后复发因粘连而使再次手术并发症增加、切除腺体体积难以估计而不作首选。但对药物无效又不愿意接受放射治疗者有再次手术的报道，术前用超声检查了解两侧腺体残留的大小，此次手术腺叶各留2g左右。

（3）术前准备

术前除常规检查外，应进行间接喉镜检查以了解声带活动情况，颈部和胸部摄片了解气管和纵隔情况，查血钙、磷。为了减少术中出血、避免术后甲状腺功能亢进危象的发生，甲状腺功能亢进手术前必须进行特殊的准备。手术前准备常采用以下两种准备方法即：

1）碘剂为主的准备：在服用抗甲状腺药物一段时间后患者的症状得以控制，心率在80~90次/分，睡眠和体重有所改善，基础代谢率在20%以下，即可开始服用复方碘溶液又称卢戈（Lugol）液。该药可抑制甲状腺的释放，使滤泡细胞退化，甲状腺的血运减少，腺体因而变硬变小，使手术易于进行并减少出血量。卢戈溶液的具体服法有两种：①第一天开始每日3次，每次3~5滴，逐日每次递增1滴，直到每次15滴，然后维持此剂量继续服用。②从第一天开始每次10滴，每日3次。共2周左右，直至甲状腺腺体缩小、变硬、杂音和震颤消失。局部控制不满意者可延长服用碘剂至4周。但因为碘剂只能抑制释放而不能抑制甲状腺的合成功能，所以超过4周后就无法再抑制其释放，反引起反跳。故应根据病情合理安排手术时间，特别对女性患者注意避开经期。开始服用碘剂后可停用甲状腺片。因为抗甲状腺药物会加重甲状腺充血，除病情特别严重者外，一般于术前1周停用抗甲状腺药物，单用碘剂直至手术。妊娠并发甲状腺功能亢进需手术时也可用碘剂准备，但碘化物能通过胎盘引起胎儿甲状腺肿和甲状腺功能减退，出生时可引起初生儿窒息。故只能短期碘剂快速准备，碘剂不超过10天。术后补充甲状腺素片以防流产。对于特殊原因需取消手术者，应该再服用抗甲状腺药物并逐步对碘剂进行减量。术后碘剂10滴tid续服5~7天。

2）普萘洛尔准备：普萘洛尔除可作为碘准备的补充外，对于不能耐受抗甲状腺药物及碘剂者，或严重患者需紧急手术而抗甲状腺药物无法快速起效可单用普萘洛尔准备。普萘洛尔不仅起到抑制交感兴奋的作用，还能抑制 T_4 向 T_3 的转化。β-洛克同样可以用于术前准备，但该药无抑制 T_4 向 T_3 转化的作用，所以 T_3 的好转情况不及普萘洛尔。普萘洛尔剂量是每次40~60mg，6小时一次。一般在4~6天后心率即接近正常，甲状腺功能亢进症状得到控制，即可以进行手术。由于普萘洛尔在体内的有效半衰期不满8小时，所以最后一次用药应于术前1~2小时给予。术后继续用药5~7天。特别应该注意手术前后都不能使用阿托品，以免引起心动过速。单用普萘洛尔准备者麻醉同样安全、术中出血并未增加。严重患者可采用大剂量普萘洛尔准备但不主张单用（术后普萘洛尔剂量也应该相应地增大），并可加用倍他米松0.5mg q6h和碘番酸0.5mg q6h。甲状腺功能可在24小时开始下降，3天接近正常，5天完全达到正常水平。短期加用普萘洛尔的方法对妊娠妇女及小孩均安全。但前面已提及普萘洛尔的不良反应，所以应慎用。以往认为严重甲状腺功能亢进患者手术会引起甲状腺素的过度释放，但通过术中分析甲状腺静脉和外周静脉血的 FT_3、FT_4 并无明显差异，所以认为甲状腺功能亢进危重病例紧急手术是可取的。

（4）手术方法

常采用颈丛麻醉，术中可以了解发音情况，以减少喉返神经的损伤。对于巨大甲状腺有气管压迫、移位甚至怀疑将发生气管塌陷者，胸骨后甲状腺肿者以及精神紧张者应选用气管插管全身麻醉。

（5）手术方式

切除甲状腺的范围即保留多少甲状腺体积尚无一致的看法。若行次全切除即每侧保留 6～8 g 甲状腺组织，术后复发率为 23.8%；而扩大切除即保留约 4 g 的复发率为 9.4%；近全切除即保留 <2 g 者的复发率为 0。各组之间复发时间无差异。但切除范围越大发生甲状腺功能减退即术后需长期服用甲状腺片替代的概率越大。如甲状腺共保留 7.3 g 或若双侧甲状腺下动脉均结扎者保留 9.8 g 者可不需长期替代。考虑到甲状腺手术不仅可以迅速控制其功能，还能使自身抗体水平下降，而且甲状腺功能减退的治疗远比甲状腺功能亢进复发容易处理，所以建议切除范围适当扩大即次全切除还不够，每侧应保留 5 g 以下（2～3 g 峡部全切除）。当然也应考虑甲状腺功能亢进的严重程度、甲状腺的体积和患者的年龄。巨大而严重的甲状腺功能亢进切除比例应该大一些，年轻患者考虑适当多保留甲状腺组织以适应发育期的需要。术中可以从所切除标本上取同保留的甲状腺相应大小体积的组织称重以估计保留腺体的重量。但仍有误差，所以有作者建议一侧行腺叶切除和另一侧行大部切除（保留 6 g）。但常用于病变不对称的结节性甲状腺肿伴甲状腺功能亢进者，病变严重侧行腺叶切除。但该侧发生喉返神经和甲状旁腺损伤的概率相对较保留后薄膜的高，所以也要慎重选择。对极少数或个别 Graves 病突眼显著者，选用甲状腺全切除术，其好处是可减轻眶后脂肪结缔组织浸润，防止眼病加剧以致牵拉视神经而导致萎缩，引起失明以及重度突眼，减少角膜因长期显露而受损导致的失明。当然也防止了甲状腺功能亢进复发，但需终身服用甲状腺素片。毕竟属于个别患者选用本手术，要详细向患者和家属说明，取得同意。术前检查血清抗甲状腺微粒体抗体，阳性者术后发生甲状腺功能减退的病例增多。因此，此类患者术中应适当多保留甲状腺组织。

（6）手术步骤

切口常采用颈前低位弧形切口，甲状腺肿大明显者应适当延长。颈阔肌下分离皮瓣，切开颈白线，离断颈前带状肌。先处理甲状腺中静脉，充分显露甲状腺。离断甲状腺悬韧带以利于处理上极。靠近甲状腺组织妥善处理甲状腺上动静脉。游离下极，离断峡部。将甲状腺向内侧翻起，辨认喉返神经后处理甲状腺下动静脉。按前所述保留一定的甲状腺组织，其余予以切除。创面严密止血后缝闭。另一侧同样处理。术中避免喉返神经损伤以外，还应避免损伤甲状旁腺。若被误切应将其切成 1 mm 小片种植于胸锁乳突肌内。缝合前放置皮片引流或负压球引流。缝合带状肌、颈阔肌及皮肤。

内镜手术治疗甲状腺功能亢进难度较大，费用高，但术后颈部，甚至上胸部完全没有瘢痕，美容效果明显，受年轻女性患者欢迎。与传统手术相比，内镜手术时间长，术后恢复时间也无明显优势。甲状腺体积大时不适合该方式。

术后观察与处理：严密观察患者的心率、呼吸、体温、神志以及伤口渗液和引流液。一般 2 天后可拔除引流，4 天拆线。

（7）术中意外和术后并发症的防治

1）大出血：甲状腺血供丰富，甲状腺功能亢进以及抗甲状腺药物会使甲状腺充血，若术前准备不充分，术中极易渗血。特别在分离甲状腺上动脉时牵拉过度，动作不仔细会造成甲状腺上动脉的撕脱。

动脉的近侧端回缩，位置又深，止血极为困难。此时应先用手指压迫或以纱布填塞出血处，然后迅速分离上极，将其提出切口，充分显露出血的血管，直视下细心钳夹和缝扎止血。甲状腺下动脉出血时，盲目的止血动作很容易损伤喉返神经，必须特别小心。必要时可在外侧结扎甲状颈干。损伤甲状腺静脉干不仅会引起大出血，还可产生危险的空气栓塞。因此，应立即用手指或湿纱布压住出血处，倒入生理盐水充满伤口，将患者之上半身放低，然后再处理损伤的静脉。

2）呼吸障碍：术中发生呼吸障碍的主要原因除双侧喉返神经损伤外，多是由于较大的甲状腺肿长期压迫气管环，腺体切除后软化的气管壁塌陷所致。因此，如术前患者已感呼吸困难，或经 X 线摄片证明气管严重受压，应在气管插管麻醉下进行手术。如术中发现气管壁已软化，可用丝线将双侧甲状腺后包膜悬吊固定于双侧胸锁乳突肌的前缘处。在缝合切口前试行拔去气管插管，如出现或估计术后会发生呼吸困难，应即作气管造口术，放置较长的导管以支撑受损的气管环，待 2~4 周后气管腔复原后拔除。术后呼吸困难的原因有：血肿压迫、双侧喉返神经损伤、喉头水肿、气管迟发塌陷、严重低钙引起的喉肌或呼吸肌痉挛等，应注意鉴别并及时处理。

3）喉上神经损伤：喉上神经之外支（运动支）与甲状腺上动脉平行且十分靠近，如在距上极较远处大块结扎甲状腺上血管时，就可能将其误扎或切断，引起环甲肌麻痹，声带松弛，声调降低。在分离上极时也有可能损伤喉上神经的内支（感觉支），使患者喉黏膜的感觉丧失，咳嗽反射消失，在进流质饮食时易误吸入气管，甚至发生吸入性肺炎。由于喉上神经外支损伤的临床症状不太明显，易漏诊，其发生率远比人们想象的要多，对此应引起更大的注意。熟悉神经的解剖关系，操作细致小心，在紧靠上极处结扎甲状腺上血管，是防止喉上神经损伤的重要措施。

4）喉返神经损伤：喉返神经损伤绝大多数为单侧性，主要症状为声音嘶哑。少数病例双侧损伤，除引起失声外，还可造成严重的呼吸困难，甚至窒息。术中喉返神经损伤可由切断、结扎、钳夹或牵拉引起。前两种损伤引起声带永久性麻痹；后几种损伤常引起暂时性麻痹，可望手术后 3~6 个月内恢复功能。术中最易损伤喉返神经的"危险地区"：①甲状腺腺叶的后外侧面。②甲状腺下极。③环甲区（喉返神经进入处）。喉返神经解剖位置的多变性是造成损伤的客观原因。据统计，仅约65%的喉返神经位于气管食管沟内。约有4%~6%病例的喉返神经行程非常特殊，为绕过甲状腺下动脉而向上返行，或在环状软骨水平直接从迷走神经分出而进入喉部（所谓"喉不返神经"）。还有一定数量的喉返神经属于喉外分支型，即在未进入喉部之前即已经分支，分支的部位高低和分支数目不定，即术者在明确辨认到一支喉返神经，仍有损伤分支或主干的可能性。预防喉返神经损伤的主要措施是：①熟悉喉返神经的解剖位置及其与甲状腺下动脉和甲状软骨的关系，警惕喉外分支，随时想到有损伤喉返神经的可能。②操作轻柔、细心，在切除甲状腺腺体时，尽可能保留部分后包膜。③缺少经验的外科医师以及手术比较困难的病例，最好常规显露喉返神经以免误伤。为了帮助寻找和显露喉返神经，Simon 提出一个三角形的解剖界标。三角的前边为喉返神经，后边为颈总动脉，底线为甲状腺下动脉。在显露颈总动脉和甲状腺下动脉后，就很容易找到三角的第三个边，即喉返神经。一般可自下向上地显露喉返神经的全过程。喉返神经损伤的治疗：如术中发现患者突然声音嘶哑，应立即停止牵拉或挤压甲状腺体；如发声仍无好转，应立即全程探查喉返神经。如已被切断，应予缝接。如被结扎，应松解线结。如手术后发现声音嘶哑，经间接喉镜检查证实声带完全麻痹，怀疑喉返神经有被切断或结扎的可能时，应考虑再次手术探查。否则可给予神经营养药、理疗、噪声以及短程皮质激素，严密观察，等待其功能恢复。如为双侧喉返神经损伤，应作气管造口术。修补喉返神经的方法可用 6-0 尼龙线行对端缝接法，将神经断端靠拢后，间断缝合两端之神经鞘数针。如损伤神经之近侧端无法找到，可在其远端水平以下相当距离处切断部分迷走神经纤维，然后将切断部分的近端上翻与喉返神经的远侧断端作吻合。如损伤神经之远侧端无法找到，可将喉返神经之近侧断端埋入后环状构状肌中。如两个断端之间缺损较大无法拉拢时，可考虑作肋间神经移植术或静脉套入术。

5）术后再出血：甲状腺血管结扎线脱落以及残留腺体切面严重渗血，是术后再出血的主要原因。一般发生于术后 24 ~ 48 小时内，表现为引流口的大量渗血，颈部迅速肿大，呼吸困难甚至发生窒息。术后应常规在患者床旁放置拆线器械，一旦出现上述情况，应马上拆除切口缝线，去除血块，并立即送至手术室彻底止血。术后应放置引流管，并给予大量抗生素。分别双重结扎甲状腺的主要血管分支，残留腺体切面彻底止血并作缝合，在缝合切口前要求患者用力咳嗽几声，观察有无因结扎线松脱而产生的活跃出血，是预防术后再出血的主要措施。

6）手足抽搐：甲状旁腺功能不足（简称甲旁减）是甲状腺次全切除后的一个常见和严重并发症。无症状而血钙低于正常的亚临床甲旁减发生率为 47%，有症状且需服药的为 15%。但永久性甲旁减并不常见。多因素分析提示，甲状腺功能亢进明显、伴有甲状腺癌或胸骨后甲状腺肿等是高危因素。主要是由于术中误将甲状旁腺一并切除或使其血供受损所致。临床症状多在术后 2 ~ 3 天出现，轻重程度不一。轻者仅有面部或手足的针刺、麻木或强直感，重者发生面肌及手足抽搐，最严重的病例可发生喉痉挛以及膈肌和支气管痉挛，甚至窒息死亡。由于周围神经肌肉应激性增强，以手指轻扣患者面神经行径处，可引起颜面肌肉的短促痉挛（雪佛斯特征，Chvostek's sign）。用力压迫上臂神经，可引起手的抽搐（陶瑟征，Trousseau's sign）。急查血钙、磷有助诊断，但不一定等报告才开始治疗。治疗方面包括限制肉类和蛋类食物的摄入量，多进绿叶菜、豆制品和海味等高钙、低磷食品。口服钙片和维生素 D_2，后者能促进钙在肠道内的吸收和在组织内的蓄积。目前钙剂多为含维生素 D 的复合剂，如钙尔奇 D 片等。维生素 D_2 的作用在服后两周始能出现，且有蓄积作用，故在使用期间应经常测定血钙浓度。只要求症状缓解、血钙接近正常即可，不一定要求血钙完全达到正常，因为轻度低钙可以刺激残留的甲状旁腺代偿。在抽搐发作时可即刻给予静脉注射 10% 葡萄糖酸钙溶液 10 mL。对手足抽搐最有效的治疗是服用双氢速固醇（A. T. 10）。此药乃麦角固醇经紫外线照射后的产物，有升高血钙含量的特殊作用，适用于较严重的病例。最初剂量为每天 3 ~ 10 mL 口服，连服 3 ~ 4 天后测定血钙浓度，一旦血钙含量正常，即应减量，以防止高钙血症所引起的严重损害。有人应用新鲜小牛骨皮质在 5% 碳酸氢钠 250 mL 内煮沸消毒 20 分钟后，埋藏于腹直肌内，以治疗甲状旁腺功能减退，取得了一定的疗效，并可反复埋藏。同种异体甲状旁腺移植尚处于实验阶段。为了保护甲状旁腺，减少术后手足抽搐的发生，术中必须注意仔细寻找并加以保留。在切除甲状腺体时，尽可能保留其背面部分，并在紧靠甲状腺处结扎甲状腺血管，以保护甲状旁腺的血供。还可仔细检查已经切下的甲状腺标本，如发现有甲状旁腺作自体移植。

7）甲状腺危象：甲状腺危象乃指甲状腺功能亢进的病理生理发生了致命性加重，大量甲状腺素进入血液循环，增强了儿茶酚胺的作用，而机体却对这种变化缺乏适应能力。近年来由于强调充分做好手术前的准备工作，术后发生的甲状腺危象已大为减少。手术引起的甲状腺危象大多发生于术后 12 ~ 48 小时内，典型的临床症状为 39 ~ 40 ℃ 以上的高热，心率快达 160 次/分、脉搏弱，大汗，躁动不安、谵妄以至昏迷，常伴有呕吐、水泻。如不积极治疗，患者往往迅速死亡。死亡原因多为高热虚脱、心力衰竭、肺水肿和水电解质紊乱。还有少数患者主要表现为神志淡漠、嗜睡、无力、体温低、心率慢，最后昏迷死亡，称为淡漠型甲状腺危象。此种严重并发症的发病机制迄今仍不很明确，但与术前准备不足，甲状腺功能亢进未能很好控制密切相关。治疗包括两个方面：①降低循环中的甲状腺素水平，可口服大剂量复方碘化钾溶液，首次 60 滴，以后每 4 ~ 6 小时 30 ~ 40 滴。情况紧急时可用碘化钠 0.25 g 溶于

500 mL 葡萄糖溶液中静脉滴注，q6h。24 小时内可用 2~3 g。碘剂的作用是抑制甲状腺素的释放，且作用迅速。为了阻断甲状腺素的合成，可同时应用丙硫氧嘧啶 200~300 mg，因为该药起效相对快，并有在外周抑制 T_4 向 T_3 转化的作用。如患者神志不清可鼻饲给药。如治疗仍不见效还可考虑采用等量换血和腹膜透析等方法，以清除循环中过高的甲状腺素。方法是每次放血 500 mL，将其迅速离心，弃去含多量甲状腺素的血浆，而将细胞置入乳酸盐复方氯化钠溶液中再输入患者体内，可以 3~5 小时重复 1次。但现已经很少主张使用。②降低外周组织对儿茶酚胺的反应性，可口服或肌内注射利血平 1~2 mg，每 4~6 小时 1 次；或用普萘洛尔 10~40 mg 口服 q4~6h 或 0.5~1 mg 加入葡萄糖溶液 100 mL 中缓慢静脉滴注，必要时可重复使用。哮喘和心力衰竭患者不宜用普萘洛尔。甲状腺功能亢进危象对于患者来说是一个严重应激，而甲状腺功能亢进时皮质醇清除代谢增加，因此补充皮质醇是有益的。大量肾上腺皮质激素（氢化可的松 200~500 mg/d）作静脉滴注的疗效良好。其他治疗包括吸氧，镇静剂与退热（可用氯丙嗪），补充水和电解质，纠正心力衰竭，大剂量维生素特别是 B 族维生素以及积极控制诱因，预防感染等。病情一般于 36~72 小时开始好转，1 周左右恢复。

8）恶性突眼：甲状腺功能亢进手术后非浸润性突眼者 71% 会有改善，29% 无改善也无恶化。实际上在治疗甲状腺功能亢进的三种方法中，手术是引起眼病发生和加重概率最小的。但少数严重恶性突眼病例术后突眼症状加重，还可逐渐引起视神经萎缩并易导致失明。可能是因为甲状腺功能亢进控制过快又未合用甲状腺素片、手术时甲状腺受损抗原释放增多有关。治疗方法包括使用甲状腺制剂和泼尼松，放射线照射垂体、眼眶或在眼球后注射质酸酶，局部使用眼药水或药膏，必要时缝合眼睑。如仍无效可考虑行双侧眼眶减压术。

（8）甲状腺功能亢进手术的预后及随访

1）甲状腺功能亢进复发：抗甲状腺药物治疗的复发率 >60%。手术复发率为 10% 左右，近全切除者则更低。甲状腺功能亢进复发的原因多数为当时甲状腺显露不够，切除不足残留过多，甲状腺血供仍丰富。除甲状腺功能亢进程度与甲状腺体积外，药物、放射或手术治疗结束后 TRAb 或 TSAb 的状况也影响预后。无论何种治疗甲状腺激素水平改变比较快，TRAb 或 TSAb 改变比较慢，如果连续多次阴性说明预后好或可停用抗甲状腺药物；如再呈阳性提示 GD 复发的可能性增加，TSAb 阳性复发率为 93%，阴性则为 17%。该指标优于 TRH 兴奋试验。甲状腺功能亢进复发随时间延长而增多，可最迟在术后 10年再出现。即使临床无甲状腺功能亢进复发，仍有部分患者 T_3 升高、TRH 兴奋试验和 T_3 抑制试验存在异常的亚临床病例，因此应该严密随访，适当扩大切除甲状腺并加用小剂量甲状腺素片可减少复发，达到长期缓解的目的。

2）再次手术时应注意：①上次手术未解剖喉返神经者，这次再手术就要仔细解剖出喉返神经予以保护。②术前可用 B 超和同位素扫描测量残留甲状腺大小，再手术时切除大的一侧，仅保留其后包膜。③如上次手术已损伤一侧喉返神经，则再次手术就选同侧，全切除残留的甲状腺，同时保留后包膜以保护甲状旁腺。当残留甲状腺周围组织广泛粘连，外层和内层的解剖间隙分离困难时，用剪刀在腺体前面的粘连组织中做锐性分离，尽可能找到内膜层表面，再沿甲状腺包膜小心分离。

甲状腺功能减退：术后甲状腺功能减退的发生率在 6%~20%，显然与残留体积有关。另外与分析方法也有关。因为除临床甲状腺功能减退患者外，还有相当一部分亚临床甲状腺功能减退即尚无甲状腺功能减退表现，但 TSH 已有升高，需用甲状腺素片替代。如儿童甲状腺功能亢进术后 45% 存在亚临床甲状腺功能减退。永久性甲状腺功能减退多发生在术后 1~2 年。

（9）放射性^{131}I 治疗

甲状腺具有高度选择性聚^{131}I能力，^{131}I衰变时放出γ和β射线，其中β射线占99%，β射线在组织的射程仅2 mm，故在破坏甲状腺滤泡上皮细胞的同时不影响周围组织，可以达到治疗的目的。美国首选^{131}I治疗的原因是：①快捷方便，不必每1~3个月定期根据甲状腺功能而调整药物。②抗甲状腺药物治疗所致白细胞减少和肝损害常引起医疗纠纷，医师不愿涉及。

适应证和禁忌证：目前放射性^{131}I（RAI）治疗 GD 是一种安全有效和可靠的方法，许多中心已将其作为一线首选治疗，特别是对老年患者。并认为 RAI 治疗成年 GD 患者年龄并无下限。已有报道 RAI 不增加致癌危险，对妇女不增加胎儿的致畸性。年轻患者，包括生育年龄的妇女，甚至儿童都可成为其治疗的对象。但毕竟存在放射性，必须强调其适应证：年龄在25岁以上，近放宽至20岁；对抗甲状腺药物过敏或无效者；手术后复发；不能耐受手术者；^{131}I在体内转换的有效半衰期不小于3天者；甲状腺功能亢进并发突眼者（但有少部分加重）。^{131}I治疗 Graves 甲状腺功能亢进的条件较之以前宽松得多。

放射碘治疗的禁忌证：①妊娠期甲状腺功能亢进属绝对禁忌，因为胎儿10~12周开始摄碘。②胸骨后甲状腺肿只宜手术治疗，放射性甲状腺炎可致甲状腺进一步肿大而压迫纵隔。③巨大甲状腺首选手术治疗。④青年人应尽量避免放射碘治疗，但非绝对禁忌。生育期患者接受^{131}I治疗后的6~12个月禁忌妊娠。⑤其他如有严重肝肾疾病者、WBC 小于3 000/mm^{3}者、重度甲状腺功能亢进、结节性肿伴甲状腺功能亢进而扫描提示结节呈"冷结节"者。

RAI 治疗的预后：RAI 治疗后70%~90%有效，疗效出现在3~4周后，3~4个月乃至6个月后可达正常水平。其中2/3的患者经一次治疗后即可痊愈，约1/3需2次或3次。甲状腺功能减退是 RAI 治疗的主要并发症，第一年发生甲状腺功能减退的可能性为5%~10%，以后每年增加2%~3%，10年后可达30%~70%。然而，现在不再认为甲减是^{131}I治疗的并发症，而是 Graves 甲状腺功能亢进治疗中可接受的最终结果。

因为 RAI 治疗后甲状腺激素和自身抗原会大量释放，加用抗甲状腺药物并避免刺激与感染以防甲状腺功能亢进危象。RAI 是发生和加重眼病的危险因素，抗甲状腺药物如甲巯咪唑以及短期应用糖皮质激素［0.5 mg/（kg·d）］2~3个月可减少眼病的加重。15%眼病加重者可进行眼眶照射和大剂量糖皮质激素。经^{131}I治疗后出现甲减的患者中，其眼病恶化者的比例远低于那些持续甲状腺功能亢进而需要重复^{131}I治疗者。此外，有人认为 Graves 眼病和甲状腺功能亢进的临床表现一样，都有一个初发到逐渐加重并稳定于一定水平以后逐渐缓解的自然过程。^{131}I治疗可使甲状腺功能亢进很快控制，而眼病继续按上述过程进展，因而被误认为是^{131}I治疗所致。研究表明：^{131}I治疗并不会引起新的眼病发生，但可使已存在的活动性突眼加重，对这类患者同时使用糖皮质激素可有效地预防其恶化。因此目前认为 Graves 甲状腺功能亢进伴有突眼者也不是^{131}I治疗的禁忌证，同时使用糖皮质激素，及时纠正甲减等措施可有效地预防其对眼病的不利影响。

（10）血管栓塞

这是近年应用于临床治疗 GD 的一种新方法。1994年 Calkin 等进行了首例报道，我国1997年开始也在临床应用。方法是在数字减影 X 线电视监视下，采用 Seldinger 技术，经股动脉将导管送入甲状腺上动脉，缓慢注入与造影剂相混合的栓塞剂（聚乙烯醇、白芨粉或吸收性明胶海绵），直至血流基本停止，可放置螺圈以防复发；栓塞完毕后再注入造影剂，若造影剂明显受阻即表示栓塞成功。若甲状腺下动脉明显增粗，也一并栓塞。因此，该疗法的甲状腺栓塞体积可达80%~90%，与手术切除的甲状腺量相似。综合国内外初步的应用经验，栓塞治疗后其甲状腺功能亢进症状明显缓解，T_3、T_4逐渐恢复正常，甲状腺也逐渐缩小，部分病例甚至可缩小至不可触及。

Graves 病介入栓塞治疗的病理研究：在栓塞后近期内主要表现为腺体急性缺血坏死，然后表现为慢性炎症持续地灶性变性坏死、纤维组织增生明显、血管网减少、滤泡减少萎缩、部分滤泡增生被纤维组织包裹不能形成完整的腺小叶结构，这是微循环栓塞治疗 Graves 病中远期疗效的病理基础。

二、结节性毒性甲状腺肿

本病又称 Plummer 病，属于继发性甲状腺功能亢进，先发生结节性甲状腺肿多年，然后逐渐出现功能亢进，其发病原因仍然不明。在 1970 年前无辅助诊断设备时，临床上容易将继发性甲状腺功能亢进与原发甲状腺功能亢进相混淆。随着科技发展，碘扫描及彩色多普勒超声对甲状腺诊断技术的应用，很多高功能甲状腺结节得以发现，提高了继发性甲状腺功能亢进的诊断率。

该病多发生于单纯性甲状腺肿流行地区，由结节性甲状腺肿继发而来。近 20 年来结节性甲状腺肿的检出率呈上升趋势，发现毒性甲状腺肿、结节性甲状腺肿检出率与饮用低碘水和碘盐供给时间明显相关，补碘后毒性甲状腺肿发病率升高。自主功能结节学说认为其发病机制是患者的甲状腺长期缺碘后形成自主性功能结节。"自主性"是指甲状腺细胞的功能活动对 TSH 的不依赖性，结节愈大摄入碘愈多者，愈易发生甲状腺功能亢进。另有学者认为之所以发生甲状腺功能亢进是免疫缺陷，其病理基础是结节性甲状腺肿的甲状腺细胞在补碘后逐渐突变为功能自主性细胞，累积到一定数量，就会导致甲状腺功能亢进。此外，部分结节性甲状腺肿伴发甲状腺功能亢进的患者原本就是 Graves 病，由于生活在严重缺碘地区，甲状腺激素合成的原料不足，合成激素水平低而缺乏特征性的临床症状，补以足量的碘以后，激素合成显著增加，才出现甲状腺功能亢进症状。所以，无论是功能自主性结节还是 Graves 病，都属于甲状腺自身免疫性疾病。还有学者从基因水平分析发现，其发病与 TSH 受体基因突变有关。因此其发病有一定的遗传因素。这些学说分别为临床治疗提供了相应的依据。

该病多见于中老年人，由于甲状腺素的分泌增多，加强了对腺垂体的反馈抑制作用，突眼罕见。症状较 GD 轻，但可突出于某一器官，尤其是心血管系统，消耗和乏力较明显，可伴有畏食如无力型甲状腺功能亢进。扪诊时甲状腺并不明显肿大，但可触及单个或多个结节。甲状腺功能检查诊断 Plummer 病的可靠性不如 Graves 病，甲状腺功能常在临界范围。TRH 兴奋试验在老年患者中较 T_3 抑制试验更为安全。同位素扫描提示摄碘不均且不浓聚于结节。

Plummer 病一般应采用手术治疗，多发结节的癌变率为 10.0%，甲状腺功能亢进患者尚有 2.5% ~ 7.0% 并发甲状腺癌，因此应积极选择手术治疗。此外，放射性核素治疗并不能根除结节，尤其是巨大结节有压迫症状、怀疑恶变、不宜药物治疗者以及不愿接受放射治疗的患者更应手术治疗。须注意的是，对于巨大、多发性甲状腺结节（100 g 以上）患者行放射碘治疗的放射剂量是 Graves 病的 4 倍。所以，手术治疗可作为结节性甲状腺肿继发甲状腺功能亢进的首选方法，特别是疑有甲状腺癌可能的病例。对于切除范围，因为有的结节高功能，有的结节因有囊性变，为胶状体，功能就不一定相同，所以要全面考虑，对结节多的一侧行腺叶全切。

对伴有严重的心、肾或肺部疾患不能耐受手术的患者，亦可考虑作同位素治疗，也有作者将 RAI 治疗列为首选，但所需剂量较大，约为治疗 Graves 病的 5 ~ 10 倍。

三、毒性甲状腺腺瘤

毒性甲状腺腺瘤亦称高功能腺瘤，指甲状腺体内有单个（少见多发）的不受脑垂体控制的自主性高功能腺瘤，而其周围甲状腺组织则因 TSH 受反馈抑制呈相对萎缩状态，发病机制不明。发病年龄多为中年以后，甲状腺功能亢进症状一般较轻，某些仅有心动过速、消瘦、乏力和腹泻，不引起突眼。

早期摄^{131}I 率属正常或轻度升高，但 T$_3$ 抑制试验提示摄^{131}I 率不受外源性 T$_3$ 所抑制，TRH 兴奋试验无反应。T$_3$、T$_4$ 测定对诊断有帮助，特别是 T$_3$。因为此病易表现为 T$_3$ 型甲状腺功能亢进，TRAb、TSAb 多为阴性有助于与 GD 鉴别。同位素扫描可显示热结节，周围组织仅部分显示或不显示（给予外源性 TSH 10 国际单位后能重新显示，以鉴别先天性一叶甲状腺）。毒性甲状腺腺瘤也有恶性可能应行手术治疗，术前准备同 Graves 病，但腺体切除的范围可以缩小，作病变一侧的腺叶切除即可。RAI 治疗剂量应较大。

（曾杰宏）

第四节　单纯性甲状腺肿

单纯性甲状腺肿是一类仅有甲状腺肿大而无甲状腺功能改变的非炎症、非肿瘤性疾病，又称为无毒性甲状腺肿。其发病原因系体内碘含量异常或碘代谢异常所致。按其流行特点，通常可分为地方性和散发性两种。

一、病因

1. 碘缺乏　居住环境中碘缺乏是引起地方性甲状腺肿的主要原因。地方性甲状腺肿，又称缺碘性甲状腺肿，是由于居民居住的环境中缺碘，饮食中摄入的碘不足而使体内碘含量下降所致。世界上约三分之一的人口受到该病的威胁，尤其是不发达国家可能更为严重，而该病患者可能超过 2 亿。根据 WHO 的标准，弥漫性或局限性甲状腺肿大的人数超过总人口数 10% 的地区称为地方性甲状腺肿流行区。流行区大多远离河海，以山区、丘陵地带为主。东南亚地区中以印度、印尼、中国比较严重。欧洲国家中以意大利、西班牙、波兰、匈牙利和前南联盟国家为主。我国地方性甲状腺肿的流行范围比较广泛，在高原地区和各省（自治区）的山区，如云南、贵州、广西、四川、山西、河南、河北、陕西、青海和甘肃，甚至山东、浙江、福建等都有流行。

碘是合成甲状腺激素的主要原料，主要来源为饮水和膳食。在缺碘地区，土壤、饮水和食物中碘含量很低，碘摄入量不足，使甲状腺激素合成减少，出现甲状腺功能低下。机体通过反馈机制使脑垂体促甲状腺激素（TSH）分泌增加，促使甲状腺滤泡上皮增生，甲状腺代偿性肿大，以加强其摄碘功能，甲状腺合成和分泌甲状腺激素的能力则得以提高，使血中激素的水平达到正常状态。这种代偿是由垂体－甲状腺轴系统的自身调节来实现的。此时若能供应充分的碘，甲状腺肿则会逐渐消退，甲状腺滤泡复原。如果长期缺碘，甲状腺将进一步增生，甲状腺不同部位的摄碘功能及其分泌速率出现差异，而且各滤泡的增生和复原也因不均衡而出现结节。

2. 生理因素　青春发育期、妊娠期和绝经期的妇女对甲状腺激素的需求量增加，也可发生弥漫性甲状腺肿，但程度较轻，多可自行消退。

3. 致甲状腺肿物质　流行区的食物中含有的致甲状腺肿物质，也是造成地方性甲状腺肿的原因，如萝卜、木薯、卷心菜等。如摄入过多，也可产生地方性甲状腺肿。

4. 水污染　水中的含硫物质、农药和废水污染等也可引起甲状腺肿大。饮水中锰、钙、镁、氟含量增高或钴含量缺乏时可引起甲状腺肿。钙和镁可以抑制碘的吸收，氟和碘在人体中有拮抗作用，锰可抑制碘在甲状腺中的蓄积，故上述元素均能促发甲状腺肿大。铜、铁、铝和锂也是致甲状腺肿物质，可能与抑制甲状腺激素分泌有关。

5. 药物　长期服用硫尿嘧啶、硫氰酸盐、对氨基水杨酸钠、维生素 B_1、过氯酸钾等也可能是发生甲状腺肿的原因。

6. 高碘　长期饮用含碘高的水或使用含碘高的食物可引起血碘升高，也可以出现甲状腺肿，如日本的海岸性甲状腺肿和中国沿海高碘地区的甲状腺肿。其原因：一是过氧化物功能基被过多占用，影响酪氨酸氧化，使碘有机化受阻；二是甲状腺吸碘量过多，类胶质产生过多而使甲状腺滤泡增多和滤泡腔扩大。

二、病理

无论地方性或散发性甲状腺肿，其发展过程的病理变化均分为三个时相，早期为弥漫性滤泡上皮增生，中期为甲状腺滤泡内类胶质积聚，后期为滤泡间纤维化结节形成。病灶往往呈多源性，且同一甲状腺内可同时有不同时相的变化。

1. 弥漫增生性甲状腺肿　甲状腺呈弥漫性、对称性肿大，质软，饱满感，边界不清，表面光滑。镜检下见甲状腺上皮细胞由扁平变为立方形，或呈低柱形、圆形或类圆形滤泡样排列。新生的滤泡排列紧密，可见小乳头突入滤泡腔，腔内胶质少。滤泡间血管增多，纤维组织增多不明显。

2. 弥漫胶样甲状腺肿　该阶段主要是因为缺碘时间较长，代偿性增生的滤泡上皮不能持续维持增生，进而发生复旧和退化，而滤泡内胶质在上皮复退后不能吸收而潴留积聚。甲状腺弥漫性肿大更加明显，表面可有轻度隆起和粘连，切面可见腺肿区与正常甲状腺分界清晰，成棕黄色或棕褐色，甚至为半透明胶冻样，这是胶性甲状腺肿名称的由来。腺肿滤泡高度扩大，呈细小蜂房样，有些滤泡则扩大呈囊性，囊腔内充满胶质，无明显的结节形成。镜检下见滤泡普遍性扩大，滤泡腔内充满类胶质，腺上皮变得扁平。细胞核变小而深染，位于基底部。囊腔壁上可见幼稚立方上皮，有时还可见乳头样生长。间质内血管明显增多，扩张和充血，纤维组织增生明显。

3. 结节性甲状腺肿　是病变继续发展的结果。扩张的滤泡相互聚集，形成大小不一的结节。这些结节进一步压迫结节间血管，使结节血供不足而发生变性、坏死、出血囊性变。肉眼观甲状腺增大呈不对称性，表面结节样，质地软硬不一，剖面上可见大小不一的结节和囊肿。结节无完整包膜，可见灰白色纤维分割带，可有钙化和骨化。显微镜下呈大小不一的结节样结构，不同结节内滤泡密度、发育成熟度、胶质含量很不一致，而同一结节内差异不大。滤泡上皮可呈立方样、扁平样或柱状，滤泡内含类胶质潴留物，有些滤泡内有出血、泡沫细胞、含铁血黄素等。滤泡腔内还可以见到小乳头结构。滤泡之间可以看到宽窄不同纤维组织增生。除上述变化外，结节性甲状腺肿可以并发淋巴细胞性甲状腺炎，可伴有甲状腺功能亢进，还可伴有腺瘤形成。以前的研究认为，甲状腺肿可以癌变。近年有研究认为，结节性甲状腺肿为多克隆性质，属于瘤样增生性疾病，与癌肿的发生无关。而腺瘤为单克隆性质，与滤泡性腺癌在分子遗传谱学表型上有一致性。这种观点尚需进一步研究证实。

三、临床表现

单纯性甲状腺肿除了甲状腺肿大以及由此产生的症状外，多无甲状腺功能方面的改变。甲状腺不同程度的肿大和肿大的结节对周围器官的压迫是主要症状。国际上通常将甲状腺肿大的程度分为四度：Ⅰ度是头部正常位时可看到甲状腺肿大；Ⅱ度是颈部肿块使颈部明显变粗（脖根粗）；Ⅲ度是甲状腺失去正常形态，凸起或凹陷（颈变形），并伴结节形成；Ⅳ度是甲状腺大于本人一拳头，有多个结节。早期甲状腺为弥漫性肿大，随病情发展，可变为结节性增大。此时甲状腺表面可高低不平，可触及大小不等的结节，软硬度也不一致。结节可随吞咽动作而上下活动。囊性变的结节如果囊内出血，短期内可迅速增大。有些患者的甲状腺巨大，可如儿头样大小，悬垂于颈部前方，可向胸骨后延伸，形成胸骨后甲状腺肿。过大的甲状腺压迫周围器官组织，可出现压迫症状。气管受压，可出现呼吸困难，胸骨后甲状腺肿更易导致压迫，长期压迫可使气管弯曲、软化、狭窄、移位。食管受压可以出现吞咽困难。胸骨后甲状腺肿可以压迫颈静脉和上腔静脉，使静脉回流障碍，出现头面部及上肢瘀血水肿。少数患者压迫喉返神经引起声音嘶哑，压迫颈交感神经引起霍纳综合征（Horner syndrome）等。

影像学检查方面，对于弥漫性甲状腺肿，B超和CT检查均能显示甲状腺弥漫性增大。而对有结节样改变者，B超检查显示甲状腺两叶内有多发性结节，大小不等，数毫米至数厘米不等，结节呈实质性、囊性和混合性，可有钙化；血管阻力指数RI可无明显变化；CT检查可见甲状腺外形增大变形，其内有多个大小不等的低密度结节病灶，增强扫描无强化；病灶为实质性、囊性和混合性，可有钙化或骨化；严重患者可以看到气管受压，推移、狭窄；还可看到胸骨后甲状腺肿以及异位甲状腺肿。

四、诊断

单纯性甲状腺肿的临床特点是早期除了甲状腺肿大外多无其他症状，开始为弥漫性肿大，以后可以发展为结节性肿大，部分患者后期甲状腺可以变得巨大，出现邻近器官组织受压的现象。根据上述特点诊断多无困难。当患者的甲状腺肿大具有地方流行性、双侧性、结节为多发性、结节性质不均一性等特点，可以做出临床诊断，进而选择一些辅助检查以帮助确诊。对于结节性甲状腺肿，影像学检查往往提示甲状腺内多发低密度病灶，呈实性、囊性和混合性等不均一改变。甲状腺功能检查多数正常。早期可有 T_4 下降，但 T_3 正常或有升高，TSH 升高。后期 T_3、T_4 和 TSH 值都降低。核素扫描示甲状腺增大、变形，甲状腺内有多个大小不等、功能状况不一的结节。在诊断时除与其他甲状腺疾病如甲状腺腺瘤、甲状腺癌、淋巴细胞性甲状腺炎鉴别外，还要注意与上述疾病并发存在的可能。甲状腺结节细针穿刺细胞学检查对甲状腺肿的诊断价值可能不是很大，但对于排除其他疾病则有实际意义。

五、防治

流行地区的居民长期补充碘剂能预防地方性甲状腺肿的发生。一般可采取两种方法：一是补充加碘的盐，每 10～20 kg 食盐中加入碘化钾或碘化钠 1 g，可满足每日需求量；二是肌内注射碘油，碘油吸收缓慢，在体内形成一个碘库，可以根据身体需碘情况随时调节，一般每 3～5 年肌内注射 1 mL；但对碘过敏者应列为禁忌，操作时碘油不能注射到血管内。

已经诊断为甲状腺肿的患者应根据病因采取不同的治疗方法。对于生理性的甲状腺肿大，可以多食含碘丰富的食物，如海带、紫菜等。对于青少年单纯甲状腺肿、成人的弥漫性甲状腺肿以及无并发症的结节性甲状腺肿可以口服甲状腺制剂，以抑制腺垂体 TSH 的分泌，减少其对甲状腺的刺激作用。常用药物为甲状腺片，每天 40～80 mg。另一常用药物为左甲状腺素片，每天口服 50～100 μg。治疗期间定期复查甲状腺功能，根据 T_3、T_4 和 TSH 的浓度调整用药剂量。对于因摄入过多致甲状腺肿物质、药物、膳食、高碘饮食的患者应限制其摄入量。对于结节性甲状腺肿出现下列情况时应列为手术适应证。

1. 伴有气管、食管或喉返神经压迫症状。

2. 胸骨后甲状腺肿。

3. 巨大的甲状腺肿影响生活、工作和美观。

4. 继发甲状腺功能亢进。

5. 疑为恶性或已经证实为恶性病变。

手术患者要做好充分术前准备，尤其是并发甲状腺功能亢进者更应按要求进行准备。至于采取何种手术方式，目前并无统一模式，每种方式都有其优势和不足。根据不同情况可以选择下列手术方式。

1. 两叶大部切除术　该术式由于保留了甲状腺背侧部分，因此喉返神经损伤和甲状旁腺功能低下的并发症较少。但对于保留多少甲状腺很难掌握，切除过多容易造成甲状腺功能低下，切除过少又容易造成结节残留。将来一旦复发，再手术致喉返神经损伤和甲状旁腺功能低下的机会大大增加。

2. 单侧腺叶切除和对侧大部切除　由于单侧腺体切除，杜绝了本侧病灶残留的机会和复发的机会。对侧部分腺体保留，有利于保护甲状旁腺，从而减少了甲状旁腺全切的可能。手术中先行双侧叶探查，将病变较严重的一侧腺叶切除，保留对侧相对正常的甲状腺。

3. 甲状腺全切或近全切术　本术式的优点是治疗彻底，不存在将来复发的可能。但喉返神经损伤，尤其是甲状旁腺功能低下的发生率较高。因此该术式仅在特定情况下采用，操作时应仔细解剖，正确辨认甲状旁腺。术中如发现甲状旁腺血供不良应先将其切除，然后切成细小颗粒状，种植到同侧胸锁乳突肌内。切除的甲状腺应当被仔细检查，如有甲状旁腺被误切，也应按前述方法处理。

选择保留部分甲状腺的术式时，切除的标本应当送冰冻切片检查，以排除恶性病变。一旦证实为恶性，应切除残留的甲状腺并按甲状腺癌的治疗原则处理。

对于甲状腺全切的患者，尤其是巨大甲状腺肿，应注意是否有气管软化，必要时做预防性气管切开，以免发生术后窒息。

对于术后出现暂时性手脚和口唇麻木甚至抽搐的患者，应及时补充维生素 D 和钙剂，并监测血钙浓度和甲状旁腺激素浓度。多数患者在 1～2 周症状缓解，不能缓解者需终身服用维生素 D 和钙制剂。甲状旁腺移植是最好的解决方法。

术后患者甲状腺功能多有不足，即使双侧大部切除也会如此。因此应服用甲状腺制剂，其目的：一是激素替代治疗；二是抑制腺垂体 TSH 的分泌。服用剂量应根据甲状腺功能进行调节。

（黎胤谋）

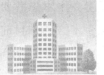

第三章
乳腺疾病

第一节　乳腺纤维腺瘤

乳腺纤维腺瘤（Fibroadenoma of breast）是青年女性常见的一种良性肿瘤。国外一些学者早在100多年前就开始对此病进行探讨，主要在发病率方面颇有争论。一般认为此种肿瘤含有增生的纤维组织和腺泡上皮及不典型的导管。本病进一步发展可形成叶状囊肉瘤，少数纤维腺瘤可恶变成纤维肉瘤，但恶变为癌者罕见。

一、发病率

乳腺纤维腺瘤较常见，发病率在乳腺良性肿瘤中居首位。在普查中此瘤并不少见，估计其发病率要高出乳腺癌几倍至几十倍。据报道本病在 20～25 岁发病率最高，年龄最小的 11 岁，最大的 81 岁。Demetrakopopulos 报道，本病在成年女性中的发病率为 9.3%。

二、病因

乳腺纤维腺瘤好发于青年女性，其发病机制不详。

一般认为乳腺组织对内分泌刺激的反应有关。内分泌功能不稳定，激素水平不协调，雌激素水平过高，过度刺激可诱发本病。雌激素过度刺激可导致乳腺导管上皮和间质的异常增生而形成肿瘤。王俊丽报道：女大学生乳腺纤维腺瘤患者血清皮质醇、孕激素水平较正常同龄女子明显增高，而睾酮、雌激素水平较正常同龄女子为低。这也证明激素紊乱与乳腺纤维腺瘤的发病有关。钱礼认为，其之所以形成局部肿瘤的原因可能是先天性的局部解剖生理特性，即与乳腺局部组织对雌激素的敏感性有关。临床观察在妊娠期开始时小叶内腺泡、间质迅速生长，这是容易发生过度增生形成肿瘤的一个时期。原来存在的纤维腺瘤在此时也容易加快生长。妊娠中后期腺泡继续增多，间质逐渐减少，但已形成的肿瘤不会退化。动物试验证明反复注射雌激素可促使发病。这足以说明雌激素是促使发病的重要因素。

三、病理

乳腺纤维腺瘤属于良性间质与上皮的混合性瘤。如果肿瘤以腺管增生为主，纤维组织较少时称为纤维腺瘤；如果纤维组织在肿瘤中占主要成分，腺管数量较少，则称为腺纤维瘤；如果瘤组织由大量的小腺管和少量纤维组织构成，则称为腺瘤。从临床角度上，上述 3 种形态学上的差异，并没有造成治疗、预后等临床方面的差别。

（一）乳腺纤维腺瘤的大体形态

瘤体常呈圆形、椭圆形或扁圆形。直径一般在 1～3 cm，但有时可 >10 cm，表面略呈结节状，边界清楚，较易与周围组织剥离，表面似有包膜，质地硬韧有弹性。切面质地均匀、实性，略向外翻，色淡粉白；若上皮细胞增生，其切面略呈棕红色。管内型及分叶型纤维腺瘤切面可见黏液样光泽和排列不整齐的裂隙；管周型纤维腺瘤切面上不甚光滑。少数肿瘤内可见小囊肿，偶见较大的囊肿，囊内为血清样液，棕色液或黏液。极少数肿瘤内除有囊腔外，囊内可见乳头样瘤样结构。

（二）光镜下所见

根据乳管腺泡和纤维组织结构的相互关系可分 3 型。

1. 管内型　亦称管型纤维腺瘤，为乳管和腺泡的上皮下纤维组织增生变厚所发生的肿瘤，可累及 1 个或数个乳管系统，呈弥漫性的增生，增生组织逐渐向乳管组织突入充填挤压乳管，将乳管压扁，腺上皮呈密贴的两排，上皮下平滑肌组织也参与生长，无弹力纤维成分。病变早期上皮下纤维组织呈灶性生长，细胞呈梭形，间质常有黏液性变。成长的肿瘤纤维组织可变致密，发生透明性变，也可受压变扁，上皮萎缩甚至完全消失。

2. 围管型　亦称乳管及腺泡周围性纤维腺瘤。病变主要为乳管和腺泡周围的弹力纤维层外的纤维组织增生，其中有弹力纤维亦增生，但无平滑肌，亦不成黏液性变，乳腺小叶结构部分或全部消失。纤维组织由周围压挤乳管及腺泡时乳管或腺泡呈小管状。纤维组织致密，红染，亦可胶原性变或玻璃样变，甚至钙化，软骨样变或骨化等。腺上皮细胞正常，轻度增生或偶可囊性扩张及乳头状增生，唯一腺上皮增生不如纤维组织增生活跃，腺上皮细胞增生可呈梭形，形体较大，偶见多核细胞。

3. 混合型　以上两型结构同时存在。

四、临床表现

乳腺纤维腺瘤常见于 18～35 岁的青年女性，肿瘤往往在无意中发现，大多因洗澡时被触及。肿瘤常为单发，或在双侧乳腺内同时或先后生长。乳腺上方较下方多见，外侧较内侧多见，故以外上象限者最多。瘤体初期较小，生长缓慢，肿瘤大小一般为 1～3 cm，通常长到 5 cm 直径时不再增大，但也有 >10 cm 者。患者多无自觉症状，大多无疼痛及触痛，偶尔可有轻微触痛，肿瘤呈圆形或椭圆形，表面光滑，质地实韧，边界清楚，与周边组织无粘连，触及有滑动感，表面皮肤无改变。瘤体可在妊娠期或绝经期前后突然增大。腋窝淋巴结无肿大。乳腺纤维腺瘤临床可分 3 型。

1. 普通型纤维腺瘤　此型最多见，瘤体较小。一般 <3 cm，很少 >5 cm，生长缓慢。

2. 青春型纤维腺瘤　月经初潮前发生的纤维腺瘤，临床上较少见，其特点为生长较快，瘤体较大，病程在 1 年左右。肿瘤可占满全乳腺，致使乳房皮肤高度紧张，甚至皮肤发红及表面静脉怒张。

3. 巨纤维腺瘤　亦称分叶型纤维腺瘤、分叶状囊肉瘤。此型肿瘤可生长较大，可 >10 cm。多发生在 15～18 岁的青春期以及 40～50 岁的绝经前期的女性。前者是卵巢功能成熟时期，后者是逐步衰退时期，这两个时期体内激素水平不稳定，是促使肿瘤生长的重要因素。

五、特殊检查

（一）钼靶检查

钼靶检查可见圆形、椭圆形或分叶状、边缘光滑整齐，密度较周围组织略高且均匀的软组织影。肿瘤影与临床触及的相似，有时在肿瘤周围可见低密度晕环，为肿物周围脂肪组织影。月经期乳腺明显充血水肿可导致肿块边缘模糊，因此，乳腺钼靶检查时应避开月经期。

（二）超声波检查

B型超声波检查为无损伤性检查，简便易行，可以重复检查。特征表现为椭圆形低回声肿块，内部回声均匀，边缘清晰光滑呈线状高回声，肿块长径与前后径比 >1.4；而乳腺癌多数表现为不规则肿块，内部回声不均匀，边缘不光滑呈带状高回声，肿块长径与前后径比 <1.4。

（三）液晶热图检查及透照检查

肿瘤为低热图像，皮肤血管无异常走行。

肿瘤与附近周围组织透光情况一致，瘤体较大者肿瘤边界清晰，无血管改变的暗影。

透照对乳腺纤维腺瘤的确诊率高于热图像。

（四）活组织检查

针吸活检或乳腺肿块经手术切除后送病理，此种检查是最确切的检查。对高度怀疑恶性者，不宜行针刺活检，以防穿刺道转移，整块切除活检为首选，也可在做好手术前准备后穿刺，一旦确认为恶性，及时手术。

六、诊断与鉴别诊断

乳腺纤维腺瘤一般不难诊断，但与乳腺囊性增生病或乳腺癌等病有时不易区别。临床诊断时应结合患者年龄，肿块大小、形状、活动度以及辅助检查情况综合判断。诊断困难时应行肿块切除，进行病理学检查。

（一）乳腺囊性增生病

本病好发于 30～40 岁，典型表现是单侧或双侧乳腺有界限不清的条索样肿块，或扁状增厚组织，呈结节状，质韧，有明显压痛，疼痛与月经周期有明显关系，月经前 1 周疼痛明显，月经来潮疼痛即缓解。

有些乳腺囊性增生为单一肿块，边界清楚，可自由推动，因肿块有一定的张力或肿块较深，触诊时有实质硬韧感，而有些纤维腺瘤边界不太清楚，或由很多小而多发纤维腺瘤生长一块，故两者易误诊，需病理进一步确诊。

（二）乳腺癌

乳腺癌临床表现可多种多样，尤其是肿瘤最大直径 <1 cm 且位于乳腺深处的乳腺癌，酷似纤维腺瘤。如轻轻推移肿瘤发现肿瘤与皮肤有粘连，即使是轻度粘连也要首先考虑到乳腺癌的诊断，可借助特殊检查，可疑恶性者，及时手术切除病灶，行病理检查。

（三）大导管内乳头状瘤

肿瘤多位于乳腺中间带或近乳晕部，肿瘤呈囊性，大多伴有血性乳头溢液。

极少数乳腺纤维腺瘤呈囊性感，触诊时与大导管内乳头状瘤很相似，个别乳腺纤维腺瘤因肿瘤生长突入大导管中伴乳头血性溢液，易误诊为乳头状瘤。

（四）乳房脂肪瘤

乳房脂肪瘤易与纤维腺瘤囊性变者相混淆，但乳房脂肪瘤极少见，多发生在脂肪丰富的乳房。超声或钼靶检查有助于区别。

七、治疗

乳腺纤维腺瘤的处理原则是手术切除，并送病理检查，因为乳腺纤维腺瘤不能自行消退，并可逐渐增大，甚至发生恶变。纤维腺瘤切除后不再复发，但在乳腺其他部位仍可发生。近年从美容学角度出发，通过腔镜施行手术的报道逐渐增加。如高度怀疑肿瘤恶变或恶性肿瘤时，应行手术中冰冻切片病理检查，恶变者即按乳腺癌手术原则进行。如肿瘤平时生长缓慢，在没有任何促使肿瘤增长的因素下，如妊娠、外伤等，肿瘤突然增长很快，应考虑肿瘤发生黏液性变，应立即手术切除。

八、预后

乳腺纤维腺瘤虽是良性肿瘤，但可发生恶变，是发生乳腺癌的危险因素之一，因此，需及时治疗。手术切除预后良好，手术完整切除后不再复发，但少数患者在乳腺他处或对侧乳腺内可新生纤维腺瘤，所以手术后亦应定期复查。

（吕鹏飞）

第二节　乳管内乳头状瘤

乳腺导管内乳头状瘤为妇女的一种良性肿瘤。病灶多位于乳晕下方较大的输乳管内，瘤体为多数细小分支的乳头状新生物构成，形似杨梅的肿物，蒂与扩张的导管壁相连。故此得名乳头状瘤。

一、发病率

乳管内乳头状瘤发生率占所有乳腺疾病的5.1%，多发生在40~50岁的妇女中。根据报道，发病人群中年龄最小的为19岁，最大的为82岁，平均年龄为45.3岁。

二、病因

乳腺导管内或囊内乳头状瘤与乳腺囊性病变病因相同，并不十分明确。但多数学者认为是孕激素水平低下，雌激素水平增高所致。

黄朴厚对1 669例良性乳腺疾病患者血浆中E2和孕酮的浓度进行了研究以569例正常妇女做对照，结果表明：卵泡期血浆中E2的浓度在良性乳腺疾病组远高于对照组（P<0.010）。这一结果提示良性乳腺疾病患者有垂体-卵巢轴分泌功能失调，血浆的E2提早过高分泌，导致对靶器官的持续刺激，很可能是良性乳腺疾病的致病原因。但是关于这方面的文献报道并不一致，Manvais观察到患有良性乳腺疾病患者在黄体期血浆孕酮的浓度低于正常，而且血浆中E2的浓度与对照组相等。姜格宁报道了1例避孕药间接引起乳腺导管内乳头状瘤的病例，由于产后过早服用避孕药使相关激素过度抑制，生乳素分泌增加，形成高生乳素血症，从而引起闭经泌乳综合征。由于乳腺导管受到长期持续的高生乳素血症的不断刺激，导管扩张，上皮细胞增生，形成导管内乳头瘤。

三、病理

乳管内乳头状瘤可分3种类型：①大导管内乳头状瘤，指从乳管开口部至壶腹以下1.5 cm左右的一段导管，罕见癌变，不属于癌前疾病；②中、小导管内乳头状瘤病，指发生于乳晕外乳腺周围区中、小导管的多发性乳头状病变；③发生在乳腺末梢导管的乳头状瘤病。②和③分轻度、中度和重度。其中，中度和重度乳头状瘤病与乳腺癌关系密切，属于癌前病变。导管内上皮呈乳头状生长，瘤体很小，直径多为 0.5~1.0 cm，偶尔 >2 cm。一般肉眼观察到多为单发性肿瘤，但是，也可以同时累积同一乳腺的几支大导管内，也可能先后累及对侧乳腺。质地柔软，可呈半流体状，有时可见肿瘤充满管腔，使分泌物充塞，而导管呈囊状扩张。乳头状瘤有的有蒂，有的无蒂，蒂的粗细不一。蒂包括有许多绒毛，富于薄壁血管，故易出血。

光镜下观察乳头状瘤的蒂在组织上包括两种类型：一种为上皮下结缔组织，无弹力纤维构成。这种多在大乳管内的乳头状瘤生长力较微弱，临床较少见；另一种为乳管周围和腺泡周围的结缔组织，有弹力纤维构成，这种多在小乳管内和腺泡内，生长旺盛，较为多见。乳头状瘤的瘤体组织有蒂的主要为柱状上皮，无蒂的多为立方形、多角形或圆形上皮。它们的细胞核小而细胞质内常含有嗜酸性颗粒。在瘤体的基底部或顶端可看到柱状上皮时有恶变的趋势。但是恶性的细胞核深染，核仁较大，而且有较多的分裂。发生在乳腺末梢导管的乳头状瘤病，管内肿瘤多发，瘤体米粒大小、粉红色、颗粒状分布在乳腺组织之间，光镜下见导管上皮和间质增生，呈乳头状。此型恶变率较高，病变常累及 2 个腺叶以上，单纯切除后易复发。

四、临床表现

乳头状瘤的主要症状为乳头溢出血性液体，患者多无疼痛和其他病症，仅在内衣上见到棕黄色的血迹，但少数患者可能有乳腺疼痛和炎症的表现，并且可以有与皮肤粘连皱缩等症状，有的患者在临床上可以没有乳头溢液，这样的肿瘤多位于乳腺的边缘部位的小乳管或腺泡内，为较为坚实的乳头状瘤。而位于乳腺中心部的达到管内的乳头状瘤，增长较快，乳头分支较多、质地较脆的乳头状瘤，出血机会较多，临床表现为乳头溢出血性液。

据 Stout 对 108 例乳管内乳头状瘤的病例分析，其中位于中心部的 81 例中，有乳头溢液的有 70 例；而位于周围部位的 27 例中有 8 例有乳头溢液。但是各家的报道不一，Grey 报道乳头状瘤溢液者为 80%；Gesclickter 报道乳头状瘤溢液者为 4%；Dergihart 报道为 48%。在临床上常见的溢液较多者肿瘤较小或肿瘤位于中心部位的大乳管内。溢液较少者肿瘤就较大，或者是肿瘤位于乳腺的边缘部位，可能为乳腺导管堵塞，液体排出不畅所致。

总之，乳头溢液与乳头状瘤的类型和部位有一定关系。在临床上能摸到肿块的大都位于大导管内，肿物多呈圆形，质较软，光滑活动。如继发感染，多与皮肤胸壁粘连，但可以推动。轻压肿块时可自乳头溢出血性液体。但是有的患者的肿块不一定能检查到，临床上大约有 1/3 的患者能摸到肿块，因小的肿物仅几毫米。如果患者乳头溢血性液体，并能扪到肿块，则约 95% 的患者可能为导管内乳头状瘤。

五、特殊检查

（一）超声

超声波检查具有无创伤、简便易行、可反复进行的特点，因此，近年在临床应用广泛，文献多有报道。乳管内乳头状瘤的特点：伴有或不伴有乳管扩张的乳管内肿块；囊内肿块；乳管内充满型的实体肿块影。

（二）乳腺导管造影

此为一种诊断乳头溢液的较为常用而且安全可靠的检查方法。对早期诊断乳管内病变与定位有较高的价值，尤其在扪及不到肿块的病例中，可以有效帮助诊断出肿块的部位与大小。造影后的钼靶片上可显示出单发或多发的砂粒大小的圆形或椭圆形的充盈缺损。一般多位于 1～2 级乳腺导管内而近端导管呈扩张状态，但无导管完全中断。肿块多为单发，也可为多发。有的病例还可以在钼靶片上显示为分叶状的充盈缺损。

（三）乳管镜

1991 年日本的 Makita 首先报道了将纤维内镜用于乳管疾病的诊断。通过反映在监视器上的肿块像，可直观看到肿块的大小、色泽、分叶情况，有无糜烂、坏死等。其诊断符合率远较乳管造影高。随着内镜技术的发展以及相关产品如摄像系统、活检钳以及细胞刷的开发，乳管镜检查已经取代乳管造影，成为乳头溢液病的首选诊断手段。随着技术改进以及器械发展，乳管镜治疗技术也在不断发展。

（四）钼靶照相

乳管内乳头状瘤平片上不易显示肿块影，如有肿块时，平片上可显示出规则的圆形肿物阴影，边界尚整齐。

（五）乳腺透照

清楚的红色或棕色病灶，衬以正常组织红色或黄色背影，完全透光与暗影之间有规则的清楚边界。

（六）脱落细胞学

此为一种简单易行的检查方法，将分泌物涂在玻璃片上，然后在光镜下找瘤细胞，以排除乳腺癌，但此项检查阳性率较低，而且并无决定性价值。

（七）针吸活检细胞学

此法对乳腺肿物已应用近 10 年，有人报道对乳腺癌的诊断率在 80% 以上，但对乳头状瘤的诊断较差一些。

六、诊断与鉴别诊断

（一）乳管内乳头状癌

此为一种原位癌，可发生在乳腺内的大小导管内，在临床上与乳头状瘤难以区别，因为早期都为血性溢液。癌细胞可穿透厚的管壁浸润到周围间质内，导管造影可见导管中断或完全中断，管壁被破坏。

（二）导管癌（粉刺癌）

此为一种导管内的原位癌，较为罕见，可伴有乳头溢液，但为粉刺状，可继发导管内感染。肿瘤切面可见有粉刺样物质，自管口溢出，多发生在较小导管内，管壁可见钙化，细胞分化较差。

（三）乳腺增生

为乳腺的良性病变，临床上可出现乳腺疼痛，乳头溢液为透亮清白液。乳腺疼痛与乳头溢液也多为周期性的，与月经有关系。乳房内可触及增生的腺体。

（四）乳管扩张症

此为一种退行性病变，可出现乳头溢液，多为淡黄色液体，有时也为血性溢液，有时在乳晕下还可触及增粗的乳管。导管造影可见增粗的乳管，管壁光滑无肿物。

另外还有一些仅有乳头溢液，而无其他任何体征。对于此等病例，首先考虑病理性证据，应及早通过手术探查明确诊断，以防止延误治疗。

七、治疗

导管内乳头状瘤与导管内乳头状癌有时难以区别，即使冰冻切片检查也辨认不清，只有在石蜡切片中才能得到正确的诊断。因此，导管内的乳头状瘤应尽早手术切除。在手术时我们主张冰冻切片，如诊为恶性癌瘤可行根治性手术；如为良性可行区段切除；如果冰冻切片难以确定诊断，可先行肿块完整切除，待石蜡切片的病理结果汇报后再进行进一步治疗。

乳管内乳头状瘤的治疗方法：①区段切除，首先确定并了解病变的准确位置与范围，可在乳头溢液的导管开口处，用一钝针头插入该乳管内，然后沿针做皮肤的放射状切口，切除该乳管及其周围的乳腺组织，注意切除范围要够，不要留下病变，以防复发。②保留乳头的乳腺单纯切除，适用于年龄较大的妇女，或多乳管溢液者。③追加治疗，术后石蜡切片确诊为乳腺癌时根据其进展程度选择适当的治疗方法。

八、预后

乳管内乳头状瘤是一种良性病变，恶变率较低。临床上所见到的乳头状癌，多为原发，并非恶变而来。乳头状瘤只通过局部切除后均能获得满意效果。

Haagensen 报道 569 例乳头状瘤患者做了大导管单纯切除术，对其中 72 例进行随访，其中除了 3 例手术后 5 年内死于其他疾病外，有 67 例存活 5～10 年以上无复发。

（张昌威）

第三节 乳腺其他良性肿瘤

一、乳腺脂肪瘤

乳腺脂肪瘤（Lipoma of breast）是由脂肪细胞增生形成的体表最常见的一种良性肿瘤。脂肪瘤在身体的任何部位皆可发生，多见于肩、背部、四肢，但在乳腺也可见到。

乳腺脂肪瘤组织色泽较黄，且有一层薄的结缔组织包膜，内有许多正常脂肪细胞被结缔组织分割成分叶状。有的含有许多结缔组织或血管，有时在一个脂肪瘤的切面上可见到数个棕红色的腺上皮组织混在其中。病理切片上可见脂肪组织混有乳腺小叶的上皮结构。此种肿瘤一般是脂肪组织中的腺泡结构未参与瘤化，在脂肪瘤的生长过程中，脂肪组织浸润在腺泡的周围所致。

本病好发于 >40 岁患者的脂肪较丰满的大乳腺内，其临床表现与一般的脂肪瘤无区别，往往无意中发现乳腺包块，无疼痛及任何不适，无乳头溢液。肿瘤一般为单发，圆形或扁圆形，质地柔软，边界较清楚，表面常呈分叶状，肿瘤不与皮肤粘连，但在瘤体表面的皮肤上常见有小凹陷，这是由纤维索带通过皮肤进入脂肪瘤的小叶间所致。肿瘤生长缓慢，与月经周期无任何关系，肿瘤大小不等，可长至 3～5 cm，病程长者可 >10 cm。

乳腺钼靶片为边界清楚、密度较低的肿块影，呈分叶状，边缘为薄层纤维脂肪包膜透亮带。

乳腺脂肪瘤需与分叶型纤维腺瘤鉴别：分叶型纤维腺瘤生长较快，瘤体较脂肪瘤为大，质地较脂肪瘤略硬，分叶状更为明显，为了正确诊断必要时可做活体组织检查。因分叶型纤维腺瘤的治疗与脂肪瘤不同，分叶型纤维腺瘤手术需将肿瘤连同周围组织一并切除，必要时做乳房单纯切除。

乳腺脂肪瘤属良性肿瘤，如生长缓慢无须治疗；如生长快需行脂肪瘤单纯切除，术后送病理。

本病预后良好，术后不再复发。

二、乳腺平滑肌瘤

乳腺平滑肌瘤（Leiomyoma of breast）是一种少见的良性肿瘤。肿瘤多位于皮下及真皮内，位于深部组织的称其为血管平滑肌瘤。乳腺的血管平滑肌瘤更为罕见。此瘤可来源于皮肤的立毛肌、汗腺周围的平滑肌、血管的平滑肌。乳腺的浅表平滑肌瘤可在乳晕区的皮肤上见到，因乳晕的真皮层内有发达的平滑肌层。

肿瘤切面呈白色或灰红色，有漩涡状结构，质地坚实，瘤细胞呈梭形，略大于正常的平滑肌细胞，两端钝圆，胞浆染伊红色，内有肌原纤维，胞浆清楚。细胞平行排列或呈束状交织排列。

出现于真皮的肿瘤呈略隆起的结节，表面皮肤略呈淡红色，肿瘤边缘不整，局部有阵发性疼痛或压痛，偶有瘙痒感。乳腺血管平滑肌瘤一般为单发，通常位于乳腺组织深部，肿瘤有明显的包膜，极易活动，故应与乳腺纤维腺瘤相鉴别。手术切除后通过病理切片才能确诊。

乳腺平滑肌瘤通常不发生恶变，手术将受累皮肤及肿块切除便可治愈。

三、乳腺海绵状血管瘤

乳腺海绵状血管瘤（Angiocavernoma）是由血管组织构成的一种良性血管畸形。本病极少见，仅在文献中偶有报道。

乳腺海绵状血管瘤多发生于乳房皮下组织内，由大量充满血液的扩张充血的腔隙或窦所组成，腔壁上有单层内皮细胞，腔隙之间由一层很薄的纤维组织条索状或少许平滑肌纤维分隔呈海绵状，主要是静脉血管延长，扩张呈海绵状，可有完整的包膜，有的界限不清。

本病可发生于任何年龄，其病因是由残余的胚胎或血管细胞形成脉管的错构瘤样新生物，所以在出生时即存在，有的因面积很小，生长很慢，局部症状不被表现出来，因病变发展可数十年才被发现。往往无意中发现乳腺肿块，生长缓慢，无任何不适感。肿瘤表面光滑，质地有囊性感，可活动，无触痛及波动感。肿瘤局部穿刺可抽出血性液体。

本病为良性，对较小的血管瘤可一期切除，较大者可行乳房单纯切除。

四、乳腺淋巴管瘤

乳腺淋巴管瘤（Lymphangioma）是由淋巴管和结缔组织组成的先天性良性肿瘤。本病极罕见，仅在文献中有报道。

乳腺淋巴管瘤是生长缓慢的良性肿瘤，肿瘤大小不等，小的直径为几厘米，大的可达几十厘米，乳腺可呈葫芦状悬吊在胸腹壁。肿瘤无疼痛，呈囊性感，质软，有波动感。透光试验阳性，局部穿刺可抽出浅黄色清亮的淋巴液。

较小的淋巴管瘤可单纯将淋巴管瘤切除，巨大的淋巴管瘤行乳房单纯切除术。

本病预后良好。

五、乳腺错构瘤

错构瘤（Hamartoma）属于一种良性肿瘤，一般好发于肺，极罕见发生于乳腺内，仅在文献中偶有报道。

本病因为胚芽迷走或异位，或胚芽期部分乳腺发育异常，造成乳腺正常结构成分比例紊乱。肉眼见：肿瘤呈分叶状，一般无包膜，肿瘤切面为淡黄色，间有灰红色，含脂肪组织及乳腺导管样结构。

本病在出生后即存在，多见于女性，一般不引起症状，可有隐痛，与月经周期无关。乳房皮肤无改变，触及肿瘤成分叶状，肿瘤直径以 1～8 cm 不等，边界较清楚，囊性感，无触痛，与周围组织无粘连，肿瘤生长缓慢，肿瘤透光试验阳性，穿刺无任何液体。确诊需病理证实。

切除肿瘤后预后良好。

六、乳腺神经纤维瘤

乳腺神经纤维瘤（Neurofibroma）少见，好发于乳房皮肤和皮下的神经纤维，常为神经纤维瘤病的一部分。神经纤维瘤可从乳晕和乳头附近长出肿瘤，肿瘤可单发或多发。有时肿瘤带蒂，仅位于皮下组织中，肿瘤直径为 1～2 cm。此种肿瘤生长缓慢，一般不会恶变，无疼痛及其他不适感。

因其常为多发性，可导致乳头变形，如多发性肿瘤聚集在一起，可考虑将病变皮肤全部切除，做乳房整形手术；如单发者，可个别行肿瘤切除术，术后无复发。

七、乳腺良性间叶瘤

良性间叶瘤（Benign mesenchymoma）可发生于身体任何部位，偶可见于乳腺内，由多种分化成熟的间胚叶构成。此瘤肉眼观近似脂肪瘤，但并非黄色，而是灰色。光镜下观察，肿瘤由成熟脂肪组织等构成，可夹杂血管样区，故亦称为血管脂肪瘤。肿瘤质软，瘤体直径 2～3 cm，最大可长至 6 cm，边界清楚，与周围组织无粘连，可自由推动，无疼痛与其他不适。

本病属于良性，手术切除即可痊愈，但切除不彻底易复发。

八、乳腺颗粒细胞瘤

颗粒细胞瘤（Granular cell tumor）可发生于身体的任何部位及任何年龄，但多见于舌和皮肤等处。发生于乳腺者极少见。颗粒细胞瘤并非来源于乳腺本身，而是来源于乳腺软组织。

本病可见于女性，也可以见于男性。可发生于乳腺的任何部位，但多见于乳腺内上象限，其次为内下象限、外上象限及外下象限。肿瘤大小不等，直径一般在 0.5～4 cm。肿瘤呈结节状，边界不清，质硬，不活动，有时肿瘤相应处皮肤有下陷。故临床应与乳腺癌鉴别。但确诊需病理证实。

肿瘤手术切除后预后良好。

九、乳腺汗腺腺瘤

乳腺汗腺腺瘤较罕见。因乳房皮肤及乳晕上有汗腺存在，有时可能发生汗腺腺瘤，此为良性肿瘤。通常在真皮形成无数小囊性管，管腔内充满胶样物质，管壁的两层细胞被压扁平。这种汗腺腺瘤开始时仅在皮肤有病变，为透明而散在的小结节，类似小丘疹或粉刺样，软而有压缩性。结节位于真皮内，直径约 2 cm，有时可高出皮肤 1 cm，肿瘤可逐渐增大呈乳头状，最后发生破溃。

本病临床上并无重要性，也不会发生恶变。手术切除即可痊愈。

十、乳腺软骨瘤和骨瘤

乳腺软骨瘤（Chondroma）和骨瘤（Osteoma）极少见，一般可见于老年妇女的乳腺纤维瘤内。肉眼见肿瘤表面呈粒状突起，淡黄色，质硬无明显包膜，周围境界清楚。光镜下可见骨膜及断续的骨板，及不同粗细与长短不等排列紊乱的成熟骨小梁，小梁之间可见疏松纤维组织。患者一般无自觉症状。乳房皮肤无改变，肿瘤质硬，无触痛，可活动，与周围组织无粘连。

将肿瘤全部切除可痊愈，术后无复发。

十一、乳房皮肤痣

皮肤色素痣（Cutaneous nevus）很常见，在乳房的皮肤上也可发生，有时含有色素或无色素。一般不需治疗。如果发现痣周围因炎症反应而出现浅红色晕，痣体增大，色素增加，痣的生长突然加快等现象，应考虑有恶变为黑色素瘤的可能，此时应及时手术切除。

（张昌威）

第四节　乳腺癌

乳腺癌是女性中常见的恶性肿瘤，世界上乳腺癌的发病率及死亡率有明显的地区差异。欧美国家高于亚非拉国家。在我国京、津、沪及沿海一些大城市的发病率较高，上海市的发病率居全国之首。上海市女性乳腺癌发病率为 29.8/10 万，占全部恶性肿瘤发病率的 6.3%，占女性恶性肿瘤发病率的 14.9%，位居女性恶性肿瘤中的第一位。

一、病因

乳腺癌大都发生在 41～60 岁，绝经期前后的妇女中，病因尚未完全明了，但与下列因素有关：①内分泌因素，已证实雌激素中雌酮与雌二醇对乳腺癌的发病有明显关系，黄体酮可刺激肿瘤的生长，但亦可抑制脑垂体促性腺激素，因而被认为既有致癌，又有抑癌的作用。催乳素在乳腺癌的发病过程中有促进作用。临床上月经初潮早于 12 岁，停经迟于 55 岁者的发病率较高；第一胎足月生产年龄迟于 35 岁者发病率明显高于初产在 20 岁以前者；未婚、未育者的发病率高于已婚、已育者。②饮食与肥胖影响组织内脂溶性雌激素的浓度，流行病学研究脂肪的摄取与乳腺癌的死亡率之间有明显的关系，尤其对于绝经后的妇女。③放射线照射以及乳汁因子与乳腺癌的发病率亦有关。此外，直系家属中有绝经前乳腺癌患者，其姐妹及女儿发生乳腺癌的机会较正常人群高 3～8 倍。

二、临床表现

乳腺癌最常见的第一个症状是乳腺内无痛性肿块，大多是患者自己在无意中发现的。10%～15% 的肿块可能伴有疼痛，肿块发生于乳房外上象限较多，其他象限较少，质地较硬，边界不清，肿块逐步增大，侵犯库柏韧带（连接腺体与皮肤间的纤维束）使之收缩，常引起肿块表面皮肤出现凹陷，即称为"酒窝征"。肿块侵犯乳头使之收缩，可引起乳头凹陷，肿块继续增大，与皮肤广泛粘连，皮肤可因皮下淋巴的滞留而引起水肿，由于皮肤毛囊与皮下组织粘连较紧密，在皮肤水肿时毛囊处即形成很多点状小孔，使皮肤呈"橘皮状"。癌细胞沿淋巴网广泛扩散到乳房及其周围皮肤，形成小结节，称为卫星结节。晚期时肿瘤可以浸润胸肌及胸壁，而与其固定，乳房亦因肿块的浸润收缩而变形。肿瘤广泛浸润皮肤后融合成暗红色，可弥漫成片，甚至可蔓延到背部及对侧胸部皮肤，形成"盔甲样"，可引起呼吸困难；可致皮肤破溃，形成溃疡，常有恶臭，容易出血，或向外生长形成菜花样肿瘤。

有 5%～10% 患者的第一症状是乳头溢液，有少数患者可以先有乳头糜烂，如湿疹样，或先出现乳头凹陷。少数患者在发现原发灶之前先有腋淋巴结转移或其他全身性的血道转移。

癌细胞可沿淋巴管自原发灶转移到同侧腋下淋巴结，堵塞主要淋巴管后可使上臂淋巴回流障碍而引起上肢水肿。肿大淋巴结压迫腋静脉可引起上肢青紫色肿胀。臂丛神经受侵或被肿大淋巴结压迫可引起手臂及肩部酸痛。

锁骨上淋巴结转移可继发于腋淋巴结转移之后或直接自原发灶转移造成。一旦锁骨上淋巴结转移，则癌细胞有可能经胸导管或右侧颈部淋巴管进而侵入静脉，引起血道转移。癌细胞亦可以直接侵犯静脉引起远处转移，常见的有骨、肺、肝等处。骨转移中最常见是脊柱、骨盆及股骨，可引起疼痛或行走障碍；肺转移可引起咳嗽、痰血、胸腔积液；肝转移可引起肝大、黄疸等。

三、临床分期

目前常用的临床分期是 TNM 国际分期法。分类中区域淋巴结包括①腋淋巴结，指腋静脉及其分支周围的淋巴结及胸大、小肌间的淋巴结，可以分成三组：第 1 组（腋下群），即胸小肌外缘以下的淋巴结；第 2 组（腋中群），指胸小肌后方及胸肌间的淋巴结（即 Rotter 淋巴结）；第 3 组（腋上群），胸小肌内侧缘以上，包括腋顶及锁骨下淋巴结。②内乳淋巴结。

TNM 分期法：

T 原发肿瘤

T_x　原发肿瘤情况不详（已被切除）

T_0　原发肿瘤未扪及

T_{is}　原位癌：指管内癌，小叶原位癌，乳头帕哲病乳管内未扪及肿块者（Pagets 病乳房内扪及肿块者依照肿瘤大小分期）

T_1　肿瘤最大径小于 2 cm

T_2　肿瘤最大径 >2 cm，<5 cm

T_3　肿瘤最大径 > 5 cm

T_4　不论肿瘤任何大小，已直接侵犯胸壁或皮肤

T_{4a}　肿瘤直接侵犯皮肤

T_{4b}　乳房表面皮肤水肿（包括橘皮征），乳房皮肤溃疡或卫星结节，限于同侧乳房

T_{4c}　包括 T_{4a} 及 T_{4b}

T_{4d}　炎性乳腺癌

注：①炎性乳腺癌指皮肤广泛浸润、表面红肿，但其下不一定能扪及肿块，如皮肤活检时未发现有癌细胞，则 T 可以定为 PT_x，若活检时发现有癌细胞，临床分期为 T_{4d}。②皮肤粘连，酒窝征、乳头凹陷、皮肤改变，除了 T_{4b} 及 T_{4c} 外可出现于 T_1、T_2、T_3 中，不影响分期。③胸壁指肋骨、肋间肌、前锯肌，不包括胸肌。

N 区域淋巴结

　　N_x　区域淋巴结情况不详（已被切除）

　　N_0　无区域淋巴结转移

　　N_1　同侧腋淋巴结转移，但活动

　　N_2　同侧腋淋巴结转移，互相融合，或与其他组织粘连

　　N_3　转移至同侧内乳淋巴结

M 远处转移

　　M_x　有无远处转移不详

　　M_0　无远处转移

　　M_1　有远处转移（包括皮肤浸润超过同侧乳房）

临床检查与病理检查间有一定的假阳性或假阴性，因而术后病理检查时分期较临床分期更为准确。

根据以上不同的 TNM 可以组成临床不同的分期：

0 期　$T_{is}N_0M_0$

Ⅰ 期　$T_1N_0M_0$

Ⅱ 期$_A$　$T_0N_1M_0$

　　　　$T_1N_1M_0$

　　　　$T_2N_0M_0$

Ⅱ 期$_B$　$T_2N_1M_0$

　　　　$T_3N_0M_0$

Ⅲ 期$_A$　$T_0N_2M_0$

　　　　$T_1N_2M_0$

　　　　$T_2N_2M_0$

　　　　$T_3N_{1,2}M_0$

Ⅲ 期$_B$　T_4 和任何 NM_0

　　　　任何 T 和 N_3M_0

Ⅳ 期　任何 T，任何 N，M_1

四、病理分型

国内将乳腺癌的病理分型如下：

1. 非浸润性癌

（1）导管内癌：癌细胞局限于导管内，未突破管壁基底膜。

（2）小叶原位癌：发生于小叶，未突破末梢腺管或腺泡基底膜。

2. 早期浸润性癌

（1）导管癌早期浸润：导管内癌细胞突破管壁基底膜，开始生芽，向间质浸润。

（2）小叶癌早期浸润：癌细胞突破末梢腺管或腺泡壁基底膜，开始向小叶间质浸润，但仍局限于小叶内。

3. 特殊型浸润癌

（1）乳头状癌：癌实质主要呈乳头状结构，其浸润往往出现于乳头增生的基底部。

（2）髓样癌伴大量淋巴细胞增生：癌细胞密集成片，间质少，癌边界清楚，癌巢周围有厚层淋巴细胞浸润。

（3）小管癌：细胞呈立方或柱状，形成比较规则的单层腺管，浸润于基质中，引起纤维组织反应。

（4）腺样囊性癌：由基底细胞样细胞形成大小不一的片状或小梁，中有圆形腔隙。

（5）黏液腺癌：上皮黏液成分占半量以上，黏液大部分在细胞外，偶在细胞内。

（6）大汗腺癌：癌细胞大，呈柱状，可形成小巢、腺泡或小乳头。主、间质常明显分离。

（7）鳞状细胞癌：可见细胞间桥、角化。

（8）乳头湿疹样癌：起源于乳头的大导管，癌细胞呈泡状，在乳头或乳晕表皮内浸润。几乎常伴发导管癌。

4. 非特殊型浸润癌

（1）浸润性小叶癌：小叶癌明显向小叶外浸润，易发生双侧癌。

（2）浸润性导管癌：导管癌明显向实质浸润。

（3）硬癌：癌细胞排列成细条索状，很少形成腺样结构，纤维间质成分占 2/3 以上，致密。

（4）单纯癌：介于硬癌与髓样癌之间，癌实质与纤维间质的比例近似。癌细胞形状呈规则条索或小梁，有腺样结构。

（5）髓样癌：癌细胞排列成片状或巢状，密集，纤维间质成分少于 1/3，无大量淋巴细胞浸润。

（6）腺癌：癌实质中，腺管状结构占半数以上。

5. 其他罕见癌 有分泌型（幼年性）癌、富脂质癌（分泌脂质癌）、纤维腺瘤癌变、乳头状瘤病癌变等。

五、临床检查和诊断

乳腺是浅表的器官，易于检查，检查时置患者于坐位或卧位，应脱去上衣，以便做双侧比较。

1. 视诊

应仔细检查观察：①双侧乳房是否对称、大小、形状，有无块物突出或静脉扩张。②乳头位置有无内陷或抬高，乳房肿块引起乳头抬高，常是良性肿瘤的表现；如伴乳头凹陷则以恶性可能大。此外，观察乳头有无脱屑、糜烂、湿疹样改变。③乳房皮肤的改变，有无红肿、水肿凹陷、酒窝征。嘱患者两手高举过头，凹陷部位可能更明显。

2. 扪诊

由于月经来潮前乳腺组织常肿胀，因而最好在月经来潮后进行检查。乳腺组织的质地与哺乳有关，未经哺乳的乳腺质地如橡皮状，较均匀；曾哺乳过的乳腺常可能触及小结节状腺体组织；停经后乳腺组织萎缩，乳房可被脂肪组织代替，扪诊时呈柔软，均质。

一般在平卧时较易检查，并与坐位时检查做比较。平卧时，肩部略抬高，检查外半侧时应将患者手上举过头，让乳腺组织平坦于胸壁；检查内半侧时手可置于身旁。用手指掌面平坦而轻柔地进行扪诊，不能用手抓捏，以免将正常乳腺组织误认为肿块。应先检查健侧，再检查患侧乳房。检查时应有顺序地扪诊乳腺的各个象限及腋窝突出的乳腺尾部，再检查乳头部有无异常以及有无液体排出。检查动作要轻柔，以防止挤压而引起癌细胞的播散。最后检查腋窝、锁骨下、锁骨上区有无肿大淋巴结。

检查乳房肿块时要注意：①肿块的部位与质地，50% 以上的乳腺肿瘤发生在乳腺的外上方。②肿块的形状与活动度。③肿瘤与皮肤有无粘连，可用手托起乳房，有粘连时局部皮肤常随肿瘤移动，或用两手指轻轻夹住肿瘤两侧稍提起，观察皮肤与肿瘤是否有牵连。④肿瘤与胸肌筋膜或胸肌有无粘连，患者先下垂两手，使皮肤松弛，检查肿瘤的活动度。然后嘱其两手用力叉腰，使胸肌收缩，作同样检查，比较肿瘤的活动度。如果胸肌收缩时活动减低，说明肿瘤与胸肌筋膜或胸肌有粘连。⑤有乳头排液时应注意排液的性质、色泽。如未能明确扪及乳房内肿块时，应在乳晕部按顺时针方向仔细检查有无结节扪及或乳头排液。排液应作涂片细胞学检查。⑥检查腋淋巴结，检查者的右手前臂托着患者的右前臂，让其右手轻松地放在检查者的前臂上，这样可以完全松弛腋窝。然后检查者用左手检查患者右侧腋部，可以扪及腋窝的最高位淋巴结，然后自上而下检查胸大肌缘及肩胛下区的淋巴结。同法检查对侧腋淋巴结，如果扪及肿大淋巴结时要注意其大小、数目、质地、活动度以及与周围组织粘连等情况。⑦检查锁骨上淋巴结，注意胸锁乳突肌外侧缘及颈后三角有无肿大淋巴结。

3. 其他辅助检查方法

与病理检查比较，临床检查有一定的误差，即使是有丰富临床经验的医师对原发灶检查的正确率也仅为70%～80%。临床检查腋窝淋巴结约有30%假阴性和30%～40%假阳性，故尚需其他辅助诊断方法，以提高诊断的正确率。常用的辅助诊断方法有：

（1）乳腺的X线摄片检查：是乳腺疾病诊断的常用方法，有钼靶摄片及干板摄片两种，均适用于观察乳腺及软组织的结构，其中以钼靶摄片最为常见。

乳腺癌X线表现有直接征象或间接征象。直接征象有：①肿块或结节明显，表现为密度高的致密影，边界不清或结节状，典型者周围呈毛刺状，肿瘤周围常有透明晕，X线表现的肿块常较临床触及的为小。②钙化点，有30%～50%的乳腺癌在X线表现中可见有钙化点，其颗粒甚小，密度不一致，呈点状、小分支状或泥沙样，直径5～500 μm，良性病变也有钙化点，但常较粗糙，大多圆形，数量较少。乳晕下肿块可引起乳头凹陷，X线片上可表现为漏斗征。间接征有乳房导管影增生，常表现为非对称性，乳腺结构扭曲变形，肿瘤周围结构有改变，肿瘤浸润皮肤或腋淋巴结导致淋巴回流受阻引起皮肤增厚等。

X线检查可以查出临床上摸不到肿块的原位癌，表现为导管影增粗及微小钙化点，可经立体定位下插入金属有钩的针，确定部位后切除，切除的标本应做X线检查以观察病灶是否已被切净。

乳腺X线摄片可用以临床鉴别肿块的良、恶性，也可用于发现临床不能触及的肿块，临床常用于：①乳腺癌术前检查，明确是否有多发性病灶或对侧乳房有无病灶；②乳腺病变的鉴别诊断；③乳头排液、溃疡、酒窝皮肤增厚和乳头凹陷的辅助诊断；④高危人群的普查应用。

（2）B型超声波检查：可以显示乳腺的各层结构、肿块的形态及其质地。恶性肿瘤的形态不规则，同声不均匀，而良性肿瘤常呈均匀实质改变。复旦大学肿瘤医院应用超声波诊断乳腺恶性肿瘤的正确率达97%。超声波检查对判断肿瘤是实质性还是囊性较X线摄片为好，超声显像对明确肿块大小较准确，可用以比较非手术治疗的疗效。

（3）近红外线检查：近红外线的波长为600～900 μm，易穿透软组织，利用红外线穿过不同密度组织，可显示各种不同灰度，从而显示肿块。此外，红外线对血红蛋白的敏感度强，乳房内血管显示清晰。乳腺癌癌周的血运常较丰富，血管较粗，近红外线对此有较好的图像显示，有助于诊断。

（4）乳管导管镜检查：对有乳头溢液的病例可通过0.4～0.75 mm的乳腺导管管插入溢液的导管进行检查，可在直视下观察到导管内的病变，还可以做脱落细胞学检查，同时可通过导管镜的检查发现一些早期的导管内癌。乳腺导管镜检查便于对病灶的体表定位，以利于手术时正确选择手术切口。

（5）CT检查：可以作为乳腺摄片的补充，因而不作为常规应用。CT可用于临床未能扪及的病灶的术前定位，确定肿瘤的术前分期，以及了解乳腺、腋下及内乳淋巴结有无肿大，有助于制订治疗计划。

（6）磁共振检查：可以作为术前诊断及钼靶 X 线摄片的补充。浸润性导管癌的磁共振检查表现为边界不清、不规则毛刺的低信号强度的肿块，不能显示微小钙化点，但对肿块周围的浸润情况表现较好；有助于保留乳房手术前明确手术切除的范围。

（7）脱落细胞学检查：有乳头排液可做涂片检查，一般用苏木-伊红或巴氏染色。有乳头糜烂或湿疹样改变时，可做印片细胞学检查。

肿瘤性质不能明确时，可用 6.5 或 7 号细针穿刺肿块，抽吸组织液，内含有细胞，可做涂片细胞学检查，其正确率可达 85% 左右。而细针抽吸引起肿瘤播散的机会不大，但对小于 1 cm 的肿块，检查成功率较小。

（8）切除活组织检查：病理检查是最可靠的方法，其他检查不能代替。做活检时应将肿块完整切除，并最好在肋间神经阻滞麻醉或硬脊膜外麻醉下进行，避免局部麻醉下手术，以减少肿瘤的播散，同时做冰冻切片检查。如果证实为恶性肿瘤，应及时施行根治性手术。

六、治疗

乳腺癌的治疗方法包括手术、化疗、放疗、内分泌以及近年来的免疫治疗等。

（一）治疗原则

按照临床部位及瘤期，治疗方法的选择大致按如下原则。

1. 临床 0 期、Ⅰ 期、Ⅱ 期及部分 Ⅲ_A 期：以手术为首选治疗方法，手术以根治或改良根治术为主，部分病例可行保留乳房的手术方式，术后应用放射治疗。病灶位于内侧及中央时可考虑同时处理内乳淋巴结。术后根据淋巴结转移情况及其他预后指标决定是否需要补充化疗及放疗。

2. 临床 Ⅲ 期早：以根治性手术为主，手术前、后根据病情应用化疗或放疗。

3. 临床 Ⅲ 期晚：又称局部晚期乳腺癌，常先应用化疗或同时放疗，根据肿瘤的消退情况，再决定手术方式，手术仅作为综合治疗的一个组成部分。

4. 临床 Ⅳ 期：以化疗及内分泌等治疗为主。

（二）手术治疗

自从 1894 年 Halsted 创立了乳腺癌根治术以来，该术式一向被认为是典型的常规手术。1948 年 Handlev 在第 2 肋间内乳淋巴结的活检手术中，证实该淋巴结亦是乳腺癌的第一站转移途径，从而开展了各种清除内乳淋巴结的扩大根治手术。以后又有人倡立了许多超根治手术，将切除范围扩大到锁骨上及前纵隔淋巴结，但由于其并发症多和疗效未有提高而又放弃应用。1970 年以后较多采用的是改良根治术，20 世纪 70 年代后期以来对一些早期的病例采用了缩小手术范围及肿瘤的局部切除合并放疗的方法。缩小手术范围的原因除了发现的病例病期较早外，还由于放疗及化疗的进步，应用直线加速器可使到达肿瘤深部的剂量增加，局部得到足够的剂量而减少皮肤反应，术后患者能有较好的外形。同时近年来对乳腺癌的生物学特性的研究让我们认识到乳腺癌是容易转移的肿瘤，即使手术范围扩大，治疗效果并未明显改变，而治疗的失败原因主要是血道播散，即使是临床一期的病例手术治疗后仍有 10% ~ 15% 因血道播散而失败。因而认为乳腺癌一开始就有波及全身的危险，区域淋巴结对肿瘤发展并无屏障作用，而淋巴结转移又与机体免疫功能有关，但是肿瘤的淋巴结与血道转移主要与其病期有关。原位癌的手术治愈率可达100%，随着病期的发展，其区域淋巴结及血道转移的机会也随之增加。清除的淋巴结中有微小转移灶的预后与无转移者相似，但在明显转移时，患者的生存率随淋巴结转移数及转移部位增多而降低。手术的目的是：①控制局部及区域淋巴结，以减少局部复发。②了解原发灶的病理类型、分化程度、激素受体测定结果、淋巴结转移以及其转移部位和程度等，以帮助选用手术后综合治疗的方案。

1. 手术方式

（1）乳腺癌根治术：最常用亦是最经典的肿瘤外科治疗的术式。手术一般可在全身麻醉或高位硬脊膜外麻醉下进行，可根据肿瘤的小同部位采用纵形或横形切口，皮肤切除范围可在肿瘤外3~4 cm，皮瓣剥离时在肿瘤周围宜采用薄皮瓣法，将皮下脂肪组织尽量剥除，在此以外可逐渐保留皮下脂肪组织，但不要将乳腺组织保留在皮瓣上。皮瓣剥离范围内侧到胸骨缘，外侧到腋中线。先切断胸大、小肌的附着点，保留胸大肌的锁骨份，这样可以保护腋血管及神经，仔细解剖腋窝及锁骨下区，清除所有脂肪及淋巴组织，尽可能保留胸长及胸背神经，使术后上肢高举及向后运动不受障碍，最后将整个乳房连同周围的脂肪淋巴组织、胸大肌、胸小肌和锁骨下淋巴脂肪组织一并切除。术毕在腋下做小口，置负压引流，以减少积液，使皮片紧贴于创面。

（2）乳腺癌改良根治术：本手术的目的是切除乳房及清除腋血管周围淋巴脂肪组织，保留胸肌。使术后胸壁有较好的外形，以便于以后做乳房再造手术。手术方式有：①保留胸大、小肌的改良根治Ⅰ式（Auchincloss手术）。②保留胸大肌切除胸小肌的改良根治Ⅱ式（Patey手术）。手术大都采用横切口，皮瓣分离与根治术相似，在改良根治Ⅰ式手术时可用拉钩将胸大、小肌拉开，尽量清除腋血管旁淋巴脂肪组织，但清除范围仅能包括腋中、下群淋巴结。而改良根治Ⅱ式，由于切除胸小肌使腋血管周围的解剖能达到更高的位置，一般可以将腋上群淋巴结同时清除。此手术方式适合于微小癌及临床第Ⅰ、Ⅱ期的乳腺癌，然而由于保留了胸肌，使淋巴结的清除不够彻底，因而对临床已有明确淋巴结转移的病例的应用有一定的限制。

（3）扩大根治术：Handley在乳腺癌根治术的同时做第2肋间内乳淋巴结的活检，李月云等报道根治术时内乳淋巴结活检的阳性率为19.3%（23/119），证实内乳淋巴结与腋下淋巴结同样是乳腺癌的第一站转移淋巴结。1 242例乳腺癌扩大根治术病例中，腋淋巴结转移率为51%，内乳淋巴结转移率为17.7%。肿瘤位于乳房中央及内侧者转移率为22.5%，位于外侧者为12.9%。因而根治术时同时将第1~4肋间内乳淋巴结清除，称为扩大根治术。手术方式有：①胸膜内法（Urban手术），手术将胸膜连同内乳血管及淋巴结一并切除。胸膜缺损用阔筋膜修补。该方法术后并发症多，现已较少采用。②胸膜外法（Margottini手术），切除第2~4肋软骨连同第1~4肋间乳内血管旁脂肪淋巴结一并切除，该方法的并发症并不比一般根治术多。虽然该手术方式目前已较少应用，但对临床Ⅱ、Ⅲ期尤其病灶位于中央及内侧者其5年与10年生存率较一般根治术提高5%~10%，因而对于适当的病例还是有一定价值的。

（4）肿瘤局部切除合并放射治疗：是近年来报道较多的与根治术概念相反的一种治疗方法，即保留乳房的治疗方法。手术方式有肿瘤切除、肿瘤广泛切除、四分之一乳腺切除等。然而各种术式的基本要求是手术切缘无残留癌细胞，腋淋巴结清除，术后用超高压放射线照射整个乳腺、锁骨上、下及内乳区淋巴结。该手术方式主要适用于：①临床Ⅰ期、Ⅱ期肿瘤<4 cm。②肿瘤距乳晕外2~3 cm。③肿瘤为单个病灶。④无妊娠或哺乳以及结缔组织病。⑤腋下无明显肿大淋巴结。

（5）单纯乳房切除术：切除乳腺组织、乳头及表面皮肤和胸大肌筋膜。此方法适用于非浸润性癌、微小癌、湿疹样癌限于乳头者，亦可用于年老体弱不适合根治手术，或因肿瘤较大或有溃破、出血时配合放射治疗。

根治性手术后，手术侧上肢的功能常受到一定的障碍，上肢常因淋巴回流受障而引起肿胀。术后应用负压吸引，防止腋窝积液。早期开始上肢功能的锻炼，可使功能早日恢复，减少肿胀。术后应避免上肢感染而引起的淋巴管炎。

手术死亡率较低，国内外报道为 0.05% ~ 0.30%，肿瘤医院报道 6 000 余例根治术及扩大根治术无手术死亡率。

治疗失败原因中 2/3 是因血道转移，1/3 为局部复发。复旦大学肿瘤医院各期乳腺癌的局部复发率在行根治术患者中为 9%，行扩大根治术患者中为 3%。文献报道对 Ⅰ、Ⅱ 期病例应用保留乳房的手术方式，术后放疗病例中局部复发率为 5% ~ 10%，而未做放疗病例为 20% ~ 30%。复发病例可以再次手术，仍能获得较好疗效。

手术治疗后的预后主要与年龄、月经情况、病理类型、分级、激素受体测定等有关，与有无妊娠也有关，但主要影响预后的因素是手术时的病期及淋巴结有无转移。复旦大学肿瘤医院根治性手术的 10 年生存率在 Ⅰ 期病例中为 85% ~ 88%，Ⅱ 期为 65% ~ 70%，Ⅲ 期为 35% ~ 45%；淋巴结有转移者为 40% ~ 50%，无转移者为 80% ~ 90%。

2. 手术禁忌证

有以下情况之一，不适合手术治疗：①乳房及其周围皮肤有广泛水肿，其范围超过乳房面积的一半以上。②肿块与胸壁（指肋间肌、前锯肌及肋骨）固定。③腋下淋巴结显著肿大，且已与深部组织紧密粘连，或患侧上肢水肿或肩部酸痛。④乳房及其周围皮肤有卫星结节。⑤锁骨上淋巴结转移。⑥炎性乳腺癌。⑦已有远处转移。

（三）放射治疗

与手术相似，也是局部治疗的方法。放射治疗以往常作为根治手术前后综合治疗的一部分，近年来已有作为早期病例局部肿瘤切除后主要的治疗方法。

1. 术后照射

根治术或改良根治术后是否需要放疗，曾是乳腺癌治疗中争议最多的问题。目前，根治术后不做常规放疗；但对有复发可能的病例，选择性地应用放射治疗，可以提高疗效，降低复发率。常用于根治术或改良根治术后腋淋巴结有转移的患者，术后照射内乳及锁骨上区，扩大根治术后内乳淋巴结有转移的病例术后照射锁骨上区。亦有用于肿瘤位于乳房中央或内侧的病例，虽然腋淋巴结无转移，术后照射锁骨上及内乳区。而病灶位于乳房外侧者则不需要照射。术后放疗应尽量采用电子束照射，也可用 ^{60} 钴，一般剂量为 50 ~ 60 Gy/（5 ~ 6）周。术后照射的疗效目前尚难定论，大多报道可以减少局部复发，但生存率的提高尚无定论。

2. 术前放疗

主要用于三期病例、局部病灶较大、有皮肤水肿的病例，照射使局部肿瘤缩小，水肿消退，可以提高手术切除率，降低局部复发及血道播散，但术前放疗不能解决治疗前已存在的亚临床型转移灶，因而近年已有被化疗取代的趋势。术前放疗需采用三野照射法，即二切线野及锁腋部照射野。原发灶照射剂量为 40 ~ 50 Gy/（4 ~ 5）周，锁骨区为 50 Gy/5 周，放疗结束后 4 ~ 6 周施行手术最为理想。

3. 肿瘤局部切除后的放疗

单行肿瘤局部切除而保留乳房的手术方式，术后的局部复发率可达20%～30%，术后辅助放射治疗使局部复发率降低到5%～8%。术后可以用双侧切线野照射乳房及另一野照射锁骨上、下区。乳房及区域淋巴结照射剂量为50～60 Gy／（5～6）周。

炎性乳腺癌在经化疗后尚不适合手术的病例也可以用放射治疗，术后再应用化疗。

4. 复发肿瘤的放射治疗

对手术野内复发结节或淋巴结转移，放射治疗常可取得较好的效果。局限性骨转移病灶应用放射治疗的效果较好，可以减轻疼痛，少数病灶也可以重新钙化。

（四）化学药物治疗

在实体瘤的化学治疗中，乳腺癌的疗效较好，化学药物治疗常用于晚期或复发病例，有较好的效果。化学药物治疗配合术前、术中及术后的综合治疗是近年来发展的方向。常用的化疗药物有环磷酰胺、氟尿嘧啶、氨甲蝶呤、阿霉素及丝裂霉素等，紫杉醇、异长春花碱（诺维本）等对乳腺癌亦有较好的疗效。单药的有效率在阿霉素、紫杉醇、诺维本等药物中可达40%～50%，如果多药联合应用治疗晚期乳腺癌的有效率达50%～60%。

术前化疗称新辅助化疗，其优点有：①能使肿瘤缩小，降低分期，提高手术切除率，也可使更多的病例能采用保留乳房的手术。②有助于在体内了解肿瘤对化疗的敏感程度。③有可能防止耐药细胞株的形成。④能防止新转移灶的形成。术前化疗以往采用动脉插管区域性注射抗癌药，目前以全身用药较多，以阿霉素为主的方案较为常见。对局部晚期病灶先应用2～6个疗程以后再做手术治疗，术后根据病情再予以化疗或放射治疗。术前化疗的给药途径有经静脉全身用药或动脉插管分次给药，动脉插管的途径可经尺动脉、腹壁上动脉或胸肩峰动脉，所用的药物有噻替派、丝裂霉素、阿霉素等。

术后的化疗称为辅助化疗，目的是杀灭术前已存在的亚临床型转移灶及手术操作所致的肿瘤细胞播散。常用的联合化疗方案有CMF方案（环磷酰胺、氨甲蝶呤及氟尿嘧啶三药联合应用）及CAF或CFF方案（环磷酰胺、阿霉素或表柔比星、氟尿嘧啶），近年亦有用紫杉醇、诺维本等药物用于辅助治疗。术后辅助治疗可以提高生存率，减少复发率，以绝经期前或淋巴结转移的病例疗效较显著，对绝经后、淋巴结无转移的病例则不显著。术后化疗一般于术后1个月内开始，用药足量时间为6个月至1年，长期应用并不提高其疗效，而且可能损伤机体的免疫功能。

对淋巴结无转移的患者是否需要辅助化疗仍有争议，近年来根据各临床因素判断复发的危险性，来决定是否应用辅助治疗（表3-1）。

表3-1　复发危险程度的判断

复发危险程度	低	中	高
年龄（岁）	<35	35～45	>45
肿瘤大小（cm）	<1	1～2	>2
核分级	好	中	差
雌激素受体	+	±	-

对危险度中或高的病例，大都主张应用辅助化疗。

（五）内分泌治疗

内分泌治疗是治疗乳腺癌的重要方法之一，具体用药机制尚不完全明确。可以根据患者的年龄、月经情况、手术与复发间隔期、转移部位以及雌激素受体和孕激素受体的情况等因素来选择内分泌治疗。内分泌治疗对绝经后、手术到复发间隔时间长的病例，以及软组织、骨、局部、淋巴结有转移的病例有较好的疗效。

1. 雌激素受体的作用机制

乳腺细胞内有一种能与雌激素相结合的蛋白质，称为雌激素受体。细胞恶变后，这种雌激素受体蛋白可以继续保留，亦可能丢失。如仍保存时，细胞的生长和分裂仍受体内的内分泌控制，这种细胞称为激素依赖性细胞；如受体丢失，细胞就不再受内分泌控制，称为激素非依赖性细胞或自主细胞。

雌激素对细胞的作用是通过与细胞质内的雌激素受体的结合形成雌激素－受体复合物，转向核内而作用于染色体，导致基因转录并形成新的蛋白质，其中包括黄体酮受体，黄体酮受体是雌激素作用的最终产物，黄体酮受体的存在也说明雌激素及其受体确有其活力。

雌激素受体测定阳性的病例应用内分泌治疗的有效率为 50%～60%，如果黄体酮受体亦为阳性者有效率可高达 80%。雌激素受体测定阴性病例的内分泌治疗有效率仅为 8%～10%。

2. 内分泌治疗的方法

有切除内分泌腺体及内分泌药物治疗两种治疗方法。切除内分泌腺体中最常用的是卵巢切除术或用放射线照射卵巢去势，其目的是去除体内雌激素的主要来源。卵巢去势主要应用于绝经前，尤其对雌激素受体测定阳性的患者，有较好的疗效，亦是晚期病例的首选治疗方法，对骨、软组织及淋巴结转移的效果较好，而对肝、脑等部位转移则基本无效。卵巢切除亦有用于作为术后辅助治疗，主要对绝经前、淋巴结转移较广泛、雌激素受体测定阳性的病例能提高术后的生存率，推迟复发，但对生存期的延长尚无定论。晚期男性乳腺癌病例行睾丸切除术常有较好的效果，尤其雌激素受体阳性的病例，有效率可达60%～70%，其他切除内分泌腺体的手术有双侧肾上腺切除术、垂体切除术等，目前均已放弃使用。

内分泌药物治疗中，以往应用的雄激素制剂如丙酸睾酮，雌激素制剂如己烯雌酚等，目前已较少应用，然而丙酸睾酮等对骨转移的病例还有一定的应用价值。

近年来常用的内分泌治疗药物有抗雌激素药物、抑制雌激素合成药物和黄体酮类药物。抗雌激素药物有三苯氧胺（tamoxifen）及其衍生物，其主要作用机制是与雌激素竞争雌激素受体，从而抑制癌细胞的增生，对雌激素受体阳性患者的有效率约为 55%，阴性者则为 5%，三苯氧胺用量为每日口服 20～40 mg，剂量的增加并不提高疗效。对绝经后软组织、淋巴结、骨转移患者的效果较好。其毒性反应较小，常见的有阴道排液，少数患者长期服用可引起肝功能障碍、子宫内膜增生、视力障碍等。三苯氧胺作为手术后的辅助治疗常用于绝经后、雌激素受体测定阳性的患者，效果较好，对受体阳性的绝经前患者亦可作为辅助治疗，可以减少复发率，同时可减少对侧乳腺癌发生的可能，术后用药一般主张 3～5 年。

抑制雌激素合成的药物主要是芳香酶抑制剂，绝经后妇女体内雌激素大多由肾上腺网状层所分泌的皮质酮及黄体酮或脂肪组织经芳香酶的转化后转换而成，因而应用芳香酶抑制剂可以抑制雌激素的合成。芳香酶抑制剂有两型，一型为甾体类的抑制剂，其直接抑制芳香酶，阻断雄激素转化成雌激素，常用药物为兰他隆（Formestane）、Exemestane、Atamestane 等，其中以兰他隆等较为常用，每 2 周一次，每次 250 mg，肌内注射。二型为非甾体类的抑制剂，常用药物有氨鲁米特（Aminoglutethimide）、来曲唑（Letrozole）等，其作用于细胞色素 P450 蛋白，从而抑制芳香酶的作用，氨鲁米特用法为 250 mg，每日 2～4 次，为减少由于肾上腺的反馈作用，在应用氨鲁米特时同时给予口服氢化可的松，不良反应常有恶心、嗜睡、共济失调、皮疹等。来曲唑等第三代非甾体类芳香酶抑制剂，其作用较氨鲁米特强

100 倍，用法为每日 1 片，每片 2.5 mg 口服，不良反应较少，对软组织、淋巴结及骨转移的效果较好。

抗孕激素类药物常用的有甲羟孕酮（MPA）及甲地孕酮（MA）等，其作用机制可能是抑制垂体分泌催乳素及促性腺激素。甲羟孕酮每日剂量 1 000 ~ 2 000 mg 肌内注射，甲地孕酮每日 160 mg 口服，有效率为 16% ~ 20%，一般常作为绝经后的晚期乳腺癌患者的二、三线治疗药物。

其他的促生殖腺释放激素的抑制剂为 goserelin（LH – RH 抑制剂）等，可与三苯氧胺合并应用于绝经前的晚期患者，其有效率为 25% ~ 30%。

乳腺癌是常见的浅表肿瘤，早期发现、早期诊断并不困难，早期治疗能获得较好的效果。要选择既符合计划生育要求，又能防止乳腺癌发病率增高的合理生育方案，提倡母乳喂养，绝经后减少脂肪摄入量。在妇女中提倡自我检查，对高危险人群进行定期筛查，有助于乳腺癌的早期发现。

七、特殊类型乳腺癌

1. 男性乳腺癌

约占乳腺癌病例的 1%。发病年龄为 50 ~ 59 岁，略大于女性乳腺癌。病因尚未完全明了，但与睾丸功能减退或发育不全、长期应用外源性雌激素、肝功能失常以及应用有些药物如异烟肼等有关。

病理类型与女性病例相似，但男性乳腺无小叶腺泡发育，因而病理中无小叶癌。男性乳腺癌的主要症状是乳房内肿块。可发生在乳晕下或乳晕周围，质硬，由于男性乳房较小，因而肿瘤容易早期侵犯皮肤及胸肌，淋巴结转移的发生亦较早。男性乳房肿块同时伴乳头排液或溢血者常为恶性的征象。

治疗应早期手术，术后生存率与女性乳腺癌相似，但有淋巴结转移者其术后 5 年生存率为 30% ~ 40%。晚期病例采用双侧睾丸切除术及其他内分泌治疗常有一定的姑息作用，其效果较女性卵巢切除更佳。

2. 双侧乳腺癌

双侧乳腺癌指双侧乳腺同时或先后出现的原发性乳腺癌，发病率占乳腺癌中 5% ~ 7%。双侧同时发生乳腺癌的诊断标准为：①双侧肿块大小相似，均无区域淋巴结的转移。②双侧均未经治疗。③双侧均能手术，无皮下淋巴管的浸润。此外，双侧病灶均在外上方，也可作为诊断标准之一。双侧非同时发生的乳腺癌平均间隔为 5 ~ 7 年，但以第一例治疗后的 3 年内为多。其诊断标准为：①第一侧癌诊断肯定，并已经治疗。②第一侧术后至少 2 年无复发。③无其他远处部位转移，双侧的病理基本类型不一样，可作为双侧原发癌的诊断标准，但还有些临床特点可以帮助鉴别第二侧是否为原发癌还是转移癌（表 3 – 2）。

表 3 – 2 原发癌与转移癌的区别

	原发性肿瘤	转移性肿瘤
组织起源	乳腺组织中	乳腺周围脂肪组织中
肿瘤位置	外上方较多	内侧或乳腺尾部
生长方式	浸润性，边界不清	膨胀性，边界清楚
肿瘤数目	单个	多个
病理检查	癌周有原发癌或不典型增生	无
肿瘤分化	较第一侧好	较第一侧差

双侧乳腺癌的治疗与单侧乳腺癌相似，明确诊断后及时手术，预后较单侧乳腺癌差。

3. 妊娠及哺乳期乳腺癌

乳腺癌发生在妊娠或哺乳期的患者占乳腺癌中 1% ~3% 。妊娠及哺乳期由于体内激素水平的改变、乳腺组织增生和充血、免疫功能降低，使肿瘤发展较快，不易早期发现，因而其预后亦较差。

妊娠及哺乳期乳腺癌的处理关系到患者和胎儿的生命，是否需要中止妊娠应根据妊娠时间及肿瘤的病期而定。早期妊娠宜先中止妊娠，中期妊娠应根据肿瘤情况决定，妊娠后期应及时处理肿瘤，待其自然分娩。许多报道在妊娠后期如先处理妊娠常可因此而延误治疗，使生存率降低，哺乳期乳腺癌应先中止哺乳。

治疗应采用根治性手术，术后根据病理检查决定是否需综合治疗，预防性去势能否提高生存率尚有争论。无淋巴结转移病例的预后与一般乳腺癌相似，但有转移者则预后较差。

有报道乳腺癌手术后再妊娠时其预后反而较好。实际上能再妊娠者大多是预后较好的患者。乳腺癌无淋巴结转移病例手术后至少间隔 3 年才可再妊娠，有淋巴结转移者术后应至少间隔 5 年。

4. 隐性乳腺癌

隐性乳腺癌是指乳房内未扪及肿块而已有腋淋巴结转移或其他部位远处转移的乳腺癌，发病率占乳腺癌中 0.3% ~0.5% ，原发病灶很小，往往位于乳腺外上方或其尾部，临床不易察觉。腋淋巴结的病理检查、激素受体测定及乳腺摄片有助于明确诊断。病理切片检查提示肿瘤来自乳腺的可能时，如无远处转移，即使乳腺内未扪及肿块亦可按乳腺癌治疗。术后标本经 X 线摄片及病理检查可能发现原发病灶，预后与一般乳腺癌相似。

5. 炎性乳腺癌

炎性乳腺癌伴有皮肤红肿、局部温度增高、水肿、肿块边界不清，腋淋巴结常有肿大，有时与晚期乳腺癌伴皮肤炎症难以鉴别。此类肿瘤生长迅速，发展快，恶性程度高，预后差。治疗主要用化疗及放疗，一般不做手术治疗。

（高真生）

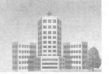

第四章

胃十二指肠疾病

第一节　胃扭转

各种原因引起的胃沿其纵轴（贲门与幽门的连线）或横轴（胃大弯和小弯中点的连线）扭转，称胃扭转。胃扭转不常见，其急性型发展迅速，诊断不易，常延误治疗，而其慢性型的症状不典型，也不易及时发现。

（一）病因

新生儿胃扭转是一种先天性畸形，可能与小肠旋转不良有关，使胃脾韧带或胃结肠韧带松弛而致胃固定不良。多数可随婴儿生长发育而自行矫正。

成人胃扭转多数存在解剖学因素，在不同的诱因激发下而致病。胃的正常位置主要依靠食管下端和幽门部的固定，肝胃韧带、胃结肠韧带和胃脾韧带也对胃大、小弯起了一定的固定作用。较大的食管裂孔疝、膈疝、膈膨出以及十二指肠降段外侧腹膜过度松弛，使食管裂孔处的食管下端和幽门部不易固定。此外，胃下垂和胃大、小弯侧的韧带松弛或过长等，均是胃扭转发病的解剖学因素。

急性胃扩张、急性结肠胀气、暴饮暴食、剧烈呕吐和胃的逆蠕动等可以成为胃的位置突然改变的动力，故常是促发急性胃扭转的诱因。胃周围的炎症和粘连可牵扯胃壁而使其固定于不正常位置而出现扭转，这些病变常是促发慢性胃扭转的诱因。

（二）分型

1. **按起病的缓慢及其临床表现**　可分为急性和慢性两型。急性胃扭转具有急腹症的临床表现，而慢性胃扭转的病程较长，症状反复发作。

2. **根据扭转的范围**　可分为胃全部扭转和部分扭转。前者是指除与横膈相贴的胃底部分外整个胃向前向上的扭转。由于胃贲门部具有相对的固定性，胃全部扭转很少超过180°。部分胃扭转是指胃的一个部分发生扭转，通常是胃幽门部，偶可扭转360°。

3. **按扭转的轴心**　胃扭转可分为下列两型。

（1）系膜轴扭转型：是最常见的类型，胃随着胃大、小弯中点连线的轴心（横轴）发生旋转。多数是幽门沿顺时针方向向上向前向左旋转，有时幽门可达贲门水平。胃的前壁自行折起而后壁则被扭向前。幽门管可因此发生阻塞，贲门也可以有梗阻。右侧结肠常被拉起扭转到左上腹，形成一个急性扭曲而发生梗阻。在少数情况下，胃底部沿逆时针方向向下向右旋转。但较多的胃系膜轴扭转是慢性和部分型的。

（2）器官轴扭转：是少见的类型。胃体沿着贲门幽门连线的轴心（纵轴）发生旋转。多数是向前扭转，即胃大弯向上向前扭转，使胃的后壁由下向上翻转到前面，但偶也有相反方向的向后扭转。贲门和胃底部的位置基本上无变化。

二、诊断

（一）临床表现

急性胃扭转起病较突然，发展迅速，其临床表现与溃疡病急性穿孔、急性胰腺炎、急性肠梗阻等急腹症颇为相似，与急性胃扩张有时不易鉴别。起病时均有骤发的上腹部疼痛，程度剧烈，并牵涉至背部。常伴频繁呕吐和嗳气，呕吐物中不含胆汁。如为胃近端梗阻，则为干呕。此时拟放置胃肠减压管，常不能插入胃内。体检见上腹膨胀而下腹平坦，腹壁柔软，肠鸣音正常。如扭转程度完全，梗阻部位在胃近端，则有上述上腹局限性膨胀、干呕和胃管不能插入的典型表现。如扭转程度较轻，临床表现很不典型。腹部 X 线平片常可见扩大的胃泡阴影，内充满气体和液体。由于钡剂不能服下，胃肠 X 线检查在急性期一般帮助不大，急性胃扭转常在手术探查时才能明确诊断。

慢性胃扭转多系部分性质，若无梗阻，可无明显症状，或其症状较为轻微，类似溃疡病或慢性胆囊炎等慢性病变。腹胀、恶心、呕吐，进食后加重，服制酸药物疼痛不能缓解，以间断发作为特征。部分因贲门扭转而狭窄，患者可出现吞咽困难，或因扭转部位黏膜损伤而出现呕血及黑便等。部分患者可无任何症状，偶尔行胃镜、胃肠钡餐检查或腹部手术而发现。

（二）辅助检查

1. 放置胃管受阻　完全性胃扭转时，放置胃管受阻或无法置入胃内。

2. 上消化道内镜检查　纤维或电子胃镜进镜受阻，胃内解剖关系异常，胃体进镜途径扭曲，有时胃镜下充气可使胃扭转复位。

3. 腹部 X 线检查　完全性胃扭转时，腹部透视或平片可见左上腹有充满气体和液体的胃泡影，左侧膈肌抬高。胃肠钡餐检查是重要的诊断方法。系膜轴扭转型的 X 线表现为双峰形胃腔，即胃腔有两个液平面，幽门和贲门处在相近平面。器官轴扭转型的 X 线表现有胃大小弯倒置、胃底液平面不与胃体相连、胃体扭曲变形、大小弯方向倒置、大弯在小弯之上、幽门和十二指肠球部向下、胃黏膜纹理呈扭曲走行等。

（三）诊断

急性胃扭转依据 Brochardt 三联症（早期呕吐，随后干呕；上腹膨隆，下腹平坦；不能置入胃管）和 X 线钡剂造影可确诊。慢性胃扭转可依据临床表现、胃镜和 X 线钡剂造影确诊。

三、治疗

急性胃扭转必须施行手术治疗，否则胃壁血液循环可受到障碍而发生坏死。急性胃扭转患者一般病情重，多伴有休克、电解质紊乱或酸碱平衡失调，应及时进行全身支持治疗，纠正上述病理生理改变，待全身症状改善后，尽早手术；如能成功地插入胃管，吸出胃内气体和液体，待急性症状缓解和进一步检查后再考虑手术治疗。在剖开腹腔时，首先看到的大都是横结肠系膜及后面绷紧的胃后壁。由于解剖关系的紊乱以及膨胀的胃壁，外科医师常不易认清其病变情况。此时宜通过胃壁的穿刺将胃内积气和积液抽尽，缝合穿刺处，再进行探查。在胃体复位以后，根据所发现的病理变化，如膈疝、食管裂孔疝、肿瘤、粘连带等，予以切除或修补等处理。如未能找到有关的病因和病理机制者，可行胃固定术，即将脾下极至胃幽门处的胃结肠韧带和胃脾韧带致密地缝到前腹壁腹膜上，以防扭转再度复发。

部分胃扭转伴有溃疡或葫芦形胃等病变者，可行胃部分切除术，病因处理极为重要。

（么国旺）

第二节　胃下垂

一、概述

胃下垂是指直立位时胃的大弯抵达盆腔，而小弯弧线的最低点降至髂嵴连线以下的位置，常为内脏下垂的一部分。

胃下垂可有先天性或后天性。先天性胃下垂常是内脏全部下垂的一个组成部分。腹腔脏器维持其正常位置主要依靠以下三个因素：①横膈的位置以及膈肌的正常活动力。②腹内压的维持，特别是腹肌力量和腹壁脂肪层厚度的作用。③连接脏器有关韧带的固定作用。胃的两端，即贲门和幽门是相对固定的，胃大、小弯侧的胃结肠韧带、胃脾韧带、肝胃韧带对胃体也起一定的固定作用。正常胃体可在一定的范围内向上下、左右或前后方向移动，如膈肌悬吊力不足，支持腹内脏器的韧带松弛，腹内压降低，则胃的移动度增大而发生下垂。

胃壁具有张力和蠕动两种运动性能，胃壁本身的弛缓也是一个重要的因素。按照胃壁的张力情况可将胃分为四个类型，即高张力、正常张力、低张力和无张力型。在正常胃张力型，幽门位于剑突和脐连线的中点，胃张力低下和无张力的极易发生胃下垂。

胃下垂常见于瘦长体型的女型、经产妇、多次腹部手术而伴腹肌张力消失者，尤多见于消耗性疾病和进行性消瘦者，这些都是继发胃下垂的先天性因素。

二、诊断

（一）临床表现

轻度下垂者可无症状。明显下垂者可伴有胃肠动力低下和分泌功能紊乱的表现，如上腹部不适、易饱胀、厌食、恶心、嗳气及便秘等。上腹部不适多于餐后、长期站立和劳累后加重。有时感深部隐痛，可能和肠系膜受牵拉有关。下垂的胃排空常较缓慢，故会出现胃潴留和继发性胃炎的症状。可出现眩晕、心悸、站立性低血压和昏厥等症状。

体检可见肋下角小于90°，多为瘦长体型。站立时上腹部可扪及明显的腹主动脉搏动。胃排空延缓时还可测得振水声。上腹部压痛点可因不同体位而变动。常可同时发现肾、肝和结肠等其他内脏下垂。

（二）诊断

胃下垂的诊断主要依靠X线检查。进钡餐后可见胃呈鱼钩形，张力减退，其上端细长，而下端则显著膨大，胃小弯弧线的最低点在髂嵴连线以下。胃排空缓慢，可伴有钡剂滞留现象。

三、治疗

胃固定术的效果不佳，如折叠缝合以缩短胃的小网膜，或将肝圆韧带穿过胃肌层而悬吊固定在前腹壁上，现多已废弃不用。主要采用内科对症治疗。少食多餐，食后平卧片刻，保证每日摄入足够的热量和营养品。加强腹部肌肉的锻炼，以增强腹肌张力。症状明显者，可放置胃托。

（么国旺）

第三节　胃癌

一、病因

胃癌病因及发病机制尚未阐明，研究资料表明胃癌的发生是多因素综合作用的结果。目前认为下列因素与胃癌的发生有关。

1. 环境因素

不同国家与地区发病率有明显差别，胃癌高发区向低发区的第 1 代移民胃癌发生率与本土居民相似，第 2 代即有明显下降，第 3 代胃癌的发生率则与当地居民相似。提示胃癌的发病与环境因素有关，其中最主要的是饮食因素。胃液中亚硝胺前体亚硝酸盐的含量与胃癌的患病率明显相关，其或可可通过损伤 DNA 发生致癌作用。流行病学调查证实饮水中亚硝酸盐含量高的地区胃癌发病率高；腌制蔬菜、鱼、肉含有大量硝酸盐和亚硝酸盐；萎缩性胃炎胃酸过低的情况下，硝酸盐受胃内细菌硝酸盐还原酶的作用而形成亚硝酸盐类物质。

食物中还可能含有某些致癌物质或癌前物质，在体内通过代谢或胃内菌群的作用转化为致癌物质。如油煎食物在加热过程中产生的某些多环碳氢化合物；熏制的鱼肉含有较多的 3，4 - 苯并芘（benzopyrene）；发霉的食物含有较多的真菌毒素，可与 N - 亚硝基化合物起协同致癌作用；大米加工后外覆的滑石粉，化学性质与结构都与石棉纤维相似，上述物质均被认为有致癌作用。

饮酒在胃癌发病中的作用尚未有定论，而高盐饮食、吸烟、低蛋白饮食、较少进食新鲜的蔬菜与水果则可能增加患胃癌的危险性。一些抗氧化的维生素如维生素 A、维生素 C、维生素 E 和 β - 胡萝卜素及绿茶中的茶多酚有一定防癌作用。水土中某些元素含量和比例的异常可能亦与胃癌发生有关。

其次，研究提示，某些职业与胃癌的发病相关：开采煤炭、锡矿，木材加工，金属制造（尤其是钢铁），橡胶处理等会增加胃癌的危险性；可能与暴露在工作环境中的灰尘颗粒损伤胃黏膜，或吸收、转运致癌物质如 N - 亚硝基化合物到胃内有关。

2. 感染因素

（1）幽门螺杆菌（Hp）感染：与胃癌发病相关，已被 WHO 列为 Ⅰ 类致癌物。流行病学调查表明胃癌发病率与 Hp 感染率正相关，胃癌高发的 Hp 感染年龄提前。Hp 感染的致癌机制复杂：①可能通过引起炎症反应，继而产生基因毒性作用。多数学者认为，Hp 感染主要作用于慢性活动性胃炎，慢性萎缩性胃炎 - 肠组织转化的癌变起始阶段，使胃体壁细胞泌酸减少，有利于胃内细菌繁殖和亚硝基化合物形成；同时细胞毒素及炎症反应激活细胞因子、氧自由基、NO 释放，造成 DNA 损伤、基因突变也可能成为主要原因。②Hp 感染诱导胃黏膜上皮细胞凋亡和增殖失平衡，促进癌变发生。③Hp 感染导致胃内抗坏血酸明显减少，削弱其清除亚硝酸盐、氧自由基的作用。

（2）EB 病毒感染：胃癌患者的癌细胞中，大约 10% 有 EB 病毒感染，在癌旁组织中可检出 EB 病毒基因组。据报道在美国和德国发生率最高（16% ~18%），在中国最低（3.1%），分布无地域性；它与未分化胃癌尤其是淋巴上皮样癌关系密切，在组织学上类似于鼻咽部恶性肿瘤，病理类型多样，淋巴结转移较少；在这些患者中，Hp 感染率较低。

3. 遗传因素

胃癌发病有家族聚集倾向，患者家属胃癌发病率高于一般人 2～4 倍。不同 ABO 血型的人群胃癌的发病率可能有差异，不同种族间也有差异，均提示有遗传因素存在。较多学者认为某些遗传素质使易感者在同样的环境条件下更易致癌。

4. 基因调控

正常情况下胃黏膜细胞增殖与凋亡受到癌基因、抑癌基因、生长因子及其受体、细胞黏附因子及 DNA 修复基因等的调控。近 20 年来，随着细胞分子生物学的研究与进展，对胃癌的癌变过程进行了大量研究，现已明确的癌基因有 ras、met、c－myc、erb－B2、akt－2 等。如 ras、met 基因过量表达发生于癌变早期；met、erb－B2 等扩增与肿瘤快速生长、淋巴结转移有关；抑癌基因在细胞增殖分化中起稳定作用，p53、p16、nm23、APC 等抑癌基因的失活或突变可能与胃癌的发生和转移有关。同时，还发现不少调节肽如表皮生长因子、转化生长因子、胰岛素样生长因子－Ⅱ，血小板转化生长因子等，在胃癌发生过程中起调节作用。此外，研究提示环氧化酶－2（COX－2）表达出现于 70% 胃癌患者中，其高表达与淋巴结浸润及不良预后相关。DNA 甲基化是基因在转录水平的调控方式之一，胃癌患者，癌基因甲基化水平越低，其分化程度往往越差。

5. 癌前期变化

癌前期变化指某些具有较强的恶变倾向的病变，包括癌前期状态（precancerous conditions）与癌前期病变（precancerous lesions），前者系临床概念，后者为病理学概念。

（1）胃的癌前期状态：一致认为某些疾病是胃癌发生的癌前状态，如慢性萎缩性胃炎、胃溃疡、残胃、巨大黏膜皱襞症、胃息肉特别是直径超过 2 cm 者。

A. 慢性萎缩性胃炎：慢性萎缩性胃炎基础上可进一步发生肠上皮组织转化、不典型增生而癌变。其病史长短和严重程度与胃癌的发生率有关，不少报道在慢性嗜酸性胃炎基础上胃癌的发生率为 2%～10%。

B. 胃息肉：最常见的是炎性或增生性息肉，一般很少发生癌变。腺瘤型或绒毛型息肉癌变率为 15%～40%，直径大于 2 cm 者癌变率更高。

C. 残胃：胃良性病变手术后残胃发生的胃癌称残胃癌。胃手术后尤其在术后 10 年开始，发生率显著上升。BillrothⅡ式胃空肠吻合术后发生胃癌较 BillrothⅠ式为多，十二指肠内容物反流至残胃，胆酸浓度增高是促使发生癌变的重要因素，有报道可达 5%～10%，我国残胃癌发生率为 2%～3%。

D. 良性胃溃疡：良性胃溃疡癌变的发生率各家报道不一。一般认为癌变率约为 1%～5%。目前认为，胃溃疡本身并不是一个癌前期状态，而溃疡边缘的黏膜则会发生肠上皮化生与恶变。

E. 恶性贫血和巨大胃黏膜肥厚症：癌变率约为 10%，但这两种疾病在我国的发病率均很低。

（2）胃的癌前期病变

1）异形增生：亦称不典型增生，是由慢性炎症引起的病理细胞增生，包括细胞异型、结构紊乱、分化异常。国内将异型增生分为腺瘤型、隐窝型、再生型，后者癌变率较低。近年发现的球样异型增生认为与印戒细胞癌关系密切。异型增生在我国分为轻、中、重 3 级，内镜随访结果表明，轻度异型增生可能逆转，重度异型增生的癌变率可超过 10%。

2）肠组织转化：是指胃黏膜上出现类似肠腺上皮，具有吸收细胞、杯状细胞和潘氏细胞等，有相对不成熟性和向肠、胃双向分化的特点。根据吸收细胞形态可分为小肠型与结肠型两种，小肠型（完全型）具有小肠黏膜的特征，分化较好。结肠型（不完全型）与结肠黏膜相似，又可分为 2 个亚型：Ⅱa 型，能分泌非硫酸化黏蛋白；Ⅱb 型，能分泌硫酸化黏蛋白，此型肠化分化不成熟，与胃癌发生（尤其是分化型肠型胃癌）关系密切。

近端胃肿瘤，特别是胃食管连接处的肿瘤危险因素较明确，可能与吸烟有关，与 Hp 感染无关。胃食管连接处腺癌占胃癌的 25%，与远端胃肿瘤不同，近几十年来的发病率一直升高，多发生在 Barret 食管化生情况下，是食管腺癌的变型。

二、病理

胃癌可以发生在胃的任何部位，最多见于胃窦，其次为胃小弯，再次为贲门，胃大弯和前壁较少。胃癌的大体形态，随病期而不同，宜将早期胃癌和进展期胃癌分开。

1. 早期胃癌　指所有局限于黏膜或黏膜下层的胃癌，不论其是否有淋巴转移。分为三型：Ⅰ型隆起型，癌块突出约 5 mm 以上；Ⅱ型浅表型，癌块微隆与低陷在 5 mm 以内，有 3 个亚型，Ⅱa 表面隆起型，Ⅱb 平坦型，Ⅱc 表面凹陷型；Ⅲ型凹陷型，深度超过 5 mm。最近我国有人提出小胃癌（癌灶直径 6～10 mm）和微小胃癌（癌灶直径 <5 mm）的概念，把胃癌诊断水平推向早期始发阶段，使经根治后 5 年存活率提高到达 100%。

2. 进展期胃癌　①块状型癌，小的如息肉样，大的呈蕈伞状巨块，突入胃腔内，表面常破溃出血、坏死或继发感染。此型肿瘤较局限，生长缓慢，转移较晚。②溃疡型癌，癌中心部凹陷呈溃疡，四周边缘呈不规则隆起，溃疡直径一般大于 2.5 cm，基底较浅，周围有不同程度的浸润，此型发生出血穿孔者较多见，转移的早晚视癌细胞的分化程度而有所不同。③弥漫浸润型癌，癌细胞弥漫浸润于胃壁各层内，遍及胃的大部或全部，胃壁僵硬，呈革袋状。此型癌的细胞分化较差，恶性程度较高，转移亦较早。

国际上多按传统的 Bomnann 分类，将胃癌分为 4 型：Ⅰ型即结节型；Ⅱ型指无浸润的溃疡型（井口样，边缘清楚，有时隆起呈围堤状而无周围浸润）。Ⅲ型指有浸润的溃疡型（边界不清，并向四周浸润）；Ⅳ型即弥漫型。

根据组织学结构可分为 4 型：①腺癌；②未分化癌；③黏液癌；④特殊类型癌，包括腺鳞癌、鳞状细胞癌、类癌等。有人根据胃癌的生物学特性，将其分为 2 种，即肠型癌、弥漫型癌，其中肠型癌多属分化较高的管状或乳头状腺癌，呈局限生长；弥漫型癌分化差，呈浸润生长。

三、临床表现

（一）症状

胃癌早期，临床症状多不明显，也不太典型，如捉摸不定的上腹不适、隐痛、嗳气、反酸、食欲减退、轻度贫血等，类似胃十二指肠溃疡或慢性胃炎等症状。晚期可出现以下几方面的症状。

1. 胃部疼痛为胃癌常见的症状，初期可隐痛、胀满，病情进一步发展疼痛加重、频繁、难以忍耐，肿瘤一旦穿孔，则可出现剧烈腹痛的胃穿孔症状。

2. 食欲减退、消瘦、乏力，这是一组常见而又不特异的胃癌表现。

3. 恶心、呕吐等，胃窦部癌增长到一定程度，可出现幽门部分或完全梗阻而发生呕吐，呕吐物多为宿食和胃液；贲门部癌和高位胃小弯癌可有进食梗阻感。肿瘤破溃或侵袭到血管，导致出血或突发上消化道大出血。

4. 晚期出现上腹肿块或其他转移引起的症状，如肝大、腹腔积液、锁骨上淋巴结肿大。此时消瘦、贫血明显，终成恶病质。

（二）体征

体检在早期多无特殊，晚期上腹肿块明显多呈结节状，质硬，略有压痛；若肿块已固定，则多表示浸润到邻近器官或癌块附近已有肿大的淋巴结块。发生直肠前凹种植转移时，直肠指诊可摸到肿块。

四、检查

1. 实验室检查

（1）胃液分析：正常胃液无色或浅黄色，每 100 mL 中游离盐酸 0～10 U，胃癌患者的胃酸多较低或无游离酸。当胃癌引起幽门梗阻时，可发现大量食物残渣，如伴有出血，则可出现咖啡样液体，对胃癌诊断具有一定的意义。

（2）大便潜血：反应持续性大便潜血阳性，对胃癌的诊断有参考价值。

（3）细胞学检查：目前临床取材方法有以下几种。

A. 一般冲洗法检查：前一天晚饭进流质，当天早晨禁食，下胃管抽空胃液，再用生理盐水反复冲洗，并让患者变换体位，最后收集冲洗液，离心后涂片、染色。

B. 直视下冲洗法：用纤维胃镜在直视下对可疑病变进行冲洗，再用导管吸出冲洗液进行检查。

C. 刷拭法：在纤维胃镜直视下，对可疑病变用尼龙细胞刷来回摩擦后取出涂片镜检。

D. 印片法：纤维胃镜直视下活检，取出胃黏膜组织在玻片上涂片镜检。

胃脱落细胞学检查是诊断胃癌的一种比较好的方法，操作简单、阳性率高、痛苦少、患者易于接受。但它不能确定病变的部位，和 X 射线钡餐、胃镜检查联合应用，可提高胃癌的早期诊断率到98%。

胃癌细胞表现为成簇、多种形态或重叠，出现印戒细胞；细胞内核比例增大，核膜增厚、核仁增大、核染色质不规则和颗粒大等改变。

2. X 射线检查

钡餐造影主要观察胃的轮廓失常、黏膜形状的改变、蠕动以及排空时间等。X 射线诊断胃癌的正确率为70%～90%。不同类型的胃癌，其 X 射线表现亦各不相同，蕈伞型癌主要表现为突入胃腔内的不规则充盈缺损，黏膜破坏或中断。溃疡型癌表现为位于胃轮廓以内的溃疡龛影，溃疡边缘不整齐，附近胃壁僵直。浸润型癌表现胃壁僵硬，蠕动和黏膜皱襞消失，胃腔缩窄而不光滑，钡剂排出较快。如整个胃受侵则呈革袋样胃。

X 射线钡餐检查对早期胃癌的确诊率可达89%，但需要应用不同的检查法，包括不同充盈度的投照、黏膜纹显示、控制压力量的加压投照和双重对比等方法。早期胃癌隆起型，在适量钡剂充盈下加压或在中等量充气的双重对比下，能显示出小的充盈缺损。表浅型因有轻度的低洼，可见一小片钡剂积聚或在充盈相呈微小的突出。凹陷型的在加压投照或双重对比时有钡剂积聚，其形态多不规则，邻近黏膜呈杆状中断。

3. 内窥镜检查

由于纤维内窥镜技术的发展和普遍应用，早期胃癌的诊断率和术后 5 年生存率明显提高。现今应用的电子内窥镜，其特点是直径较细，广角前视、高分辨率、高清晰度，包括内窥镜、电视显示和录像，还可摄像。最近又有超声内镜，胃癌可按 5 层回声带的改变来辨别胃癌的浸润深度，甚至能发现胃外淋巴结转移。

胃癌的确诊有待于胃镜进行活组织检查。每次要多挟几处，在四周分点取材，不要集中于一点，以避免漏诊。

4. 血管造影检查（DSA）

胃癌的术前诊断，主要依靠 X 射线双重对比造影及胃镜检查。两者都是通过胃的黏膜来观察、发现病灶，就其定性诊断有较高的敏感性，但做定量诊断则是粗略的，可靠性不大。利用 DSA 进行胃癌的定量诊断技术可清楚地显示肿瘤浸润范围、深度、病灶数量、周围有无侵犯、病灶周围淋巴结及远隔脏器有无转移等情况，可为能否手术切除和切除范围提供影像学依据。陈晓林等报道 11 例手术切除标本的病理改变与 DSA 所见相对照，其符合率为 86.6%。其方法为：①患者仰卧位，常规消毒。②在局部麻醉下采用 Seldinger 法，经右侧股动脉穿刺插管。③分别行腹腔动脉、选择性胃左动脉及脾动脉（DSA）。④使用 45% 泛影葡胺 3 ~ 6 mL/s，总量 12 ~ 13 mL。

胃癌 DSA 所见：①肿瘤供血动脉二级分支以下血管增多、紊乱、迂曲、边缘不整、细不均。②二分支血管呈网状，边缘不整、毛糙。③不规则的肿瘤染色。④造影时见胃腔内有斑点状造影剂外渗，呈雪花状改变。⑤供血动脉主干血管增粗、僵硬、边缘不整呈锯齿状改变。⑥附近淋巴结染色（血管化）增大，肝内有转移灶。

5. 放射免疫导向检查

胃癌根治术成败的关键在于能否在术时确定胃癌在胃壁内的浸润及淋巴结转移的范围，发现可能存在的临床转移灶从而彻底合理地切除，放射免疫导向检查使之成为可能。方法：选用高阳性反应率、高选择性及高亲和力的抗胃癌 McAb3H$_{11}$，将纯化后的 McAb 以 Iodogen 法标记 ^{131}I。将此 ^{131}I - 3H 于术前经胃镜作胃局部多点注射。手术时应用手提式探测器作贴近组织的探测，该探测器的大小为 12.7 ~ 25.4 cm，准直孔径 4 cm，探测的最小分辨距离为 1.8 cm 且有较好的屏蔽性，因此可探及小于 1 mm 的亚临床转移灶如淋巴结和可疑组织。

6. 四环素荧光试验

四环素试验的方法很多，但基本原理都是根据四环素能与癌组织结合这一特点。如四环素进入体内后被胃癌组织所摄取，因而可以在洗胃液的沉淀中找到荧光物质。方法是口服四环素 250 mg，每日 3 次，共 5 天，末次服药后 36 小时洗胃，收集胃冲洗液，离心后的沉渣摊于滤纸上，温室干燥，暗室中用荧光灯观察，有黄色荧光者为阳性。阳性诊断率为 79.5%。

7. 胃液锌离子测定

胃癌患者胃液中锌离子含量较高，胃癌组织内含锌量平均为健康组织含锌量的 2.1 倍。因在胃癌患者胃液内混有脱落的癌细胞，癌细胞锌经过胃酸和酶的作用，使其从蛋白结合状态中游离出来，呈离子状态而混入胃液中，所以胃癌患者的胃液中锌离子含量高。

8. 腹部 CT 检查

CT 检查可显示胃癌累及胃壁向腔内和腔外生长的范围，邻近的解剖关系和有无转移等。胃癌的 CT 表现大多为局限性胃壁增厚（>1 cm）。各型胃癌的 CT 上均可见胃内外缘轮廓不规则，胃和邻近器官之间脂肪层面消失。当观察到小网膜、大网膜、脾门、幽门下区淋巴结肿大时，多提示淋巴道转移。如有肝、肾上腺、肾、卵巢、肺等转移，均可在 CT 上清楚显示。

五、并发症

1. 出血 约5%的患者可发生大出血，表现为呕血和（或）黑便，偶为首发症状。

2. 幽门或贲门梗阻 取决于胃癌的部位。

3. 穿孔 比良性溃疡少见，多发生于幽门前区的溃疡型癌。

六、分期

1. 临床病理分期是选择胃癌合理治疗方案的基本

国际上有关分期甚多，几经修改现今通用的是由国际抗癌联盟（IUCC）公布的 PTNM 分期。P 代表术后病理组织学证实，T 指肿瘤本身，N 指淋巴结转移，M 指远处转移。然后按照肿瘤浸润深度将 T 分为：T_1 不管肿瘤大小，癌灶局限于黏膜或黏膜下层的早期胃癌；T_2 癌灶侵及肌层，病灶不超过 1 个分区的 $1/2$；T_3 肿瘤侵及浆膜或虽未侵及浆膜，但病灶已经超过一个分区的 $1/2$，但未超过 1 个分区；T_4 肿瘤已穿透浆膜或大小已超过 1 个分区。根据淋巴结转移至原发癌边缘的距离，将 N 分为：N_0 无淋巴结转移；N_1 指 <3 cm 内的淋巴结转移；N_2 指 >3 cm 的淋巴结转移，包括胃左动脉、肝总动脉、脾动脉和腹腔动脉周围的淋巴结。M 则分为：M_0，即无远处转移；M_1 有远处转移，包括 12～16 组淋巴结转移。

2. 美国肿瘤联合委员会 AJCC 的 TNM 分类如下

胃癌 TNM 分期

原发肿瘤（T）

T_x　原发肿瘤无法评估

T_0　无原发肿瘤的证据

T_{is}　原位癌：上皮内肿瘤，未侵及固有层

T_1　肿瘤侵犯固有层或黏膜下层

T_2　肿瘤侵犯固有肌层或浆膜下层

T_{2a}　肿瘤侵犯固有肌层

T_{2b}　肿瘤侵犯浆膜下层

T_3　肿瘤穿透浆膜（脏层腹膜）而尚未侵及邻近结构

T_4　肿瘤侵犯邻近结构

区域淋巴结（N）

N_x　区域淋巴结无法评估

N_0　区域淋巴结无转移

N_1　1～6 个区域淋巴结有转移

N_2　7～15 个区域淋巴结有转移

N_3　15 个以上区域淋巴结有转移

远处转移（M）

M_x　远处转移情况无法评估

M_0　无远处转移

M_1　有远处转移

组织学分级（G）

    G_x 分级无法评估

    G_1 高分化

    G_2 中分化

    G_3 低分化

    G_4 未分化

0 期	T_{is}	N_0	M_0
Ⅰ A 期	T_1	N_0	M_0
Ⅰ B 期	T_1	N_1	M_0
	$T_{2a/b}$	N_0	M_0
Ⅱ 期	T_1	N_2	M_0
	$T_{2a/b}$	N_1	M_0
	T_3	N_0	M_0
Ⅲ A 期	$T_{2a/b}$	N_2	M_0
	T_3	N_1	M_0
	T_4	N_0	M_0
Ⅲ B 期	T_3	N_2	M_0
Ⅳ 期	T_4	$N_{1\sim3}$	M_0
	$T_{1\sim3}$	N_3	M_0
	任何 T	任何 N	M_1

七、诊断

    胃癌到了晚期，根据胃痛、上腹肿块、进行性贫血、消瘦等典型症状，诊断并不困难，但治愈可能性已经很小。胃癌的早期诊断是提高治愈率的关键。问题是胃癌的早期症状并不明显，也没有特殊性，容易被患者和医务人员所忽略。为了早期发现胃癌，做到下列两点是重要的：①对于胃癌癌前病变者，如胃酸减少或胃酸缺乏、萎缩性胃炎、胃溃疡、胃息肉等，应定期系统随诊检查，早期积极治疗。②对于 40 岁以上，如以往无胃病史而出现早期消化道症状或已有长期溃疡病史而近来症状明显或有疼痛规律性改变者，切不可轻易视为一般病情，必须进行详细的检查，以做到早期发现。

八、鉴别诊断

1. **胃溃疡** 胃溃疡与溃疡型胃癌常易混淆，应仔细鉴别，以免延误治疗（表 4-1）。

表 4-1 胃溃疡与胃癌鉴别

项目	胃溃疡	胃癌
年龄	好发于 40 岁左右	40~60 岁最常见
病史和症状	病程缓慢，有反复发作史；痛有规律性，抗酸剂可缓解，一般无食欲减退	病程短，发展快，疼痛不规律，持续性加重，食欲减退，乏力，消瘦
体征	无并发症时一般情况良好，上腹部可有轻压痛，无肿块，左锁骨上无肿大淋巴结	短期内出现消瘦、贫血，晚期可表现恶病质，上腹部可扪及包块或腹腔积液及左锁骨上淋巴结肿大

项目	胃溃疡	胃癌
实验室检查	胃酸正常或偏低，查不到癌细胞，大便潜血并发出血时为阳性，治疗后可能转阴性	胃酸减低或缺乏，并可能查到癌细胞，大便潜血常持续阳性
X 射线钡餐检查	胃壁不僵硬，蠕动波可以通过溃疡一般小于 2.5 cm，为圆形或椭圆形龛影，边缘平滑也无充盈缺损	肿瘤处胃壁僵硬、蠕动波中断消失，溃疡面大于 2.5 cm，龛影不规则、边缘不整齐；突出胃腔内肿块可呈充盈缺损
胃镜检查	溃疡呈圆形或椭圆形，边缘光滑、溃疡基底平坦	溃疡多不规则，边缘呈肿块状隆起，有时伴出血糜烂，溃疡底凹凸不平

2. 胃结核　多见于年轻人，病程较长，常伴有肺结核和颈淋巴结核。胃幽门部结核多继发于幽门周围淋巴结核，X 射线钡餐检查显示幽门部不规则充盈缺损。胃镜检查时可见多发性匐行性溃疡，底部色暗、溃疡周围有灰色结节，应当取活检检查确诊。

3. 胃恶性淋巴瘤　胃癌与胃恶性淋巴瘤鉴别很困难，但其鉴别诊断有其一定的重要性。因胃恶性淋巴瘤的预后较胃癌好，所以更应积极争取手术切除。胃恶性淋巴瘤发病的平均年龄较胃癌早，病程较长而全身情况较好，肿瘤的平均体积一般比胃癌大，幽门梗阻和贫血现象都比较少见，结合 X 射线、胃镜及脱落细胞检查可以帮助区别。但有时最后常需要病理检查才能确诊。

4. 胰腺癌　胰腺癌早期症状为持续性上腹部隐痛或不适，病程进展较快，晚期腹痛较剧。自症状发生至就诊时间一般平均 3 ~ 4 个月。食欲减低和消瘦明显，全身情况短期内即可恶化。而胃肠道出血的症状则较少见。

九、治疗

（一）手术治疗

胃癌早期以手术切除为主，手术主要目的是达到 R_0 切除（切缘阴性的完全切除），然而只有 50%的患者能够在首次手术时获得 R_0 切除。在东亚，胃切除联合 D_2 淋巴结清扫术是可根治性胃癌的标准治疗方法。

1. 可切除肿瘤　①T_{is} 或局限于黏膜层（T_{1a}）的肿瘤可考虑内镜下黏膜切除术。②T_{1b} ~ T_3 肿瘤，应切除足够的胃，一般距肿瘤边缘≥5 cm。行远端胃切除术、胃次全切除术或全胃切除术。③T_4 肿瘤，需将累及组织整块切除。④胃切除术需包括区域淋巴结清扫（D_1），推荐行 D_2 式手术，至少切除/检查15 个淋巴结。⑤常规或预防性脾切除并无必要，当脾或脾门处受累时可考虑行脾切除术。⑥部分患者可考虑胃造口术和（或）放置空肠营养管，尤其是进行术后放化疗时。

2. 无法切除肿瘤　对于局部晚期（影像学检查高度怀疑或经活检证实的 3 或 4 级淋巴结转移，或侵犯包绕主要大血管）和远处转移或腹膜种植者，行姑息治疗。①可切除部分胃，即使切缘阳性也可切除。②不需进行淋巴结清扫。③连接近端胃的胃空肠吻合旁路手术可能有助于缓解梗阻症状。④胃造口术和（或）放置空肠营养管。

（二）放射治疗

不论术前放疗、术后辅助放疗或者姑息性放疗均为胃癌治疗中的一部分。术前诱导化疗序贯放化疗可以获得明显的病理学缓解，使患者生存期延长，并有机会接受手术切除。有报道显示，术前同步放化疗与术前化疗相比使3年生存率由27.7%提高至47.4%。D_0/D_1术后患者应采用术后放化疗，D_2术后辅助放化疗是否有益有待探讨。

1. 无法切除的胃癌　单用中等剂量外照射放疗（45～50.4 Gy）作为无法切除的局灶性胃癌的姑息性治疗的效果很小，不能提高生存率。然而，当与5-氟尿嘧啶（5-FU）联合使用时，中等剂量外照射放疗可以提高生存率。Moertel C等对5-FU联合放疗与单独放疗无法切除的局灶性胃癌进行比较，结果显示中位生存期，5-FU联合放疗组为13个月，单独放疗组为6个月；5年生存率，5-FU联合放疗组为12%，单独放疗组为0，说明5-FU联合放疗比单独放疗的生存期和5年生存率有显著提高。一些新类型药物多具有放射增敏性，与放疗合并使用可进一步研究。

2. 可手术的胃癌　有报道对贲门癌术前辅助放疗可改善远期生存，但对远端胃癌术前放疗或放化疗是否获益仍有争议。术前诱导化疗继之放化疗可产生明显的病理缓解和延长生存时间。

3. 术前放化疗　外照射45 Gy，同时持续静脉滴注5-FU，随后行手术，并在术中放疗（10 Gy）可增加缓解率。对于局部胃癌围手术期放化疗也可作为另一种标准治疗方法。数据研究显示，术前诱导化疗继以放化疗可以获得病理学明显缓解，使患者的生存期延长。Stahl M等进行Ⅲ期临床研究，在119例局部晚期胃食管结合部腺癌患者中使用相同的方案（顺铂、氟尿嘧啶和亚叶酸钙）比较术前化疗和同步放化疗的疗效。局部晚期的食管下段或胃食管结合部腺癌患者被随机分为两组：化疗序贯手术组（A组）或化疗序贯同步放化疗序贯手术组（B组）。结果显示，B组在术后经病理检查获得病理学完全缓解（15.6%对2.0%）和淋巴结阴性（64.4%对37.7%）的比例显著较高。术前同步放化疗使得3年生存率也有所提高。目前，术前同步放化疗的临床价值仍不清楚，有待进行更大规模的前瞻性临床试验加以明确。

4. 术后放化疗　推荐用5-FU或卡培他滨加放疗（1类）。每月静脉化疗5-FU+CF给1周期，共5周期，同时于第2、3周期同步放疗45 Gy，可明显降低复发率和延长生存期。

（么国旺）

第四节　胃十二指肠良性肿瘤

胃良性肿瘤少见，占胃肿瘤的1%～5%，而十二指肠良性肿瘤更为少见，占所有小肠肿瘤的9.9%～29.8%。胃十二指肠良性肿瘤按其发生组织的不同可分为二类：来自黏膜的上皮组织，包括息肉或腺瘤；来自胃、十二指肠壁的间叶组织，包括平滑肌瘤、脂肪瘤、纤维瘤以及神经、血管源性肿瘤等，以息肉和平滑肌瘤比较多见，约占全部胃十二指肠肿瘤的40%。

一、息肉

（一）概述

胃十二指肠息肉是一种来源于胃十二指肠黏膜上皮组织的良性肿瘤，发病率占所有良性病变的5%以上。根据息肉的组织发生、病理组织形态、恶性趋势可分为腺瘤性息肉、增生型息肉和炎性纤维样息肉等。

1. 腺瘤性息肉　为真性肿瘤，发病率占息肉的3%～13%，多见于40岁以上男性，60%为单发性，外形常呈球形，部分有蒂或亚蒂，广基无蒂者可占63%，胃腺瘤直径通常在1.0～1.5 cm，部分可增大到4 cm以上，胃窦部多见，腺瘤表面光滑或呈颗粒状，甚至分叶状、桑葚状，色泽可充血变红，位于贲门、幽门区者经常形成糜烂或浅溃疡，息肉之间的黏膜呈现正常。若整个黏膜的腺体普遍肥大，使黏膜皱襞消失而呈现一片肥厚粗糙状，并伴多发性息肉者，称为胃息肉病。

腺瘤虽属良性，但腺上皮有不同程度的异常增生，重度者和早期癌不易鉴别，故称其为交界性病变。依据病理形态可分为管状腺瘤和乳头状腺瘤（或绒毛状腺瘤），前者是由被固有层包绕分支的腺管形成，腺管排列一般较规则，偶见腺体扩张成囊状，腺体被覆单层柱状上皮，细胞排列紧密；后者是由带刷状缘的高柱状上皮细胞被覆分支状含血管的结缔组织索芯组成，构成手指样突起的绒毛，有根与固有层相连。该两型结构可存在于同一息肉内（绒毛管状或乳头管状腺瘤），伴有不同程度异形增生是癌变的先兆。同一腺瘤内亦可发生原位癌乃至浸润癌的变化。息肉性腺瘤的癌变率不一，管状腺瘤的癌变率约为10%，乳头状腺瘤癌变率则可高达50%~70%。息肉直径大于2 cm，息肉表面出现结节、溃疡甚或呈菜花状，息肉较周围黏膜苍白，息肉蒂部宽广，周围黏膜增厚，则常是恶性的征象。

2. 增生性息肉 较常见，约占胃良性息肉的90%。多为单发，无蒂或有蒂，表面光滑，色泽正常或稍红，突出黏膜表面，其表面是分泌黏液的柱状细胞，基质丰富。息肉直径通常<1 cm。常见于胃窦部，是慢性炎症引起黏膜过度增生的结果，该息肉是由增生的胃小凹上皮及固有腺组成，偶可观察到有丝分裂象和细胞的异形增生。间质以慢性炎症性改变为其特点，并含有起源于黏膜肌层的纤维肌肉组织条带，常见于萎缩性胃炎、恶性贫血以及胃黏膜上皮化生患者，其中90%患者胃酸缺乏。增生性息肉的癌变率很低（<5%），极少部分癌变系通过腺瘤样增生或继发性肠化生、异形增生发展而来。随访发现部分增生性息肉患者胃内除息肉外同时存在浸润癌，发生率约为2.3%，值得注意。

3. 炎性纤维样息肉 可能是一种局限形式的嗜酸性胃炎，可为单发或多发，无蒂或蒂很短，也好发于胃窦部。病变突向胃腔，组织学所见为纤维组织、薄壁的血管以及嗜酸细胞、淋巴细胞、组织细胞和浆细胞的黏膜下浸润。其发病机制仍不清楚，可能是一炎性病变的过程。

（二）诊断

大多数胃十二指肠息肉患者无明显临床症状，往往是在X线钡餐检查、胃镜检查或手术尸检标本中偶然发现。息肉生长较大时可出现上腹不适、疼痛、恶心、呕吐，若息肉表面糜烂、出血，可引起呕血和黑便。疼痛多发生于上腹部，为钝痛，无规律性与特征性。位于贲门附近的胃息肉偶可出现咽下困难症状，位于幽门区或十二指肠的较大腺瘤性息肉可有较长的蒂，可滑入幽门口，表现为发作性幽门痉挛或幽门梗阻现象。如滑入后发生充血、水肿、不能自行复位，甚至出现套叠时，部分胃壁可发生绞窄、坏死、甚至穿孔，发生继发性腹膜炎。位于Vater壶腹部肿瘤，可压迫胆管，出现梗阻性黄疸。部分腺瘤性息肉患者往往有慢性胃炎或恶性贫血的表现。大多数患者体格检查无阳性体征。

胃息肉因症状隐匿，临床诊断较为困难。约25%的患者大便潜血试验阳性。大多数息肉可由X线诊断，显示为圆形半透明的充盈缺损，如息肉有蒂时，此充盈缺损的阴影可以移动。无论是腺瘤性息肉还是增生性息肉，胃镜下的活组织检查是判定息肉性质和类型的最常用诊断方法。如息肉表面粗糙，有黏液、渗血或溃疡，提示有继发性炎症或恶变。对于小的息肉，内镜下息肉切除并回收全部息肉送检病理诊断最可靠；对较大的息肉，细胞刷检对判断其良恶性可能亦会有些帮助。较大的胃息肉多是肿瘤样病变，钳夹活检可作为最基本的诊断方法，依据组织学结果决定进一步诊疗方法。有些腺瘤性息肉恶变早期病灶小、浅，很少浸润，而胃镜下取材有局限性，不能反映全部息肉状态而易漏诊。所以对胃息肉患者，即使病理活检是增生性息肉或腺瘤性息肉，均需要在内镜下切除治疗。对于大息肉，镜下切除有困难者需手术治疗。胃息肉患者应行全消化道检查，以排除其他部位息肉的存在，因此类息肉患者更常见结直肠腺瘤。

（三）治疗

内镜下切除息肉是治疗胃息肉的首选方法。随着内镜技术的发展和广泛应用，镜下处理胃十二指肠息肉已普遍开展，且方法较多。开腹手术的适应证：未能明确为良性病变的直径大于 2 cm 的有蒂息肉；直径大于 2 cm 的粗蒂或无蒂息肉；息肉伴周围胃壁增厚；不能用内镜圈套器或烧灼法全部安全切除的息肉；内镜下切除标本的组织学检查结果为侵袭性恶性肿瘤。手术切除包括息肉周围一些正常组织。如果发现浸润癌或息肉数量较多时，可行胃大部切除。

二、平滑肌瘤

（一）概述

胃十二指肠平滑肌瘤是最常见的起源于中胚层组织的良性肿瘤。胃平滑肌瘤占有临床症状的胃部病变的 0.3%，占全部胃肿瘤的 3%，占全部胃良性肿瘤的 23.6%。本病多见于中年人，男女发病率之比为 1.3 ∶ 1。

对胃平滑肌瘤的组织来源目前仍有争议，最近随着电镜和免疫组化技术的应用，有些作者提出部分平滑肌瘤来自胃肠道肌间神经丛神经膜细胞或来自未分化的间叶细胞的观点。平滑肌瘤早期位于胃十二指肠壁内，随着不断的扩展，肿瘤可突入腔内成为黏膜下肿块（内生型），或向壁外发展成为浆膜下肿块（外生型），前者为常见的形式。偶有呈哑铃状肿瘤而累及黏膜下和浆膜下者。胃平滑肌瘤可发生于胃的任何部位，但以胃体部（40%）常见，其次为胃底、胃窦、贲门。有 2.1% 胃平滑肌瘤可发生恶变，十二指肠平滑肌瘤 5% ~ 20% 可发生恶变。平滑肌瘤表面光滑，或呈分叶状，没有包膜，在其边缘的肿瘤细胞与周围的胃壁细胞互相混合，易与恶性平滑肌瘤混淆。多形性细胞和有丝分裂象的存在提示为恶性病变，但决定恶性的唯一结论性证据是肿瘤的转移和胃内浸润性生长。所有胃平滑肌瘤应该怀疑恶性可能，直到随时间和行为表现提供了相反的证据。

（二）诊断

胃平滑肌瘤的临床表现差异较大，决定于肿瘤的大小、部位、发展形势。肿瘤小者可无症状，较大的向胃腔内生长的肿瘤可引起上腹部压迫感、饱胀和牵拉性疼痛。肿块伴有黏膜糜烂、溃疡者可导致反复上消化道出血，并可致缺铁性贫血。有的患者以呕血为首发症状，且呕血量较大，也有以消化不良或单纯黑便为症状者。20% 的胃平滑肌瘤位于幽门附近，但位于幽门部巨大平滑肌瘤，偶可引起梗阻症状。发生于胃大弯向胃外生长的肿瘤，有时可以在上腹部触及肿块。

当胃平滑肌瘤肿块较小时缺乏临床症状，晚期并发溃疡时又易误诊为消化性溃疡或胃癌。文献报道其诊断符合率仅为 21.1% ~ 42.9%。目前主要借助于 X 线和胃镜检查进行诊断。胃平滑肌瘤 X 线表现为突入胃腔内的球形或半球形肿物，边线光滑规整，界限清楚，多形成一个孤立的充盈缺损，胃壁柔软，周围正常黏膜可直接延伸到肿物表面，形成所谓的"桥形皱襞"。并发溃疡者肿物表面可形成典型的龛影，常较深，周围无黏膜聚集现象。腔外型平滑肌瘤由于肿瘤的牵拉和压迫，胃壁可有局限性凹陷，黏膜皱襞展开，或呈外在压迫样缺损。哑铃型平滑肌瘤，肿块向腔内外生长，既可见到胃内光滑块影，胃又有不同程度的受压及黏膜展平。但 X 线检查不能确定肿瘤的性质。通常胃镜由于取材表浅，对黏膜下肿瘤的确诊率不足 50%。超声内镜检查有助于胃平滑肌瘤的诊断，CT 及 MRI 亦有帮助。

（三）治疗

胃平滑肌瘤的治疗以手术为主，切除范围应包括肿瘤周围 2~3 cm 的胃壁，肿瘤摘除手术是不恰当的治疗方法。切除标本必须送冰冻切片检查，如诊断为恶性，宜扩大切除范围或做胃大部切除术。

三、其他较少见的良性肿瘤

（一）神经纤维瘤及纤维瘤

多位于胃幽门侧近小弯部分，为多发性，一般比平滑肌瘤小，可带蒂而突入至胃腔内，也可以无蒂而位于胃壁黏膜下或浆膜下。生长缓慢，也可发生浅在的黏膜溃疡而有慢性小量出血。神经纤维瘤可恶化为肉瘤，也可并有全身性的神经纤维瘤病。

（二）脂肪瘤

多为单发，带蒂或无蒂，多数位于黏膜下，好发于胃幽门侧。肿瘤一般呈分叶状，大小不等。可发生黏膜溃疡，但多数无症状。

（三）血管瘤

可分为毛细血管瘤和海绵状血管瘤两种，前者色红，后者色青。一旦伴发黏膜溃疡，则引起出血和慢性贫血。

（四）畸胎瘤

胃畸胎瘤是一种少见的多发生于男性婴幼儿的一种良性肿瘤，由多种组织组成，为囊性或实质性，既可向胃内生长，也可向胃外生长，其发病率占畸胎瘤的 1% 以下。

（么国旺）

第五节　十二指肠憩室

一、概述

（一）病因

憩室形成的基本原因是十二指肠肠壁的局限性薄弱和肠腔内压力升高。肠壁薄弱的原因可能为先天性肌层发育不全或缺乏内在的肌肉紧张力或随年龄增加，肠壁肌层发生退行性变。憩室也与十二指肠的特殊性有关。特别在乏特（vater）壶腹周围，如胆管、胰管、血管穿过处，肠壁较易有缺陷，憩室也多发生在这些部位。憩室形成与肠腔内压长期增高有关。至于肠内压增高的机制尚不完全清楚。另外，憩室形成还可能与肠外病变所形成粘连牵扯、肠脂垂的脂肪积聚过多、局部神经学营养障碍等因素有关。

（二）病理

十二指肠憩室可分为原发性和继发性两种。原发性憩室又称先天性或真性憩室，憩室壁的结构与肠壁完全相同，含有黏膜、黏膜下层和浆肌层等肠壁的全层结构。憩室在出生时即存在，显然是一种先天性发育异常。

继发性憩室又称后天性或假性憩室，憩室形成初期，憩室可能含有肌层，随着憩室增大，肌层逐渐消失，使憩室壁仅有黏膜、黏膜下肌层和浆膜层。憩室大多为单个，约占 90%，但 10% 患者同时有两个以上憩室或胃肠道其他部分（如胃、空肠、结肠）也有憩室存在。

60% ~70% 憩室发生在十二指肠降部，其中多半集中在乳头附近 2.5 cm 以内，称为乳头旁憩室；其次为第 3 及第 4 段（水平部及上升部），占 20% ~30%；十二指肠第一段真性憩室很少见。

另有一类所谓十二指肠腔内憩室，向肠腔内突出，内外两面均有黏膜覆盖，并开口与十二指肠腔相通。此类憩室少见，实际上是肠管畸形，与前述的憩室性质不同，但也可以引起类似前述憩室的症状和并发症，在外科处理上，原则相同。

二、诊断

（一）并发症

1. 憩室炎　肠内容物潴留在憩室内，可能因排空不畅，经常刺激其内壁而发生急性或慢性炎症，或者引起憩室周围炎、十二指肠炎或胆管炎等。患者常有饱胀感或不适感，或有右上腹疼痛，并向背部放射，可伴有恶心，呕吐甚至呕血，若壶腹区憩室炎亦可引起黄疸。查体在右上腹有压痛，其压痛点可低于胆囊压痛点。症状常在饱食后出现或加剧，呕吐后能缓解。

严重的憩室炎可引起坏疽、穿孔或腹膜炎，也可因黏膜溃疡侵蚀小动脉而引起大出血。

2. 梗阻　十二指肠肠腔外或肠腔内憩室膨胀时均可压迫十二指肠，引起部分梗阻。位于十二指肠乳头附近的憩室也可压迫胆总管或胰管，引起继发性的胆管或胰腺的病变。有报告憩室可压迫胰腺导管引起阻塞，导致胰腺坏死；还有报道 81 例胆总管梗阻而施行胆总管十二指肠吻合术中，29 例由十二指肠憩室所致，其中壶腹乳头开口于憩室中有 10 例，憩室口在壶腹乳头开口周围 1 cm 以内者 17 例。

3. 结石　憩室内形成胆石和粪石较为多见，由于十二指肠憩室反复引起逆行性胆总管感染，造成胆总管下段结石。

4. 肿瘤并存　少数憩室壁内可生长腺癌、肌瘤、肉瘤或憩室壁癌变应引起重视。

（二）临床表现与诊断

85% ~90% 的十二指肠憩室通常无任何症状，所以常在 X 线钡餐检查时或手术探查中偶尔发现。十二指肠憩室没有典型的临床表现，所发生的症状多是因并发症而引起，其诊断只有依靠胃肠钡餐检查。一些较小而隐蔽的憩室，尚需在低张十二指肠造影时始能发现。

上腹部饱胀是较常见的症状，伴有嗳气和隐痛。疼痛无规律性，制酸药物也不能使之缓解。恶心和呕吐也常见。当憩室内充满食物而呈膨胀时，可压迫十二指肠而出现部分梗阻症状。呕吐物初为胃内容物，其后为胆汁，甚至可混有血液，呕吐后症状可缓解。憩室内潴留的食物腐败或感染后可引起腹泻。

憩室并发溃疡或出血时，则分别出现类似溃疡病的症状或便血。憩室压迫胆总管或胰腺管开口时，更可引起胆管炎、胰腺炎或梗阻性黄疸。憩室穿孔后，呈现腹膜炎症状或腹膜后严重感染。

（三）鉴别诊断

由于本病常无临床表现，即使出现症状，也缺乏特异性。确诊有赖于胃肠钡餐和内镜检查。常规上消化道钡餐 X 线发现率仅 2.4% ~3.8%，而低张造影可提高 13 倍，十二指肠内镜加胰胆管造影憩室的发现率达 11.6%（60/516），乳头旁憩室大部分是在 ERCP 时发现。发现十二指肠憩室存在，是否是患者症状的原因，仍需全面分析，警惕把检查中无意发现的十二指肠憩室作为"替罪羊"而遗漏引起症状的真正病因，并需与溃疡病、慢性胃炎、慢性胆囊炎和慢性胰腺炎相鉴别。

三、治疗

1. 治疗原则

没有症状的十二指肠憩室无须治疗，更禁忌外科手术。有一定的临床症状而无其他的病变存在时，应先采用内科治疗，包括饮食的调节、制酸剂、解痉药、应用抗生素等，并可采取侧卧位或更换各种不同的姿势，以帮助憩室内积食的排空。由于憩室多位于十二指肠第二部内侧壁，甚或埋藏在胰腺组织内，手术切除比较困难，故仅在内科治疗无效并屡发憩室炎、出血或压迫邻近脏器时才考虑手术治疗。

2. 手术治疗

（1）手术指征：①十二指肠憩室有潴留症状，钡餐进入憩室 6 小时后仍不能排空，且伴有疼痛者或出现十二指肠压迫梗阻症状者。②憩室坏疽或穿孔，出现腹膜炎或腹腔后蜂窝织炎及脓肿形成者。③憩室出现危及生命的大出血者。④经内科系统治疗无效或效果不稳定，仍有疼痛或反复出血或影响工作和生活者。⑤憩室直径 > 2 cm，有压迫附近器官（如胆管、胰管等）的症状者。⑥憩室伴有肿瘤，性质不能确定者。

（2）手术方法：原则上以单纯憩室切除术最为理想，并治疗憩室的并发症，同时要求避免误伤胆总管和胰管，以及预防发生术后十二指肠瘘和胰腺炎。

手术时寻找憩室十分重要，憩室多位于胰腺后方或包围在胰腺组织内，术中可能不易发现憩室。手术前服少量钡剂，手术时注射空气至十二指肠内或切开肠壁用手指探查寻找憩室开口，可帮助确定憩室的部位。

十二指肠降部外侧和横部、升部的憩室，手术较为简单。憩室较小者可单作内翻术，颈部缝合结扎，既可避免肠瘘的并发症，也不致造成肠腔梗阻。有炎症、溃疡、结石的憩室以及大的憩室，以切除为宜，憩室切除后，应与肠曲的长轴相垂直的方向内翻缝合肠壁切口，以免发生肠腔狭窄。手术的主要并发症为十二指肠瘘。因此，术中可将鼻胃管放置于十二指肠内，术后持续减压数日；必要时，憩室切除部位可放置引流物。憩室的另一种切除方法是在切开十二指肠后，用纱布填塞憩室腔内，然后将憩室内黏膜层完全剥除，再将肠壁黏膜缝合，此法如能成功可以避免缝合部位肠瘘的形成。

1）在十二指肠降部外侧切开腹膜，游离十二指肠并向内侧牵开，暴露憩室。

2）憩室切除后，横形（即与肠曲长轴相垂直的方向）内翻缝合肠壁切口十二指肠乳头旁憩室的切除难度较大，有损伤胆总管和胰管的可能，损伤后并发胆瘘、胰瘘，较为严重。但如有胆管、胰腺疾病并发存在，又必须切除憩室，比较安全的方法是经十二指肠作胆总管括约肌切开成形术，胆总管和胰管内放置支架，再切除憩室，术后保持胆管和胰管的引流通畅。但有时胆管胰管开口于憩室腔内，切除憩室需要切断和移植胆管和胰管，操作技术上很困难，术后发生胆瘘胰瘘的可能性较大。若同时存在多个憩室并遇有显露、切除憩室困难时，可采用改道手术，即行 Billroth Ⅱ 式胃部分切除术。

憩室穿孔必须及早进行手术，术中如发现十二指肠旁腹膜后有炎性水肿、胆汁黄染或积气，即应考虑憩室穿孔的可能。此时须切开十二指肠侧腹膜，将肠管向左侧翻转，可发现穿孔的憩室和脓性渗液，如全身或局部条件许可，可做憩室切除，腹膜后放置引流物，否则可将导管插入十二指肠内做减压性的造口，并做空肠造口以供给营养，或缝合幽门做胃空肠吻合术。憩室溃疡出血，可按单纯性憩室予以切除。

（么国旺）

— 69 —

第六节 消化性溃疡

一、概述

消化性溃疡指穿透至黏膜肌层的胃十二指肠黏膜的局限性损伤，包括胃溃疡与十二指肠溃疡。因溃疡的形成与胃酸、胃蛋白酶的消化作用有关而得名。其病因与发病机制尚未完全明了，一般认为与胃酸、胃蛋白酶、感染、遗传、体质、环境、饮食、神经精神因素等有关，十余年来研究证明幽门螺杆菌是消化性溃疡的主要病因。消化性溃疡是人类常见疾病，我国20世纪50年代发病率达到高峰，以男性十二指肠溃疡多见，20世纪70年代以后发病率有下降趋势。

二、诊断

（一）病史

1. 长期反复发作的上腹痛，病史可达数月至数年，多有发作与缓解交替的周期性，因溃疡与胃酸刺激有关，故疼痛可呈节律性。胃溃疡多在餐后半小时左右出现，持续1~2小时。十二指肠溃疡疼痛多在餐后2~3小时出现，进食后可缓解。胃溃疡的疼痛部位一般在上腹剑突下正中或偏左，十二指肠溃疡疼痛位于上腹正中或偏右。疼痛性质因个体差异不同可描述为饥饿不适、钝痛、烧灼样疼痛、刺痛等。

2. 可伴有其他消化道症状，如嗳气、反酸、胸骨后灼痛、恶心、呕吐。

3. 频繁的呕吐、腹胀、消瘦等提示球部或幽门部溃疡引起幽门梗阻；溃疡侵蚀基底血管可出现黑便或呕血。

4. 出现剧烈腹痛并有腹膜炎症状往往提示溃疡穿孔。

（二）体格检查

1. 本病在缓解期多无明显体征，溃疡活动期可在剑突下有固定而局限的压痛。

2. 当溃疡穿孔时大多可迅速引起弥漫性腹膜炎，腹壁呈板样硬，有压痛与反跳痛，肝浊音界消失。

（三）辅助检查

1. 常规检查

（1）Hp检测：Hp检测已成为消化性溃疡的常规检查项目，方法有二，侵入性方法为胃镜下取样做快速尿素酶试验，聚合酶链式反应（PCR）或涂片染色等；非侵入性方法为呼气采样检测，此方法方便、灵敏，常用的有^{14}C或^{13}C呼气试验。

（2）上消化道钡餐：溃疡在X线钡餐时的征象有直接与间接两种，直接征象为龛影，具有确诊价值；间接征象包括局部压痛、大弯侧痉挛切迹、十二指肠激惹、球部变形等，间接征象仅提示有溃疡。

（3）胃镜：胃镜检查可明确溃疡与分期，并可做组织活检与Hp检测。内镜下溃疡可分为活动期（A）、愈合期（H）和瘢痕期（S）三种类型。

2. 其他检查

（1）胃液分析：胃溃疡患者胃酸分泌正常或稍低于正常。十二指肠溃疡患者多增高，以夜间及空腹时更明显。但因其检查值与正常人波动范畴有互相重叠，故对诊断溃疡价值不高，目前仅用于促胃液素瘤的辅助诊断。

（2）促胃液素测定：溃疡时血清促胃液素可增高，但诊断意义不大，不列为常规，但可作为促胃液素瘤的诊断依据。

（四）诊断

1. 诊断要点

（1）典型的节律性、周期性上腹疼痛，呈慢性过程，少则数年，多则十几年或更长。

（2）大便隐血试验：溃疡活动时可为阳性。

（3）X 线钡餐检查：龛影为 X 线诊断溃疡最直接征象，间接征象为压痛、激惹及大弯侧痉挛切迹。

（4）胃镜检查与黏膜活组织检查：可鉴别溃疡的良、恶性。胃镜下溃疡多呈圆形或椭圆形，一般小于 2 cm，边缘光滑，底平整，覆有白苔或灰白苔，周围黏膜充血水肿，有时可见皱襞向溃疡集中。

2. 诊治流程 见图 4 - 1。

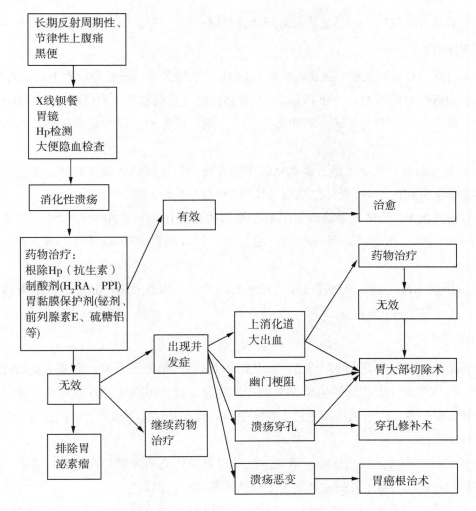

图 4 - 1 胃十二指肠溃疡诊治流程

（五）鉴别诊断

1. 慢性胆囊炎、胆石症　疼痛位于右上腹，常放射至右肩背部，可伴有发热、黄疸等，疼痛与进食油腻食物有关。B超可以作出诊断。

2. 胃癌　胃溃疡在症状上难与胃癌作出鉴别，X线钡餐检查胃癌的龛影在胃腔内，而胃溃疡的龛影在胃壁内，边缘不整，呈结节状；一般良性溃疡的龛影 <2 cm。胃镜下组织活检是诊断的主要依据。

3. 功能性消化不良　症状酷似消化性溃疡，多见于年轻女性，X线钡餐与胃镜无溃疡征象。

4. 促胃液素瘤　即 Zollinger – Ellison 综合征，为胰非 B 细胞瘤，可分泌大量促胃液素，使消化道处于高胃酸环境，产生顽固性多发溃疡或异位溃疡，胃大部切除后仍可复发。血清促胃液素测定 >200 ng/L。

三、治疗

消化性溃疡治疗的主要目的是消除症状、愈合溃疡、防止复发和避免并发症。

（一）一般治疗

饮食定时，避免过饱过饥、过热过冷及有刺激性食物；急性期症状严重时可进流汁或半流质。

（二）药物治疗

1. 根除 Hp 治疗　目前尚无单一药物能有效根治 Hp。根除方案一般分为以质子泵抵制剂（PPI）为基础和胶体铋剂为基础方案两类。一种 PPI 或一种胶体铋加上克拉霉素、阿莫西林、甲硝唑 3 种抗生素中的 2 种组成三联疗法，疗程为 7 天。若根治 Hp 1～2 周不明显时，应考虑继续使用抵制胃酸药物治疗 2～4 周。

2. 抑制胃酸分泌药物　氢氧化铝、氢氧化镁等复方制剂对缓解症状效果较好，仅用于止痛时的辅助治疗。目前临床上常用的是 H2 受体拮抗剂（H2RA）与 PPI 两大类。

H2RA 能与壁细胞 H2 受体竞争结合，阻断壁细胞的泌酸作用，常用的有两种：西咪替丁，每日剂量 800 mg（400 mg，2 次/天）；另一种为雷尼替丁，每日剂量 300 mg（150 mg，2 次/天），疗程均为 4～6 周。

3. 胃黏膜保护剂　胃黏膜保护剂有三种，分别为硫糖铝、枸橼酸铋钾和前列腺素类药物（如米索前列醇）。

（三）手术治疗

消化性溃疡随着 H2RA 与 PPI 的广泛使用以及根除 Hp 治疗措施的普及，需要手术治疗的溃疡病患者已越来越少，约90%的十二指肠溃疡及50%的胃溃疡患者经内科有效治疗后好转。所需手术干预的病例仅限少数并发症患者。手术适应证为：①溃疡急性穿孔；②溃疡大出血；③瘢痕性幽门梗阻；④顽固性溃疡；⑤溃疡癌变。

1. 手术方式　胃、十二指肠溃疡的手术目的是针对胃酸过高而采取相应措施，目前，手术方式主要有两种，一种是胃大部切除术，另一种是迷走神经切断术。

（1）胃大部切除术：为我国目前治疗消化性溃疡最为广泛的手术方式，切除范围包括胃体大部、胃窦、幽门和部分十二指肠球部，占全胃的 2/3～3/4，从而达到抑酸的效果（图 4－2）。切除胃大部后的胃肠道吻合方法常用的是毕罗Ⅰ式和毕罗Ⅱ式。

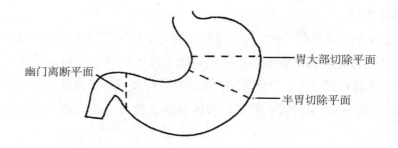

图 4-2　胃切除范围标志

1）毕罗Ⅰ式：特点是胃大部切除以后将残胃与十二指肠断端进行吻合。这种吻合方式接近正常生理状态，术后并发症较少，且胆汁反流不多于幽门成形术，近年来多主张在条件允许时采用此种吻合方式（图 4-3）。

2）毕罗Ⅱ式：特点是胃大部切除后将十二指肠残端关闭，将胃残端与空肠上端吻合。其优点是可切除足够体积的胃而不致吻合口张力过大。同时，即使十二指肠溃疡不能切除也可因溃疡旷置而愈合（图 4-4）。

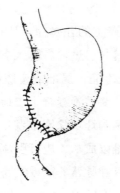 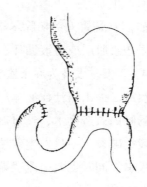

图 4-3　毕罗Ⅰ式吻合　　　　　　　图 4-4　毕罗Ⅱ式吻合

（2）迷走神经切断术：迷走神经切断后胃酸的神经分泌相消失，体液相受到抵制，胃酸分泌减少，从而达到治愈溃疡的目的。

1）迷走神经干切断术：约在食管裂孔水平，将左右两支腹迷走神经干分离后切除 5~6 cm，以免再生。根据情况，再行胃空肠吻合或幽门成形术。由于腹迷走神经干尚有管理肝、胆、胰、肠的分支，均遭到不必要的切断，造成上述器官功能紊乱。胃张力及蠕动随之减退，胃排空迟缓，胃内容物潴留，故需加做幽门成形术。此外可产生顽固性腹泻，可能和食物长期潴留，腐败引起肠炎有关。迷走神经干切断术因缺点多，目前临床上很少应用。

2）选择性迷走神经切断术：将胃左迷走神经分离清楚在肝支下切断，同样胃右迷走神经分离出腹腔支下，加以切断，从而避免了发生其他器官功能紊乱。为了解决胃潴留问题，则需加胃引流术，常用的引流术有幽门成形术、胃窦部或半胃切除，再行胃十二指肠或胃空肠吻合术。

3）选择性胃迷走神经切断术：是迷走神经切断术的一大改进，目前国内外广泛应用。但此法也还存在不少问题，如由于迷走神经解剖上的变异，切断迷走神经常不完善，有可能神经再生，仍有不少溃疡复发。加以胃窦部或半胃切除时，虽有着更加减少胃酸分泌的优点，但也带来了胃切除术后的各种并发症。因此该术式亦非理想。

4）高选择性胃迷走神经切断术：此法仅切断胃近端支配胃体、胃底的壁细胞的迷走神经，而保留胃窦部的迷走神经，因而也称为胃壁细胞迷走神经切断术或近端胃迷走神经切断术。手术时在距幽门5~7 cm 的胃小弯处，可以看到沿胃小弯下行的胃迷走神经前支入胃窦部的扇状终末支（鸦爪）作为定位标志，将食管下端5~7 cm 范围内进入胃底、胃体的迷走神经一一切断，保留进入胃窦部的扇状终末支。

高选择性胃迷走神经切断术的优点在于消除了神经性胃酸分泌，消除了溃疡病复发的主要因素；保留胃窦部的张力和蠕动，无须附加引流术；保留了幽门括约肌的功能，减少胆汁反流和倾倒综合征的发生机会；保留了胃的正常容积，不影响进食量；手术简单安全。

2. 并发症

（1）术后胃出血：胃大部切除术后，一般在24 小时以内，可从胃管引流出少量暗红色或咖啡色血性内容物，多为术中残留胃内的血液或胃肠吻合创伤面少量渗出引起。如短期内自胃管引流出较大量的血液，尤其是鲜血，甚至呕血、黑便或出现出血性休克，是由切端或吻合口有小血管结扎、缝合不彻底所致。术后4~6 天出血，多因缝合过紧吻合口黏膜坏死脱落引起；严重的早期出血，如量大，甚至发生休克，需要果断再次探查止血。

（2）十二指肠残端破裂：是胃大部切除术毕罗Ⅱ式中最严重的并发症，死亡率很高，约15%。多因处理十二指肠球部时损伤浆肌层或血液循环；或残端缝合过紧、过稀。输入空肠襻梗阻亦可致残端破裂，一般多发生在术后4~7 天。表现为右上腹突然发生剧烈疼痛，局部或全腹明显压痛、反跳痛、腹肌紧张等腹膜炎症状，腹穿可抽出胆汁样液体。预防方法是：要妥善缝合十二指肠残端，残端缝合有困难者，可插管至十二指肠腔内做造瘘术，外覆盖大网膜。溃疡病灶切除困难者，选择病灶旷置胃大部切除术式，避免十二指肠残端破裂。一旦发生残端破裂，修补难以成功，应行引流术，在十二指肠残端处放置双腔套管持续负压吸引，同时也要引流残端周围腹腔。以静脉营养法或空肠造瘘来营养支持。

（3）胃肠吻合口破裂或瘘：多发生在术后5~7 天，如在术后1~2 天内发生，则可能是吻合技术的问题。一般原因有缝合不当、吻合口存在张力、局部组织水肿或低蛋白血症等所致组织愈合不良。胃肠吻合口破裂常引起严重的腹膜炎，需及时手术进行修补，术后要保持胃肠减压，加强营养支持。

（4）吻合口梗阻：发生率为1%~5%，主要表现为进食后上腹胀痛、呕吐，呕吐物为食物，多无胆汁。梗阻多因手术时吻合口过小，或缝合时胃肠壁内翻过多，吻合口黏膜炎症水肿所致。前两种原因造成的梗阻多为持续性的，不能自行好转。需再次手术扩大吻合口或重新做胃空肠吻合。黏膜炎症水肿造成的梗阻为暂时性的，经过适当的非手术治疗症状可自行消失。梗阻性质一时不易确诊，先采用非手术疗法，暂时停止进食，行胃肠减压，静脉输液，保持水电解质平衡和营养；若因黏膜炎症水肿引起的梗阻，往往数日内即可改善。经两周非手术治疗仍有进食后腹胀、呕吐现象，应考虑手术治疗。

（5）输入空肠襻梗阻：在毕罗Ⅱ式手术后，如输入空肠襻在吻合处形成锐角或输入空肠襻过长发生曲折，使输入空肠襻内的胆汁、胰液、肠液等不易排出，将在空肠内发生潴留而形成梗阻。输入空肠段内液体潴留到一定量时，强烈的肠蠕动克服了一时性的梗阻，将潴留物大量排入残胃内，引起恶心、呕吐。表现为进食后15~30 分钟，上腹饱胀，轻者恶心，重者呕吐，呕吐物主要是胆汁，一般不含食物，呕吐后患者感觉症状减轻而舒适。多数患者术后数周症状逐渐减轻而自愈，少数症状严重持续不减轻者需手术治疗，行输入和输出空肠襻之间侧侧吻合术。

在结肠前近端空肠对胃小弯的术式，如近端空肠过短，肠系膜牵拉过紧，形成索带压迫近端空肠，使被压迫的十二指肠和空肠成两端闭合肠襻，且可影响肠壁的血运，而发生坏死。有时过长的输入空肠襻，穿过空肠系膜与横结肠之间的孔隙，形成内疝，也可发生绞窄。主要表现为上腹部疼痛、呕吐，呕吐物不含胆汁，有时偏右上腹可触及包块。这一类梗阻容易发展成绞窄，应及早手术治疗。

（6）输出空肠襻梗阻：输出空肠襻梗阻多为大网膜炎性包块压迫或肠襻粘连成锐角所致。在结肠后吻合时，横结肠系膜的孔未固定在残胃壁上，而因束着空肠造成梗阻。主要表现为呕吐，呕吐物为食物和胆汁。确诊应借助于钡餐检查，以示梗阻的部位。症状严重而持续，应手术治疗以解除梗阻。

（7）倾倒综合征：倾倒综合征是胃大部分切除术后比较常见的并发症。在毕罗Ⅱ式吻合法中发生概率更高。根据症状在术后和进食后发生的迟早，临床上将倾倒综合征分为早期倾倒综合征和晚期倾倒综合征两类。这两种表现不同、性质各异的倾倒综合征，有时同时存在，致临床表现混淆不清。

1）早期倾倒综合征：表现为进食后上腹胀闷、心悸、出汗、头晕、呕吐及肠鸣、腹泻等。患者面色苍白、脉搏加速、血压稍增高。上述症状经平卧30～45分钟即可自行好转消失，如患者平卧位进食则往往不发生倾倒症状。症状的发生与食物的性质和量有关，进甜食及牛奶易引起症状，过量进食往往引起症状发作。原因尚不十分清楚，但根据临床表现，一般认为早期倾倒综合征的原因有两种：一是残胃缺乏固定，进食过量后，胃肠韧带或系膜受到牵拉，因而刺激腹腔神经丛引起症状，即机械因素；二是大量高渗食物进入空肠后，在短期内可以吸收大量的液体，致使血容量减少，即渗透压改变因素。

2）晚期倾倒综合征：性质与早期综合征不同，一般都发生在手术后半年左右，而多在食后2～3小时发作，表现为无力、出汗、饥饿感、嗜睡、眩晕等。发生的原因是食物过快地进入空肠内，葡萄糖迅速被吸收，血糖过度增高，刺激胰腺产生过多胰岛素，继而发生低血糖现象，故又称低血糖综合征。

预防倾倒综合征的发生，一般认为手术时胃切除不要过多，残胃适当固定，胃肠吻合口不要太大。术后早期应少食多餐，使胃肠逐渐适应。一旦出现症状多数经调节饮食，症状逐渐减轻或消失。极少数患者症状严重而经非手术治疗持续多年不改善者，可考虑再次手术治疗，行胃肠吻合口缩小术，或毕罗Ⅱ改为毕罗Ⅰ式，或行空肠代胃、空肠、十二指肠吻合术。

（8）吻合口溃疡：吻合口溃疡是胃大部切除术后常见的远期并发症。多数发生在十二指肠溃疡术后。吻合口溃疡的原因与原发溃疡相似，80%～90%的吻合口溃疡者存在胃酸过高现象。症状与原发溃疡病相似，但疼痛的规律性不明显，在上腹吻合口部位有压痛。吻合口溃疡一旦形成，易发生出血、穿孔。预防措施有避免做单纯胃空肠吻合；胃大部切除时胃切除要足够，应争取做胃十二指肠吻合。吻合口溃疡一般主张采用手术治疗，手术方法是再次行胃大部切除或同时做迷走神经切断术。

（9）碱性反流性胃炎：碱性反流性胃炎常发生于毕罗Ⅱ式胃大部切除术后1～2年。由于胆汁、胰液反流，胆盐破坏了胃黏膜对氢离子的屏障作用，使胃液中的氢离子逆流弥散于胃黏膜细胞内，从而引起胃黏膜炎症、糜烂，甚至形成溃疡。表现为上腹部持续性烧灼痛，进食后症状加重，服抗酸药物后无效；胆汁性呕吐，呕吐后症状不减轻，胃液分析胃酸缺乏；食欲差，体重减轻，因长期少量出血而导致贫血。这一并发症非手术治疗效果不佳。症状严重应考虑手术治疗。手术可改行 Roux – en – Y 吻合，以免胆汁反流入残胃内，同时加做迷走神经切断术以防术后吻合口溃疡发生。

（10）营养障碍：胃是容纳食物并进行机械的和化学的消化场所。食物因胃的运动而与酸性胃液混合成食糜，其蛋白质也在酸性基质中经胃蛋白酶进行消化，食物中的铁质也在胃内转变为亚铁状态以便吸收。当胃大部切除术后，少数患者可能出现消瘦、贫血等营养障碍。

四、预后

十二指肠溃疡在行迷走神经切断+胃窦切除后的复发率为 0.8%，较其他术式显著更低，是其主要优点，特别是对有严重溃疡体质而耐受力好的患者。少数病例术后复发，主要是因迷走神经切断术做得不完全或者是促胃液素瘤所致。

十二指肠溃疡在行迷走神经切断+胃引流术后的平均复发率为 80% 左右，是其主要缺点。用高选迷走切断治疗十二指肠溃疡的复发率为 5%~10%。十二指肠溃疡行胃大部切除术而不加做迷走神经切断术者的复发率约为 5%~6%，术后并发症较多。用简单的胃空肠吻合术来治疗十二指肠溃疡现已废弃，因复发率可达 40%。

胃溃疡做单纯胃窦切除的复发率约为 2%。如有复合溃疡，应做胃大部切除。

随着 PPI 的广泛应用，溃疡复发率已明显减少并可控制。

五、最新进展

大多数消化性溃疡经非手术疗法患者可获得治愈，尤其是 20 世纪 80 年代以后，随着 H2 受体阻断剂、PPI 以及清除幽门螺杆菌药物的广泛应用，溃疡病的手术治疗在大幅减少。顽固性十二指肠溃疡的手术例数目前降低了大约 62%。溃疡病需要外科手术治疗的仅限于其并发症。因此，应当结合患者具体情况，严格、正确地掌握消化性溃疡手术治疗适应证。

随着微创技术的发展，腹腔镜下消化性溃疡的手术现已基本成熟，溃疡穿孔修补术、迷走神经切断术、胃大部切除术等均可在腹腔镜下完成。因其创伤小、恢复快、疼痛轻等优点已逐渐为广大病患所接受。

（么国旺）

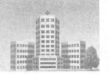

第五章 小肠疾病

第一节 克罗恩病

一、概述

克罗恩病病变可以侵及食管至肛门整个消化道，但以末端回肠、结肠及肛门较为常见。1932 年，Crohn 首先报道本病为回肠末端的炎症性病变，称为"局限性回肠炎"，以后该病称为克罗恩病（CD）。克罗恩病在欧美国家报道较多，其发病率约为溃疡性结肠炎的一半，在女性中发生率较高。与溃疡性结肠炎一样，克罗恩病的发病机制不明，可能与心理因素、感染因素、免疫因素等有关。

二、病因

1. 感染因素　克罗恩病患者具有特征性非干酪化肉芽肿，这使得研究者们从细菌学研究角度去寻找致病的感染因素，但迄今未能肯定引起 CD 的致病因素。各种病毒和细菌病原体曾被认为可传播克罗恩病，仅两种分枝杆菌接近符合要求，副结核分枝杆菌可引起反刍动物肉芽肿性回肠炎，用 DNA 探针方法在少数 CD 患者小肠组织中发现鸟分枝杆菌，移植至其他动物可发生回肠炎，但抗结核治疗无效。由于研究技术的限制，尚不能作肯定的结论。麻疹病毒在克罗恩病的发病中可能起作用，瑞典的流行病学研究发现，在 30 岁前发生克罗恩病的患者与那些出生后至 3 个月内感染过麻疹的人群之间有相关性。

2. 免疫机制　克罗恩病显示有免疫障碍，但仍未清楚它在疾病的发病机制中起什么作用，是原因还是结果，或偶发症状。研究发现克罗恩病患者的体液免疫和细胞免疫均有异常。半数以上患者血中可检测到抗结肠抗体和循环免疫复合体（CIC），补体 C2、C4 亦见升高。利用免疫酶标法在病变组织中能发现抗原抗体复合物和补体 C3。克罗恩病患者出现的关节痛，也与 CIC 沉积于局部而引起的损害有关。组织培养时，患者的淋巴细胞具有毒性，能杀伤正常结肠上皮细胞；切除病变肠段后这种细胞毒作用将随之消失。克罗恩病肠壁固有层有丰富的 $CD25^+$ 细胞，其中 58% ~ 88% 为 $CD3^+$、$CD4^+$ 和 $CD8^+$，提示这些细胞为 T 细胞。患者末梢血中 T 细胞经微生物抗原刺激后可产生增殖反应而引起慢性炎症。这种反应最初由 IL-1 诱导，但在病情活动期则难以测到，并发现血清对比 IL-1α 和比 IL-1β 的诱导活化作用受到明显抑制。

将克罗恩病肠固有层淋巴细胞进行培养，发现有自发性诱导干扰素 γ（IFN-γ）的释放，这种局部释放的 IFN-γ 有助于肠道局部发生免疫反应，包括增加上皮细胞组织相容性抗原 II 的表达。电镜下发现克罗恩病回肠上皮含有吞噬溶酶体和薄层脂质，这些物质可成为抗原的刺激物，对免疫反应可能有辅助作用。患者的巨噬细胞也有协同 T 细胞和抗体介导的细胞毒作用，攻击靶细胞而损害组织，白细胞移动抑制试验亦呈异常反应，说明有细胞介导的迟发超敏现象；结核菌素试验反应低下；二硝基氯苯试验常为阴性，均支持细胞免疫功能低下。有人认为克罗恩病亦属自身免疫性疾病。P 物质和血管活性肠肽（VIP）是神经性炎症的强效介质，同时也是免疫功能调节物，当肠道含有大量此激素时就具有高度免疫反应性，可能在克罗恩病病理生理中起作用。

3. 遗传因素　近年来十分重视遗传因素在克罗恩病发病中的作用。根据单卵性和双卵性双胎的调查，双生子共患克罗恩病者较共患溃疡性结肠炎者更多。犹太人较黑人患病高，具有阳性家族史者患病率达 10% 以上。当然，家庭成员中同患本病时尚不能排除相同环境、饮食和生活方式对发病的影响。有人认为本病患者染色体有不稳定现象。德国的一项研究表明，当同时患强直性脊柱炎和溃疡性结肠炎时 HLA – B27、HLA – B44 显著增加，进一步研究证实 HLA – B44 与克罗恩病有关。总之，医学遗传学的研究有待深入进行。

4. 吸烟与克罗恩病　吸烟者较非吸烟者易患克罗恩病。Timmer 等多因素分析发现，克罗恩病的复发与是否吸烟有关，提示烟草中可能含有某种物质能诱发克罗恩病，机制尚不清楚。

三、病理特征

1. 病变部位　为一种非特异性炎症，最常累及回肠末段，并常蔓延波及盲肠，有时累及结肠和直肠，孤立性局限性结肠炎较少见，据统计只占 3%。

2. 大体和组织特点　克罗恩病常呈节段性分布，病变肠段全层发生水肿，淋巴管扩张，淋巴细胞、单核细胞和中性粒细胞浸润及纤维组织增生，累及结肠的病例 80% 以上出现裂缝状溃疡。由类上皮细胞、多核巨细胞形成的肉芽肿可分布在肠壁各层，但多见于黏膜下层，往往需多处取材切片才易查见。近年来，有利用肛门活检以诊断克罗恩病，特别是在瘘管及肛裂的附近，以期发现肉芽肿性改变，这可提供小肠及大肠克罗恩病的初步诊断依据。在结肠克罗恩病时，75% 的病例有肛门病变，甚至有时出现在肠道症状之前。病变累及直肠时，可形成由直肠隐窝到直肠周围脂肪组织的瘘管，亦可形成肛周脓肿和瘘管。直肠出血在结肠的局限性肠炎时，比回肠或回、结肠的局限性肠炎多见。少数结肠克罗恩病可并发结肠癌。

四、临床表现

本病临床表现比较复杂多样，与肠内病变部位、范围、严重程度、病程长短以及有无并发症有关。多数人在青年期发病，起病缓慢隐袭。早期常无症状，易被忽视。从发现症状到确诊平均 1～3 年，病程为数月至数年以上。活动期和缓解期持续时间长短不一，常相互交替出现，反复发作中呈渐进性进展。少数患者急性起病，伴有高热、毒血症状和急腹症等表现，整个病程短促，腹部症状明显，多有严重并发症。偶有以肛周脓肿、瘘管形成或关节痛等肠外表现为首发症状者，腹部症状反而不明显。本病主要有下列表现：

1. 腹泻　70%～90% 的患者有腹泻，小肠广泛病变可致水样便或脂肪便。一般无脓血或黏液，如无直肠受累多无里急后重感。肠内炎症、肠道功能紊乱和肠道吸收不良是腹泻的主要原因，少数是由于瘘管形成造成的肠道短路。

2. 腹痛　50%～90% 的患者有程度不同的腹痛。腹痛可在排便或排气后缓解。因胃肠反射可引发餐后腹痛，为避免腹痛，有的患者不愿进食。

3. 发热　活动性肠道炎症及组织破坏后毒素的吸收等均能引起发热。一般为中度热或低热，常间歇出现。急性重症病例或伴有化脓性病灶时，多可出现高热、寒战等毒血症状。

4. 营养缺乏　广泛病变所致肠道吸收面积减少、频繁腹泻、摄食减少等可导致不同程度的营养障碍，表现为贫血、消瘦、低蛋白血症、维生素缺乏及电解质紊乱等。钙质缺乏可出现骨质疏松、躯干四肢疼痛。青少年发病者因营养不良而出现发育迟缓，成熟期后移。妊娠期发病对母婴均产生不良影响，易发生死胎、流产、早产、胎儿畸形等。

5. 腹块　约1/3病例出现硬块，大小不一，与病变部位有关，以右下腹和脐周多见。

6. 肛周表现　部分克罗恩病患者可以并发肛周表现，特别是对于有结肠病变的克罗恩病患者，50%患者可并发肛周病变。肛周病变包括肛周皮肤病变如糜烂、浸软、溃疡、肛门狭窄、肛门脓肿及肛瘘，严重者可以发生直肠阴道瘘。

克罗恩病肛门部的脓肿和肛瘘病情复杂，容易复发，处理比较困难，特别是当肛门部脓肿和肛瘘作为克罗恩病的首发症状时，诊断常较为困难。

五、辅助检查

1. 影像学检查　X线钡剂检查呈现增生性和破坏性病变的混合。主要表现为肠壁增厚和肠腔狭窄（"细线征"），初起时纵形溃疡较浅，以后变为深的和潜行的溃疡，深的横形裂口呈鹅卵石形成。

2. 内镜检查　有助于发现微小和各期病变，如黏膜充血、水肿、溃疡、肠腔狭窄、肠袋改变、假息肉形成以及卵石状黏膜像。有时肠黏膜外观正常，但黏膜活检或可发现黏膜下微小肉芽肿。经口做小肠黏膜活检对确诊十二指肠和高位空肠克罗恩病有重要意义，内镜检查时必须做黏膜活检，有助于明确诊断。内镜检查对了解瘘管、肠管狭窄的性状和长度，较X线检查逊色。

3. 病理检查　病理检查对克罗恩病的确诊有重要意义，可见裂隙状溃疡，且可以穿透整个肠壁，可见结节病样肉芽肿，固有膜底部和黏膜下层淋巴细胞聚集，而隐窝结构正常，杯状细胞不减少，固有膜中量炎症细胞浸润及黏膜下层增宽。

六、诊断

国内克罗恩病的诊断标准：

1. 临床标准　具备（1）为临床可疑；若同时具备（1）和（2）或（3），临床可诊断为本病。

（1）临床表现：反复发作的右下腹或脐周疼痛，可伴有呕吐、腹泻或便秘；阿弗他样口炎偶见；有时腹部可出现相应部位的肿块。可伴有肠梗阻、瘘管、腹腔或肛周脓肿等并发症。可伴有或不伴有系统性症状，如发热、多关节炎、虹膜睫状体炎、皮肤病变、硬化性胆管炎、淀粉样变、营养不良、发育阻滞等。

（2）X线钡剂造影：有胃肠道的炎性病变，如裂隙状溃疡、卵石征、假息肉、单发或多发性狭窄、瘘管形成等，病变呈节段性分布。CT可见肠壁增厚，盆腔或腹腔脓肿。

（3）内镜检查：可见跳跃式分布的纵行或匐行性溃疡，周围黏膜正常或增生呈鹅卵石样，或病变活检有非干酪坏死性肉芽肿或大量淋巴细胞聚集。

2. 世界卫生组织（WHO）推荐诊断要点　世界卫生组织（WHO）结合克罗恩病的临床、X线、内镜和病理表现，推荐了6个诊断要点（表5-1）。

表 5 -1 WHO 推荐的克罗恩病诊断要点

项目	临床表现	X 线	内镜	活检	切除标本
非连续性或节段性病变		+	+		+
铺路石样表现或纵行溃疡		+	+		+
全壁性炎症病变	+（腹块）	+（狭窄）	+（狭窄）		+
非干酪性肉芽肿				+	+
裂沟、瘘管	+				+
肛门部病变	+			+	+

3. 克罗恩病疾病的活动度　CD 活动指数（CDAI）可正确估计病情及评价疗效。临床上采用较为简便实用的 Harvey 和 Brad – show 标准（表 5 – 2）。

表 5 – 2 克罗恩病活动指数计算法

一般情况	0：良好；1：稍差；2：差；3：不良；4：极差
腹痛	0：无；1：轻；2：中；3：重
腹泻	稀便每日 1 次计 1 分
腹块（医师认定）	0：无；1：可疑；2：确定；3：伴触痛
并发症（关节痛、虹膜炎、结节性红斑、坏疽性脓皮病、阿弗他溃疡、裂沟、新瘘管及脓肿等）	每个 1 分

注：<4 分为缓解期；5~8 分为中度活动期；>9 分为重度活动期。

七、鉴别诊断

除与上述溃疡性结肠炎的所有疾病鉴别外，尚须与肠结核、肠道淋巴瘤、憩室炎及贝赫切特综合征（白塞病，Behcet）等疾病鉴别。

1. 小肠恶性淋巴瘤　本病常以腹痛、腹泻、发热与腹部肿块为主要临床表现。最初的症状常为腹痛，多位于上腹部或脐周。体重下降，疲劳感更为明显，更易发生肠梗阻。症状多为持续性，恶化较快。腹部肿块硬，边界清楚，一般无压痛。浅表淋巴结和肺门淋巴结肿大。多数病例肝、脾明显增大。X 线检查或 CT 检查可发现肠腔肿物。小肠活检有助于诊断。

2. 肠结核　与本病不易鉴别，X 线表现也很相似。在其他部位如肺部或生殖系统有结核病灶者，多为肠结核。结肠镜检查及活检有助鉴别，如仍不能鉴别，可试用抗结核治疗。如疗效不明显，常需开腹探查，经病理检查才能诊断。病理检查中，结核病可发现干酪性肉芽肿，而克罗恩病则为非干酪性肉芽肿。

3. 肠型贝赫切特综合征　本病主要累及结肠时可有腹痛、腹泻以及脓血便，全身表现有发热、乏力、关节痛，肠镜检查可见肠黏膜溃疡或隆起性病变，易与炎症性肠病混淆。但本病通常有阿弗他口炎、外生殖器疱疹与溃疡、眼部病变及皮肤损害等。

八、治疗

1. 治疗原则

目的是控制急性发作，维持缓解。治疗原则可参照溃疡性结肠炎，但通常药物疗效稍差，疗程更长。由于克罗恩病的严重度和活动性的确定不如溃疡性结肠炎明确，病变部位和范围差异亦较大，因此，在决定治疗方案时应根据疾病严重程度（轻、中、重）、病期（活动期、缓解期）及病变范围不同，掌握分级、分期、分段治疗的原则。

克罗恩病的基本治疗是内科性的，外科手术主要用于致命性并发症，并应尽量推迟手术时间、缩小手术范围，术后亦需维持治疗。

2. 非手术治疗

（1）5-ASA 缓释制剂：用于轻度患者。美沙拉嗪缓释剂，2~4.8 g/d，治疗反应在服药 4 周时较明显，维持治疗可用 3 g/d 长期用药。SASP 在维持治疗中无效。

（2）抗生素：5-ASA 制剂无效或不能耐受时，可试用抗生素治疗。

环丙沙星：500 mg，每天 2 次；有效者用药 6 周后，减量至 500 mg，每天 1 次，维持 6 周。

克拉霉素：500 mg，每天 2 次，有效者维持该剂量至 6 个月。

其他：多种广谱抗生素均有效，如第三代头孢菌素。几种抗生素交替使用可能更佳。

（3）糖皮质激素：用于重度或 5-ASA 和抗生素无效的轻度病例。泼尼松 40~60 mg/d，有效后逐渐减量至停用。

（4）肠内营养：肠内营养可使 60%~80% 的克罗恩病急性症状得到缓解，其治疗效果与糖皮质激素相近，二者具有协同作用。一般主张用糖皮质激素和营养支持缓解临床症状，而用肠内营养进行维持治疗。青少年克罗恩病患者由于生长发育的需要，治疗时应首选肠内营养。可根据患者的情况选择给予途径。

（5）其他：上述治疗后仍腹泻者，可用止泻药，首选洛哌丁胺。慢性水样泻患者，也可以试用考来烯胺（消胆胺），开始剂量 4 g/d，根据需要可增加剂量至 12 g/d，分 3 次服。

3. 手术治疗

克罗恩病手术的目的仅仅是解除症状。外科治疗是处理病变导致的各种并发症，而不能改变其基本病变进程。患者往往需要进行多次手术，因此保留肠管十分重要。

（1）手术指征

1）急诊手术指征：急性肠梗阻者；并发中毒性巨结肠，保守治疗无效者；腹腔脓肿；急性肠穿孔、肠内外瘘、严重肠出血，保守治疗无效者；顽固性感染。

2）择期手术指征：内科治疗效果不佳，仍有肠梗阻而持续腹痛者，或一般情况未见改善者；儿童期发病，影响发育者；狭窄；有明显全身并发症（如关节炎、肝脏损害、脓皮病、虹膜睫状体炎）经内科治疗无效者；有癌变者。

（2）手术方式：包括肠切除术，狭窄成形术和病变旷置术。对于绝大多数患者，肠切除仍是解除症状的首选办法。如病变广泛，大量肠切除可能造成短肠综合征者，则应采取狭窄成形术，由于狭窄成形时病变肠管没有切除，因此不适用于病变出血或并发感染的患者。对于十二指肠克罗恩病，应采用胃空肠吻合，避免切除十二指肠。此外，尚须采用适当术式处理腹腔脓肿及肛瘘。

（么国旺）

第二节 急性出血性肠炎

急性出血性肠炎是一种病因不明的肠管急性炎性病变，好发于小肠，以局限性病变较为多见，偶见全小肠受累甚至波及胃或结肠；起病急、进展快是本病的特点之一。

一、流行病学

急性出血性肠炎可发生在任何年龄组，多见于儿童和青少年，男性病例为女性的 2~3 倍。国内研究显示其发病具有地域性和季节性的特点，贵州、辽宁、广东、四川等省报告病例较多，夏季和秋季为高发季节。

二、病因病理

1. 病因　急性出血性肠炎的病因至今不明确，目前认为感染和过敏发挥作用的可能性较大。急性出血性肠炎发病的地域性和季节性倾向、部分患者发病前存在肠道或呼吸道感染史、患者粪便中细菌培养阳性结果（大肠埃希菌或产气荚膜杆菌等）以及发病时出现发热和白细胞计数增高等一系列特点均提示感染可能是重要的发病因素。但多数急性出血性肠炎病例无法分离出单一致病菌，并且病理检查可以发现病变肠、壁内大量嗜酸性粒细胞浸润和小动脉纤维蛋白性坏死，提示本病有可能是变态反应的结果。

2. 病理　急性出血性肠炎主要累及小肠，以空肠下段或回肠末段较为多见，也往往最为严重；胃和结肠受累较少见。呈节段性分布的炎症、出血、坏死病变是本病的特征，病变肠段与正常肠段间分界明显；严重时炎症病变融合成片，甚至累及全部小肠病变肠段，肠壁充血、水肿、肥厚、僵硬，严重时发展至肠壁缺血，因坏死所致穿孔最常发生于肠壁系膜缘。病变肠管的黏膜层水肿明显，可见炎症细胞和嗜酸性粒细胞浸润，存在黏膜脱落形成的散在的溃疡灶；黏膜下层亦常表现为显著水肿、血管扩张充血、炎症细胞浸润；肌层除肿胀和出血外，还可见肌纤维断裂，肠壁肌层神经丛细胞有营养不良性改变；浆膜层附有纤维素样或脓性渗出物。黏膜及黏膜下层病变范围往往超过浆膜层病变范围。受累肠段的系膜通常水肿、充血，伴有多发淋巴结肿大、坏死。

三、临床表现

急性出血性肠炎缺乏特异性症状，主要临床表现包括腹痛、腹泻、发热等。根据患者的临床特点和病程演进不同，可归纳为血便型、中毒型、腹膜炎型和肠梗阻型等四种临床类型。

急性出血性肠炎起病急骤，脐周或上中腹出现急性腹痛，疼痛多呈阵发性绞痛或持续性疼痛阵发加剧，严重者蔓延至全腹，常伴有恶心、呕吐。随之出现腹泻症状，由稀薄水样便发展至血水样或果酱样便，偶有紫黑色血便或脓血便，部分病例以血便为主要症状。多数病例体温中等程度升高，至 38~39 ℃，可伴有寒战；重症患者、部分儿童和青少年患者体温可超过 40 ℃，并出现中毒症状，甚至发生中毒性休克。

腹部查体有不同程度的腹胀、腹部压痛、腹肌紧张，肠鸣音通常减弱或消失，部分病例可以触及炎性包块；肠管坏死穿孔时，可有明显的腹膜刺激征。行腹腔穿刺可抽到浑浊或血性液体。

四、诊断及鉴别诊断

1. 诊断　在多发地区和高发季节，结合年龄、病史和腹痛、腹泻、血便、发热等症状，应考虑急性出血性肠炎的诊断。腹腔穿刺检查获得血性穿刺液者提示肠坏死的可能。实验室检查常有血白细胞计数升高，大便隐血试验阳性。粪便普通培养可有大肠埃希菌、副大肠杆菌或铜绿假单胞菌生长，厌氧菌培养可有产气荚膜杆菌生长。腹部 X 线片具有一定的诊断价值，早期病例可见到小肠积气扩张、肠间隙增宽和气液平面存在，病程进展后可见到肠壁内气体，X线片出现不规则的致密阴影团提示发生肠段坏死，出现膈下游离气体时则表明并发肠穿孔。

2. 鉴别诊断 急性出血性肠炎应与细菌性痢疾、肠套叠、急性阑尾炎、急性肠梗阻、克罗恩病、中毒性菌痢等相鉴别。

五、治疗

急性出血性肠炎的治疗以内科治疗为主，50%～70%的病例经非手术治疗后可以治愈。内科治疗的主要措施包括：加强全身支持，纠正水、电解质与酸碱平衡紊乱；积极预防休克的发生，对已经出现中毒性休克的患者积极行抗休克治疗；禁食并放置胃肠减压；抗感染治疗，应用广谱抗生素和甲硝唑等以抑制肠道细菌特别是厌氧菌的生长；如便血量较大导致血容量不足，在静脉补液的基础上可以采取输血治疗；应用肠外营养支持治疗等。

急性出血性肠炎由于病情严重、发展迅速、内科治疗无效而持续加重或出现严重并发症时需考虑实施手术治疗，其指征为：①经腹腔穿刺检查发现脓性或血性液，考虑发生肠坏死或肠穿孔。②怀疑发生肠穿孔或肠坏死，导致明显腹膜炎。③经非手术治疗无法控制的消化道大出血。④经非手术治疗肠梗阻不能缓解、逐渐严重。⑤腹部局部体征逐渐加重。⑥全身中毒症状经内科治疗仍继续恶化，出现休克倾向者。⑦诊断不明确，无法排除需手术处理的其他急腹症。

剖腹探查明确为急性出血性肠炎的病例，应根据病变的范围和程度选择不同的手术方式。对于病变肠段尚未发生坏死、穿孔或大量出血的病例，可应用普鲁卡因做肠系膜根部封闭以改善肠段血液供应，不做其他外科处理，术后继续内科治疗。对于已发生坏死、穿孔或大量出血的病例，则应切除病变肠段；如病变较局限，可行肠管的切除吻合手术；病变广泛者可行肠管切除，近侧和远侧肠管外置造口，以后再行二期吻合。由于急性出血性肠炎的黏膜病变通常超过浆膜病变范围，手术切除的范围应达出现正常肠黏膜的部位才可行一期吻合。

（么国旺）

第三节 肠梗阻

一、概述

肠梗阻是一种常见而且严重的疾病，在腹部外科中有其特殊的重要性，由于它变化快，需要早期做出诊断、处理。诊治的延误可使病情发展加重，甚至出现肠坏死、腹膜炎等严重的情况。

（一）分类

肠梗阻的分类比较复杂，从不同角度着眼，可有不同的分类法。它们在临床工作中都有一定的指导作用，不仅在某种程度上能反映出病变的严重程度，而且常可作为治疗原则的选择依据，因而具有重要意义。

1. 根据肠梗阻发生的基本原因，肠梗阻可以分为四大类。

（1）机械性肠梗阻：由于多种原因引起肠腔狭窄、腹膜粘连、绞窄性疝、肠套叠、肠扭转等，以致肠内容物因机械的原因而不能通过者，均称为机械性肠梗阻。

机械性肠梗阻的病因又可归纳为三类。

1) 肠壁内的病变：这些病变通常是先天性的，是炎症、新生物或是创伤引起。先天性肠扭转不良、梅克尔憩室炎症、克罗恩病、结核、放线菌病甚至嗜伊红细胞肉芽肿、原发性或继发性肿瘤等都可以造成梗阻。创伤后肠壁内血肿，可以产生急性梗阻，也可以因缺血产生瘢痕而狭窄、梗阻。

2) 肠壁外的病变：肠粘连是常见的造成肠梗阻的肠壁外病变，在我国，疝也是造成肠梗阻的一个常见原因，其中以腹股沟疝为最多见，其他如股疝、脐疝以及一些少见的先天性疝如闭孔疝、坐骨孔疝也可导致肠梗阻。先天性环状胰腺、腹膜包裹、小肠扭转也都可引起梗阻。肠壁外的肿瘤、局部软组织肿瘤转移、腹腔炎性肿块、脓肿、肠系膜上动脉压迫综合征，均可引起肠梗阻。

3) 肠腔内病变：相比之下，这一类病变较为少见，如寄生虫（蛔虫）、粗糙食物形成的粪石、发团、胆结石等在肠腔内堵塞导致肠梗阻。

（2）动力性肠梗阻：它又分为麻痹性肠梗阻与痉挛性肠梗阻两类，是由神经抑制或毒素刺激以致肠壁肌肉运动紊乱引起的。麻痹性肠梗阻较为常见，发生在腹腔手术后、腹部创伤或急性弥散性腹膜炎患者中，由于严重的神经、体液与代谢（如低钾血症）改变所致。痉挛性较为少见，痉挛性肠梗阻是由于交感神经麻痹或副交感神经兴奋，致肠管肌肉强烈痉挛收缩而肠腔变得很细小，肠内容物不能向下运行。可在急性肠炎、肠道功能紊乱或慢性铅中毒患者发生。

（3）血运性肠梗阻：亦可归纳入动力性肠梗阻之中，是因肠系膜血管有血栓形成或发生栓塞，致肠管的血运发生障碍，因而失去蠕动能力；肠腔本身并无狭窄或阻塞。

（4）原因不明的假性肠梗阻：假性肠梗阻与麻痹性肠梗阻不同，无明显的病因可查。它是一种慢性疾病，表现有反复发作肠梗阻的症状，有肠蠕动障碍、肠胀气，但十二指肠与结肠蠕动可能正常，患者有腹部绞痛、呕吐、腹胀、腹泻甚至脂肪泻，体检时可发现腹胀、肠鸣音减弱或正常，腹部 X 线片不显示有机械性肠梗阻时出现的肠胀气与气液面。假性肠梗阻的治疗主要是非手术方法，仅有些因并有穿孔、坏死等而需要进行手术处理。重要的是认识这一类型肠梗阻，不误诊为其他类型肠梗阻，更不宜采取手术治疗。不明原因的假性肠梗阻可能是一种家族性疾病，但仍不明确是肠平滑肌还是肠壁内神经丛有异常。近年来，有报告认为肠外营养是治疗这类患者的一种方法。

2. 其他分类

（1）根据肠壁的血供有无障碍，分为单纯性和绞窄性。无血液循环障碍者为单纯性肠梗阻，如有血液循环障碍则为绞窄性肠梗阻。绞窄性肠梗阻因有血液循环障碍，其病理生理改变明显有别于单纯性肠梗阻，改变快，可以导致肠壁坏死、穿孔与继发腹膜炎，可发生严重的脓毒症，对全身的影响甚大，如处理不及时，病死率甚高。因此单纯性肠梗阻与绞窄性肠梗阻的鉴别，在临床上有极重要的意义。

（2）根据梗阻的程度而分为完全性肠梗阻与部分肠梗阻。无疑完全性肠梗阻的病理生理改变与症状均较部分肠梗阻更为明显，需要及时、积极的处理。如果一段肠襻的两端均有梗阻，形成闭襻，称闭襻型肠梗阻，虽属完全性肠梗阻，但有其特殊性，局部肠襻呈高度膨胀，局部血液循环发生障碍，容易发生肠壁坏死、穿孔，结肠梗阻尤其是升结肠、横结肠肝曲部有梗阻也会出现闭襻型肠梗阻的症状。

（3）根据梗阻的部位分为高位、低位和小肠、结肠梗阻；也可根据发病的缓急分为急性和慢性。

上述的肠梗阻分类只表示某一特定病例在某一特定时间内的病变情况，而并不能说明病变的全部过程。任何一个肠梗阻的病理过程都不是不变的，而是在一定的条件下可能转化的。要重视早期诊断，适时给予合理治疗。

（二）病理生理

肠梗阻可引起局部和全身性的病理和生理变化，急性肠梗阻随梗阻的类型及梗阻的程度而有不同的改变，概括起来有下列几方面。

1. 全身性病理生理改变

（1）水、电解质和酸碱失衡：肠梗阻时，吸收功能发生障碍，胃肠道分泌的液体不能被吸收返回全身循环系统而积存在肠腔内。同时，肠梗阻时，肠壁继续有液体向肠腔内渗出，导致了体液在第三间隙的丢失。如为高位小肠梗阻，出现大量呕吐，更易出现脱水、电解质紊乱与酸碱失衡。

（2）休克：肠梗阻如未得到及时适当的治疗，大量失水、失电解质可引起低血容量休克。另外，由于肠梗阻引起了肠黏膜屏障功能障碍，肠道内细菌、内毒素易位至肝门静脉和淋巴系统，继有腹腔内感染或全身性感染，也可因肠壁坏死、穿孔而有腹膜炎与感染性休克。

（3）脓毒症：肠梗阻时，肠内容物淤积，细菌繁殖，因而产生大量毒素，可直接透过肠壁进入腹腔，致使肠内细菌易位，引起腹腔内感染与脓毒症，在低位肠梗阻或结肠肠梗阻时更明显。

（4）呼吸和心脏功能障碍：肠腔膨胀时腹压增高，膈肌上升，腹式呼吸减弱，可影响肺内气体交换，同时，有血容量不足、下腔静脉被压而下肢静脉血回流量减少，均可使心排出量减少。腹腔内压力 >20 mmHg，可产生系列腹腔间室综合征，累及心、肺、肾与循环障碍。

2. 局部病理生理改变

（1）肠腔积气、积液：在肠梗阻的情况下，梗阻以上的肠腔内将有明显的积气和积液，造成肠膨胀现象；一般梗阻性质愈急者肠内积气较多，梗阻时间愈长者肠内积液较多。梗阻部以上肠腔积气来自：①吞咽的空气；②重碳酸根中和后产生的 CO_2；③细菌发酵后产生的有机气体。吞咽的空气是肠梗阻时很重要的气体来源，它的含氮量高达 70%，而氮又是一种不被肠黏膜吸收的气体。

（2）肠蠕动增加：正常时肠管蠕动受到自主神经系统、肠管本身的肌电活动和多肽类激素的调节。在发生肠梗阻时，各种刺激增强而使肠管活动增加。在高位肠梗阻频率较快，每 3~5 分钟即有 1 次，低位肠梗阻间隔时间较长，可 10~15 分钟 1 次，但如梗阻长时间不解除，肠蠕动又可逐渐变弱甚至消失，出现肠麻痹。

（3）肠壁充血水肿、通透性增加：正常小肠腔内压力为 0.27~0.53 kPa，发生完全性肠梗阻时，梗阻近端压力可增至 1.33~1.87 kPa，强烈蠕动时可达 4 kPa 以上。在肠内压增加时，肠壁静脉回流受阻，毛细血管及淋巴管淤积，引起肠壁充血水肿，液体外渗。同时由于低氧，细胞能量代谢障碍，致使肠壁通透性增加，液体可自肠腔渗透至腹腔。在闭袢型肠梗阻中，肠内压可增加至更高点，使小动脉血流受阻，引起点状坏死和穿孔。

（三）临床表现

各种不同原因所致的肠梗阻各有其特殊的表现，但肠道有梗阻致肠内容物不能顺利通过时，某些临床表现总是一致存在的，因此，有程度不同的腹痛、呕吐、腹胀和停止排便排气等症状。

1. 症状

（1）腹痛：肠道的正常蠕动受到阻挡而不能通过时，必致蠕动加剧而发生绞痛；因肠蠕动有节律性，故蠕动加剧时引起的绞痛亦为阵发性。阵痛往往骤然来临，但开始时较轻，逐渐加重达高峰，持续 1~3 分钟后再逐渐减轻以至消失；间歇一定时间后绞痛又重新发作，一般是有增无减。

在有机械性肠梗阻时，肠绞痛几乎经常存在；此外，患者还常自觉有"气块"在腹内窜动，到达一定部位受阻时腹痛最为剧烈，至感觉气块能够通过并随后有少量气体自肛门排出时，则腹痛可以立即减轻或完全消失。此种"气块"的出现，亦为肠梗阻患者所特有，更是慢性不完全性梗阻并有急性发作时所常见。如为绞窄性肠梗阻，因肠系膜的牵扯或肠曲之高度痉挛，其腹痛可为持续性并有阵发性加剧；发作突然，疼痛剧烈，阵发、频繁，但剧痛消失后一般仍有隐痛；至后期因腹腔内积存有渗脓，腹痛将为持续性，并有局部压痛。在麻痹性肠梗阻时，腹痛不是显著的症状；但在腹部高度膨胀时，患者也有腹部胀满不适。

（2）呕吐：呕吐是肠梗阻的一个主要症状，但和其他急腹症患者的呕吐有所不同。在梗阻的早期，呕吐为反射性，吐出物为发病前所进食物；以后呕吐则将按梗阻部位的高低而有所不同。高位的小肠梗阻可引起频繁呕吐，呕吐的容量甚多，主要为胃液、十二指肠液以及胰液和胆汁。低位小肠梗阻除初期的反射性呕吐以外，可以有一段时间没有呕吐，而要等到肠腔膨胀显著，肠内充满积气和积液，至引起肠襻逆蠕动时才将肠内容物反流入胃，然后引起反逆性的呕吐；这时吐出物往往先为胆性液体，然后即为具有臭味的棕黄性肠液，即所谓"呕粪"的症状。结肠梗阻时一般并无明显呕吐症状，虽然患者腹胀得很厉害，但也往往很少呕吐，用胃管抽吸时胃内也多无积气、积液。

（3）腹胀：腹胀为肠梗阻患者出现较晚的一个症状，其程度则与梗阻的部位有关。高位空肠梗阻时由于呕吐频繁，肠腔内积气、积液甚少，一般无明显腹胀感；低位小肠梗阻的腹胀主要是在腹中部或小腹部；而结肠梗阻则常为全腹胀，但以上腹部最为明显。麻痹性肠梗阻的影响往往累及全部小肠，故其腹胀也是全腹性的。闭袢性肠梗阻时因受累的肠襻胀得最为明显，因此临床上常表现为不对称的腹胀，有时能扪到高度膨胀的肠襻，在确定诊断上有重大价值。

（4）停止排气排便：停止排气排便是完全性肠梗阻的一主要症状。该症状将视梗阻的程度和部位而异；梗阻程度愈完全者影响愈大，梗阻部位愈低者停止排便的情况也愈显著。另外，在梗阻发生的早期，由于肠蠕动增加，梗阻部位以下肠内积存的气体或粪便可以排出，当早期开始腹痛时即可出现排气排便现象，容易误认为肠道仍通畅，故在询问病史时，应了解在腹痛再次发作时是否仍有排气排便。在肠套叠、肠系膜血管栓塞或血栓形成时，可自肛门排出血性黏液或果酱样粪便。

2. 体征

在单纯性肠梗阻的早期，患者一般情况无明显变化。生命体征均呈正常；除腹痛和呕吐外，其他症状并不严重。唯至晚期，由于脱水和全身的消耗，将表现为病情虚弱、脉搏微细、眼眶深陷、四肢冰冷发绀等现象。如属绞窄性梗阻，在早期全身情况虽也无显著变化，但腹痛程度较单纯性为重，随着病情进展因肠壁坏死而致腹膜感染和毒素吸收，患者全身情况将迅速恶化。

腹部理学检查可观察到腹部有不同程度的腹胀，腹壁较薄的患者，尚可见到肠型及肠蠕动波，肠型及肠蠕动波多随腹痛的发作而出现，肠型是梗阻近端肠襻胀气后形成，有助于判断梗阻的部位。触诊时，单纯性肠梗阻的腹部虽胀气，但腹壁柔软，按之有如充气的球囊，有时在梗阻的部位可有轻度压痛，特别是腹壁切口部粘连引起的梗阻，压痛点较为明显。当梗阻上部肠管内积存的气体与液体较多时，稍加振动可听到振水声。腹部叩诊多呈鼓音。听诊时有高亢的蠕动音；此蠕动音在肠道有大量积气时呈高调的金属音，有时作"玎玲"声；如气体与液体同时存在时，则其音为鼓泡音，或呈气过水声。

当绞窄性肠梗阻或单纯性肠梗阻处于晚期，肠壁已有坏死、穿孔，腹腔内已有感染、炎症时，则体征表现为腹膜炎的体征，腹部膨胀，有时可叩出移动性浊音，腹壁有压痛，肠鸣音微弱或消失。因此，在临床观察治疗中，体征的改变应与临床症状相结合，警惕腹膜炎的发生。

3. 实验室检查

常规实验室检查对肠梗阻的诊断并无特殊价值。反复呕吐所致脱水现象和血液浓缩，可以引起血红蛋白、红细胞和白细胞数值增加，血 K^+、Na^+、Cl^- 与酸碱平衡都可发生改变。高位梗阻，呕吐频繁，大量胃液丢失可出现低钾、低氯与代谢性碱中毒。在低位肠梗阻时，则可有电解质普遍降低与代谢性酸中毒。腹胀明显，膈肌上升影响呼吸时，亦可出现低氧血症与呼吸性酸或碱中毒，可随患者原有肺部功能障碍而异。因此，动脉血气分析应是一项重要的常规检查。此项测定可以作为脱水是否纠正，水和电解质的平衡是否恢复正常的指标，并不具有重大的诊断意义。

4. X 线检查

临床诊断有疑问时，X 线检查具有重要的诊断价值；从肠道充气的程度、范围和部位上，可以找出许多证据来帮助确定诊断。在正常情况下，腹部 X 线片上仅见胃和结肠中有气体。一旦肠内容物因肠道的机械性或麻痹性梗阻而不能运行时，气体与液体就可分离而易于在 X 线片上显示出来。因此，如 X 线透视或摄片检查发现小肠内有气体或气液面存在时，即为肠内容物有运行障碍，即是有肠梗阻的证据。

为了确定肠梗阻的诊断，不论透视还是拍片，都应在直立位（或侧卧位）和平卧位同时进行。如有肠梗阻存在时，于直立位（或侧卧位）片上可以看到肠腔内有多个肠襻内含有气液面呈阶梯状。平卧位片上能确切地显示出胀气肠襻的分布情况和扩大程度，从而决定梗阻的部位，并根据肠襻扩大情况推测出梗阻的严重程度；钡剂灌肠可用于疑有结肠梗阻的患者，它可显示结肠梗阻的部位与性质。但在小肠梗阻时忌用胃肠造影的方法，以免加重病情。

（四）诊断

在肠梗阻的诊断过程中，实际上需要解决下列问题：①肠道是否有梗阻存在。②梗阻的性质是单纯性还是绞窄性。③梗阻的类型是机械性还是动力性。④梗阻的部位是在高位、低位小肠，还是在结肠。⑤梗阻是急性、完全性的，还是慢性、部分性的。⑥引起梗阻的可能原因是什么。就上述问题依次分别讨论如下。

1. 是否有肠梗阻存在 这是一个根本性问题。但解决这个问题并无捷径可循，要和其他疾病的诊断步骤一样，从询问病史和体格检查入手，详细分析其临床表现，再结合实验室和 X 线的检查，方能获得正确答复。

2. 梗阻是单纯性还是绞窄性 在肠梗阻的诊断初步确立以后，首先应确定梗阻的病理性质是单纯性还是为绞窄性。因从治疗角度看，绞窄性梗阻必须手术，且应尽早手术；而单纯性梗阻即使是机械性的，有时也可不必手术，即使需要手术也可以在一定时期的准备治疗或非手术治疗（包括胃肠减压和输液等）以后，再行手术更为有利。

绞窄性梗阻有如下的特点：①腹痛发作急骤，起始即甚剧烈，无静止期。②呕吐出现较早，频繁发作，可有血液呕吐物。③除晚期的肠系膜血管栓塞性肠梗阻外，其他的绞窄性梗阻腹胀一般不显著，即使存在也常为不对称性。④患者常有明显的腹膜刺激体征，表现为腹壁的压痛和强直。⑤腹腔穿刺时常可抽得血性浆液。⑥早期即出现休克现象，经抗休克治疗改善不显著。⑦腹部 X 线片可显示有孤立扩大的肠襻。⑧绞窄性梗阻用各种非手术治疗如输液及胃肠减压等措施大多无效。

3. 梗阻是机械性还是动力性 对肠梗阻除了首先要鉴别它是单纯性的还是绞窄性的以外，几乎同等重要的是须确定其究竟为机械性还是麻痹性（或动力性）；因为机械性梗阻多数需要手术治疗，而麻痹性（或动力性）梗阻通常仅适用非手术疗法。机械性肠梗阻是常见的肠梗阻类型，具有典型的腹痛、呕吐、肠鸣音增强、腹胀等症状，与麻痹性肠梗阻有明显的区别；后者是腹部持续腹胀，但无腹痛，肠鸣音微弱或消失，且多是与腹腔感染、外伤，腹膜后感染、血肿、腹部手术、肠道炎症、脊髓损伤等有关。虽然，机械性肠梗阻的晚期因腹腔炎症而出现与动力性肠梗阻相似的症状，但在发作的早期其症状较为明显。腹部 X 线片对鉴别这两种肠梗阻甚有价值，动力型肠梗阻全腹、小肠与结肠均有明显充气。体征与 X 线片能准确地分辨这两类肠梗阻。

4. 梗阻部位是在高位小肠、低位小肠还是在结肠　不同部位的梗阻往往须采用不同的治疗方法，故辨认梗阻的部位在临床上也有一定的重要性。可依据以下情况进行判定：临床上高位小肠梗阻有剧烈的呕吐而腹胀不明显症状，腹绞痛的程度也比较缓和；低位小肠梗阻则呕吐的次数较少，但可能有吐粪现象，腹胀一般比较显著，而腹绞痛的程度也较严重；结肠梗阻的原因多为肿瘤或乙状结肠扭转，在治疗方法上也有别于小肠梗阻，及早明确是否为结肠梗阻有利于制订治疗计划。结肠梗阻以腹胀为主要症状，腹痛、呕吐、肠鸣音亢进均不及小肠梗阻明显。体检时可发现腹部有不对称的膨隆，借助腹部 X 线片上出现充气扩张的一段结肠襻，可考虑为结肠梗阻。钡剂灌肠检查或结肠镜检查可进一步明确诊断。

5. 梗阻是急性、完全性的，还是慢性、部分性的　肠道完全梗阻者其临床表现必然呈急性，不完全梗阻者多属慢性，二者的区别可从临床症状方面得一梗概，并可以肠曲膨胀的大小作为梗阻程度的一种标准，其诊断比较正确，但亦非绝对可靠。

6. 梗阻的可能原因是什么　解决了以上几个问题以后，基本上可确定处理的方针，如能对梗阻原因有正确的诊断，则对于决定手术的方式也能有进一步的帮助。

病因的诊断可根据以下几方面进行判断。

（1）病史：了解详细的病史可有助于病因的诊断，腹部手术史提示有粘连性肠梗阻的可能。腹股沟疝可引起肠绞窄性梗阻。腹部外伤可致麻痹性梗阻。慢性腹痛伴有低热并突发肠梗阻可能是腹内慢性炎症如结核所致。近期有大便习惯改变，继而出现结肠梗阻症状的老年病人应考虑肿瘤。饱餐后运动或体力劳动出现梗阻应考虑肠扭转。心血管疾病如心房纤颤、瓣膜置换后应考虑肠系膜血管栓塞等。

（2）体征：腹部检查提示有腹膜刺激症状者，应考虑为腹腔内炎症改变或是绞窄性肠梗阻引起。腹部有手术或外伤瘢痕应考虑腹腔内有粘连性肠梗阻。直肠指诊触及肠腔内肿块，是否有粪便，直肠膀胱凹有无肿块，指套上是否有血液，腹部触及肿块，在老年人中应考虑是否为肿瘤、肠扭转。幼儿右侧腹部有肿块应考虑是否为肠套叠。具有明显压痛的肿块多提示为炎性病变或绞窄的肠襻。

（3）影像学诊断：B 超检查虽简便，但因肠襻胀气，影响诊断的效果；CT 诊断的准确性虽优于 B 超，但仅能诊断出明显的实质性肿块或肠腔外有积液。腹部 X 线片除能诊断是结肠、小肠，完全与部分梗阻外，有时也能提示病因，如乙状结肠扭转时，钡灌肠检查，可出现钡剂中止处呈鸟嘴或鹰嘴状。蛔虫性肠梗阻可在充气的肠腔中出现蛔虫体影。结肠道显示粪块，结合病史提示粪便梗阻。

（五）治疗

急性肠梗阻的治疗包括非手术治疗和手术治疗，治疗方法的选择根据梗阻的原因、性质、部位以及全身情况和病情严重程度而定。不论采用何种治疗方法均应首先纠正梗阻带来的水、电解质与酸碱紊乱，改善患者的全身情况。

1. 非手术治疗

（1）胃肠减压：胃肠减压是治疗肠梗阻的主要措施之一，胃肠减压的目的是减轻胃肠道积留的气体、液体，减轻肠腔膨胀，有利于肠壁血液循环的恢复，减少肠壁水肿，使某些原仅有部分梗阻的肠襻却因肠壁肿胀而致的完全性梗阻得以缓解，也可使某些扭曲不重的肠襻得以复位，症状缓解。胃肠减压还可减轻腹内压，改善因膈肌抬高而导致的呼吸与循环障碍。有效的胃肠减压可使机械型或麻痹型的肠梗阻患者恢复肠腔的通畅，需要手术的病例通过胃肠减压使腹胀减轻后也可以大大减少手术时的困难，提高手术的安全性。

（2）矫正水、电解质紊乱和酸碱失衡：不论采用手术还是非手术治疗，纠正水、电解质紊乱和酸碱失衡都是极重要的措施。输液所需容量和种类须根据呕吐情况、缺水体征、血液浓缩程度、尿排出量和比重，并结合血清 K^+、Na^+、Cl^- 和血气分析监测结果而定。单纯性肠梗阻，特别是早期，上述生理紊乱较易纠正；而对于单纯性肠梗阻晚期和绞窄性肠梗阻，须输给血浆、全血或血浆代用品，以补偿丧失至肠腔或腹腔内的血液。

（3）防治感染和中毒：应用抗肠道细菌的抗生素。一般单纯性肠梗阻可不应用，但对于单纯性肠梗阻晚期、绞窄性肠梗阻以及手术治疗的患者，应该使用。常用的有杀灭肠道细菌与肺部细菌的广谱头孢菌素或氨基糖苷类抗生素，以及抗厌氧菌的甲硝唑等。

（4）其他治疗：腹胀后如影响肺的功能，患者宜吸氧。为减轻胃肠道的膨胀，可给予生长抑素以减少胃肠液的分泌量。降低肠腔内压力，改善肠壁循环，可使部分单纯肠梗阻患者的症状得以改善。乙状结肠扭转可试用纤维结肠镜检查、复位。回盲部肠套叠可试用钡剂灌肠或充气灌肠复位。

采用非手术方法治疗肠梗阻时，应严密观察病情的变化。绞窄性肠梗阻或已出现腹膜炎症状的肠梗阻，经过 2～3 小时的非手术治疗，实际上是术前准备，纠正患者的生理失衡状况后即进行手术治疗。单纯性肠梗阻经过非手术治疗 24～48 小时，梗阻的症状未能缓解，或在观察治疗过程中症状加重，或出现腹膜炎症状，或有腹腔间室综合征出现时，应及时改为手术治疗，以解除梗阻与减压。

2. 手术治疗

（1）解决引起梗阻的原因：如粘连松解术、肠切开取除异物、肠套叠或肠扭转复位术等。

（2）肠切除肠吻合术：如肠管因肿瘤、炎症性狭窄等，或局部肠襻已经失活坏死，则应做肠切除肠吻合术。

对于绞窄性肠梗阻，应争取在肠坏死以前解除梗阻，恢复肠管血液循环，正确判断肠管的生机十分重要。如在解除梗阻原因后有下列表现，则说明肠管已无生机：①肠壁已呈黑色并塌陷。②肠壁已失去张力和蠕动能力，肠管呈麻痹、扩大、对刺激无收缩反应。③相应的肠系膜终末小动脉无搏动。

如有可疑，可用等渗盐水纱布热敷，或用 0.5% 普鲁卡因溶液做肠系膜根部封闭等。倘若观察 10～30 分钟，仍无好转，说明肠已坏死，应做肠切除术。若肠管生机一时实难肯定，特别当病变肠管过长，切除后会有短肠综合征的危险，则可将其回纳入腹腔，缝合腹壁，于 18～24 小时后再次行剖腹探查术。但在此期间内必须严密观察，一旦病情恶化，即应再次行剖腹探查术。

（3）肠短路吻合：当梗阻病灶不可能解除，如肿瘤向周围组织广泛侵犯，或是粘连广泛难以剥离，而梗阻部位上、下端肠襻的生机是属良好时，可以考虑在梗阻部位上、下肠襻之间做短路吻合以解除梗阻现象；这种短路手术可以作为治疗肠梗阻的一种永久性手术，也可以视为第二期病灶切除术前的准备手术。但应注意旷置的肠管尤其是梗阻部的近端肠管不宜过长，以免引起盲襻综合征。

（4）肠造口术或肠外置术：肠造口术对单纯性的机械性肠梗阻有时仍不失为一种有效的外科疗法。不顾患者的一般情况及病变的局部性质，一味努力解除梗阻的病因并重建肠管的连续性，其结果往往是造成病变肠襻穿破，故应予以避免。唯病变在高位小肠时，特别是梗阻属完全性时，造口后肠液丧失极为严重，不宜行肠造口术；即使小肠上部已发生坏死时，也不宜将肠襻外置，最好行一期切除吻合术。

肠梗阻部位的病变复杂或患者的情况差，不允许行复杂的手术，可在膨胀的肠管上，即在梗阻部的近端肠管做肠造口术以减压，解除因肠管高度膨胀而带来的生理紊乱。小肠可采用插管造口的方法，造口的部位应尽量选择梗阻附近（上端）的膨胀大肠襻；肠造口术成功的关键是细致的操作，应努力防止腹腔被肠内容物所污染。术后应注意保持导管的通畅，必要时可用温盐水冲洗。一般在造口后 1 ~ 2 周，导管即自行松脱；此时导管即可拔去，而所遗瘘管大都能迅速愈合。

结肠则宜做外置造口，结肠内有粪便，插管造口常不能达到有效的减压目的，因远端有梗阻，结肠造口应采用双口术式。有时，当有梗阻病变的肠襻已游离或是肠襻已有坏死，但患者的情况差，不能耐受切除吻合术，可将该段肠襻外置，关腹。立即或待患者情况复苏后再在腹腔外切除坏死或病变的肠襻，远、近两切除端固定在腹壁上，近端插管减压、引流，以后再行二期手术，重建肠管的连续性。

二、粘连性肠梗阻

粘连性肠梗阻是肠梗阻最常见的一种类型，占肠梗阻的 40% ~ 60%。

（一）病因与病理

腹腔内粘连或索带的来源有二：一为先天性的，多由发育异常或胎粪性腹膜炎所致，前者多为粘连带，常位于回肠与脐或回肠与盲肠之间；而后者为胎粪所致无菌性腹膜炎的结果，常为部位不定的广泛粘连。另一类粘连的原因是后天性的，多因腹膜受手术、炎症、创伤、出血、异物、肿瘤等刺激而产生，可以为广泛的粘连，也可以呈索带状。临床上所见的粘连性肠梗阻绝大多数是后天性的，且多数是继手术后发生的；尤其是在阑尾切除术后（特别是继穿孔性阑尾炎的切除和腹腔引流后）或盆腔手术后（例如子宫及其附件的切除术），并发粘连性肠梗阻的机会最多；其他如继结肠、胃与十二指肠、胆道等手术后也可以并发粘连性肠梗阻。

粘连形成是机体的一种纤维增生的炎性反应，粘连起到血管桥的作用。腹膜含有大量的吞噬细胞，当腹腔内有任何损害，将释放大量细胞因子、介质，出现炎症反应，大量纤维素渗出并沉积在浆膜面上，形成一网格状物。如纤维素性网络能被迅速吸收，纤维增生将停止而无粘连形成，反之，成纤维细胞将产生胶原束，成为纤维粘连的基础。同时，许多毛细血管伸入其中，成纤维细胞在胶原网中增殖，数周或数月后粘连形成。Ellis 认为是局部组织缺血延缓了纤维素的吸收而产生粘连。除此，滑石粉、淀粉、纱布、棉花、肠内容物、缝合材料及其他异物均能引起粘连的产生。

粘连的产生是机体创伤、缺血、感染、异物所作出的炎性反应。因此，在许多情况下，腹腔内均可发生粘连，粘连组织的存在是引起粘连性肠梗阻的根本原因，但粘连的存在却不等于必然会发生梗阻现象，事实上常需在一定的条件下才产生急性梗阻症状。广泛的粘连与纤维束带所致的肠梗阻也是不同的，前者一般为单纯性的梗阻，而后者往往引起绞窄性梗阻。

粘连性肠梗阻除粘连这一因素外，还有其他因素，故有时并无症状或仅有部分梗阻的现象。当附加有其他因素时则出现症状，如：①肠腔已变窄，在有腹泻炎症时，肠壁、肠黏膜水肿，使变窄的肠腔完全阻塞不通。②肠腔内容物过多过重，致肠膨胀，肠下垂加剧了黏着部的锐角而使肠管不通。③肠蠕动增加，或是肠腔内食物过多，体位的剧烈变动，产生扭转。因此，有些患者粘连性肠梗阻的症状可反复发作，经非手术治疗后多可以缓解。而另一些患者以往并无症状，初次发作即为绞窄性肠梗阻。

（二）症状与诊断

粘连性急性肠梗阻的症状与一般小肠的机械性梗阻的表现基本相似；由于患者多曾有腹腔手术或感染的病史，诊断在大多数的情况下并无困难。患者有腹痛，伴恶心呕吐，腹部膨隆，但无压痛；过去有过同样的发作史，且于多年前曾行过阑尾切除或妇科手术，这是粘连性梗阻的典型病史。已经确定为粘连性梗阻时，尚应仔细辨别是广泛粘连所致的单纯性梗阻，还是粘连束带所引起的绞窄性梗阻。

过去未做过腹部手术的，同样可发生肠粘连性梗阻；粘连的发生可能是先天性的，或是继炎症、外伤等非手术因素造成。有结核性腹膜炎、肠系膜淋巴结炎和腹部外伤等病史者，如诊断为单纯性的机械性肠梗阻，亦应考虑到可能有腹内粘连存在。

继手术后并发的粘连性肠梗阻可能在手术后任何时候发生，但临床上基本可分两种类型：一种是继手术后近期发生的，大多数发生在术后的 1~2 周，有的甚至在术后 3~4 天即可发生。这种术后早期发生的粘连性肠梗阻，必须与手术后的肠蠕动共济失调以及手术后的麻痹性肠梗阻等相鉴别。另一类粘连性肠梗阻是发生在手术后的远期，自术后 2 周至 10 余年不等，多数在手术后 2 年左右。这种继手术或腹膜炎后并发的远期粘连性梗阻，一般诊断并不太困难：患者过去有手术或腹膜炎史，术后曾有多次轻度发作，表现为轻度的腹绞痛或腹胀，短期的呕吐或便秘，往往服轻泻药或灌肠排便后即行缓解；以后发作的次数愈加频繁，症状亦渐趋严重，终至形成完全性梗阻。

（三）预防

目前，多数的肠粘连是继手术后发生的，手术后粘连是产生肠梗阻的重要原因，因此，多年来，人们试图采用一些方法来防止粘连的产生。

1. 手术中的注意事项　在手术时应注意严格的无菌术和严密的止血法，手法轻柔，尽量避免腹内组织受到不必要的损害，操作仔细。最主要的措施可概括为两个方面：①防止任何腹内组织形成缺血状态。②防止各种异物污染或刺激腹腔。

2. 防止粘连的其他方法　①清除手套上的淀粉、滑石粉，不遗留丝线头、纱布、棉花纤维、切除的组织等异物于腹腔内，减少肉芽组织的产生。②减少缺血的组织，不做大块组织的结扎，有缺血可疑的部分，以大网膜覆盖，即使有粘连产生，也已有大网膜相隔。③注意无菌操作技术，减少炎性渗出。④保护肠浆膜面，防止损伤与干燥。⑤腹膜缺损部分任其敞开，不做有张力的缝合。⑥清除腹腔内的积液、积血，必要时放置引流。⑦关腹前将大网膜铺置在切口下。⑧及时治疗腹膜内炎性病变，防止炎症的扩散。

（四）治疗

治疗粘连性肠梗阻，首要是区别是单纯性还是绞窄性，是完全性还是部分的。因为手术治疗并不能消除粘连，相反地，术后还可能形成新的粘连，所以对单纯性肠梗阻，部分肠梗阻特别是广泛性粘连者，一般选用非手术治疗。又如术后早期炎性肠梗阻，除新形成的纤维素性粘连以外，与术后早期腹腔炎症反应有关，既有肠壁水肿、肠腔梗阻，又存在炎症引起的局部肠动力性障碍，一般应采用非手术治疗。

粘连性肠梗阻如经非手术治疗不见好转甚至病情加重，或怀疑为绞窄性肠梗阻，手术须及早进行，以免发生肠坏死。对反复频繁发作的粘连性肠梗阻也应考虑手术治疗。

手术方法应视粘连的具体情况采用以下方法：①粘连带和小片粘连可施行简单的切断和分离。②广泛粘连不易分离，且容易损伤肠壁浆膜和引起渗血或肠瘘，并再度引起粘连，所以对那些并未引起梗阻的部分，不应分离。③为了防止粘连性肠梗阻在手术治疗后再发，或预防腹腔内大面积创伤后虽有粘连产生但不致有肠梗阻发生，可采取肠排列的方法，使肠襻呈有序的排列、黏着，而不致有肠梗阻。④如一组肠襻紧密粘连成团引起梗阻，又不能分离，可将此段肠襻切除，做一期吻合；倘若无法切除，则做梗阻部分近、远端肠侧-侧吻合的短路手术，或在梗阻部位以上切断肠管，远断端闭合，近断端与梗阻以下的肠管做端-侧吻合。

手术后早期发生的肠梗阻，多为炎症、纤维素性粘连所引起，在明确无绞窄的情况下，经非手术治疗后可望吸收，症状消除。尤其近代有肠外营养支持，可维持患者的营养与水、电解质平衡，生长抑素可减少胃肠液的分泌，减少肠腔内液体的积蓄，有利于症状的减轻与消除。

三、肠扭转

在我国，肠扭转是常见的一种肠梗阻类型，是指一段肠管甚至几乎全部小肠及其系膜沿系膜轴顺时针向或逆时针向扭转360°~720°，因此，既有肠管的梗阻，又有肠系膜血管的扭折不通，血循环中断。受其供应的肠管将迅速发生坏死、穿孔和腹膜炎，是肠梗阻中病情凶险、发展迅速的一类。如未能得到及时处理，将有较高的病死率（10%~33%）。

（一）病因

肠扭转可分为原发性与继发性两类。

原发性的肠扭转肠管并无解剖上的异常，病因不清，可能是饱餐后，肠腔内有较多尚未消化的内容物，当体位改变，有明显的运动时，小肠因有重量下垂而不能随之同步旋转造成。

继发性肠扭转是由于先天性或后天获得的解剖上的改变，出现一固定点形成肠襻扭转的轴心。但是，扭转的产生常是下列三个因素同时存在。

1. 解剖因素　手术后粘连，乙状结肠冗长，先天性中肠旋转不全，游离盲肠等都是发生肠扭转的解剖因素。

2. 物理因素　在上述的解剖因素基础上，肠襻本身有一定的重量，如饱餐后，有较多不易消化的食物涌入肠腔内；肠腔有较多的蛔虫团；肠管有较大的肿瘤；在乙状结肠内存积着大量干涸的粪便等。

3. 动力因素　强烈的蠕动或体位的突然改变，使肠襻产生了不同步的运动，使已有轴心固定位置，且有一定重量的肠襻发生扭转。

（二）临床表现

肠扭转是闭襻型肠梗阻加绞窄性肠梗阻，发病急且发展迅速。起病时腹痛剧烈，腹胀明显，早期即可出现休克，症状继续发展，逐渐加重，且无间歇期，肠扭转的好发部位是小肠、乙状结肠和盲肠。临床表现在不同部位的肠扭转亦有不同。

小肠扭转可发生在任何年龄，小肠的扭转多数是顺时针向扭转。小肠的扭转在临床上主要表现为一种急性机械性梗阻、腹绞痛很剧烈，多位于脐周围或小腹部，为持续性而有阵发加剧；由于肠系膜的牵扭，腰背部也可能感到疼痛。如扭转累及全部小肠，则呕吐可能很剧烈而腹胀反而不显著；如扭转仅累及一个肠襻，则该襻可有高度膨胀且局限于一处，有时可扪出稍有压痛的肿块。叩诊呈鼓音，但有时可叩得移动性浊音。腹膜刺激症状时常存在，至晚期常出现休克状态。

乙状结肠扭转最多见于乙状结肠冗长的老年人。患者多有便秘的习惯，或以往曾有多次腹痛、经排便排气后腹痛消失的病史。乙状结肠扭转一般可分三类：急性、短期的急性复发性、慢性非典型性。呈急性发作的患者，腹部有剧痛、呕吐，按诊有压痛、肌紧张，肠管充血、缺血明显，如不及时处理可发生肠坏死。慢性患者有腹部持续胀痛，逐渐隆起，患者有下腹坠痛感但无排气排便。左腹部明显膨胀，可见肠型，叩之呈鼓音，压痛及肌紧张均不明显。X线片可见巨大双腔充气的肠襻，且有液平面，这一类乙状结肠扭转较为常见，且可反复发作。

盲肠扭转较少见，多发生在盲肠可移动的患者中，常有饮食过多、用力过度以及腹内粘连等诱因，尤其是腹腔手术更常为诱起盲肠扭转的直接原因。可分为急性与亚急性两型。盲肠急性扭转不常见，起病急，有剧痛及呕吐，右下腹有肿块可触及，有压痛，可产生盲肠坏死、穿孔。亚急型起病稍缓，患者主诉右下腹部绞痛，腹部很快隆起，不对称，上腹部可触及一弹性包块。X 线片可见巨大的充气肠襻，伴有多个肠充气液面。

当疑有乙状结肠或盲肠扭转，而尚无腹膜炎症状时，可考虑应用钡剂灌肠以明确诊断。结肠出现阻塞，尖端呈鸟嘴样或锥形，可明确为乙状结肠扭转。盲肠扭转则显示钡剂在横结肠或肝区处受阻。

（三）治疗

肠扭转是一种较严重的机械性肠梗阻，常在短时期内发生肠绞窄、坏死，病死率较高。死亡的主要原因常为就诊过晚或治疗延误，所以应及时进行手术治疗。早期手术可降低病死率，更可减少因小肠扭转坏死大量切除后造成短肠综合征的发生机会，后者将给患者终身的健康带来影响。

1. 扭转复位术　将扭转的肠襻按其扭转的相反方向回转复位。复位后应细致观察血液循环恢复的情况，如肠系膜血液循环恢复良好，肠管未失去生机，则还需要解决复发的问题，如为移动性盲肠引起的盲肠扭转，可将其固定于侧腹壁；过长的乙状结肠可将其平行折叠，固定于降结肠内侧，也可行二期手术将过长的乙状结肠切除。小肠扭转复位后，少有再扭转者，不需做固定手术。

早期乙状结肠扭转，可在乙状结肠镜明视下，将肛管通过扭转部进行减压，并将肛管保留 2~3 天。但这些非手术疗法必须在严密的观察下进行，一旦怀疑有肠绞窄，就必须及时改行手术治疗。

2. 肠切除术　适用于已有肠坏死的病例，小肠应做一期切除吻合。乙状结肠一般切除坏死肠段后将断端做肠造口术，以后再二期手术做肠吻合术。

对保留的有疑问小肠应在 24 小时后行再次观察（second – look）手术，切除坏死的肠段。坏死的乙状结肠、盲肠，可行切除，切除端应明确有良好的活力。可以做一期吻合，也可做外置造口，然后再做二期手术。

四、肠套叠

肠的一段套入其相连的肠管腔内称为肠套叠，以小儿最多见，其中以 2 岁以下者居多。

（一）病因与分类

原发性肠套叠绝大部分发生于婴幼儿中，主要由肠蠕动正常节律紊乱，肠壁环状肌持续性痉挛引起，而肠蠕动节律的失调可能由食物性质的改变所致。继发性肠套叠多见于成年人，肠腔内或肠壁部器质性病变使肠蠕动节律失调，近段肠管的强力蠕动将病变连同肠管同时送入远段肠管中。

根据套入肠与被套肠部位，肠套叠分为小肠小肠型、小肠结肠型、结肠结肠型、回肠结肠型，在小儿中多为回肠结肠型。套叠的结构可分为三层，外层为鞘部，中层为回返层，内层为进入层。后两者合称套入部。套入部的肠系膜也随肠管进入，结果是不仅发生肠腔梗阻，而且由于肠系膜血管受压，肠管可因发生绞窄而坏死。

（二）临床表现

肠套叠的三大典型症状是腹痛、血便和腹部肿块。表现为突然发作剧烈的阵发性腹痛，患儿阵发哭闹不安，有安静如常的间歇期。伴有呕吐和果酱样血便。腹部触诊常可在腹部扪及腊肠形、表面光滑、稍可活动、具有压痛的肿块。常位于脐右上方，而右下腹扪诊有空虚感。随着病程的进展逐步出现腹胀等肠梗阻症状。钡剂胃肠道造影对诊断肠套叠有较高的准确率，灌肠检查可见钡剂在结肠受阻，阻端钡影呈"杯口"状或"弹簧状"阴影；小肠套叠钡剂可显示肠腔呈线状狭窄而至远端肠腔又扩张。

慢性复发性肠套叠多见于成人，其发生原因常与肠息肉、肿瘤、憩室等病变有关。多呈不完全梗阻，故症状较轻，可表现为阵发性腹痛发作，而发生便血的不多见。由于套叠常可复位，所以发作过后检查可为阴性。

（三）治疗

治疗初期可用空气（或氧气、钡剂）灌肠复位，疗效可达90%以上，一般空气压力先用60 mmHg，经肛管灌入结肠内，在X线透视下明确诊断后，继续注气加压至80 mmHg左右，直至套叠复位。如果套叠不能复位，或病期已超过48小时，或怀疑有肠坏死，或空气灌肠复位后出现腹膜刺激征及全身情况恶化，都应行手术治疗。手术方法包括手术复位以及肠切除吻合术。对手术复位失败，肠壁损伤严重或已有肠坏死者，应行一期肠切除吻合术。如果病儿全身情况严重，可将坏死肠管切除后两断端外置造口，以后再行二期肠吻合术。成人肠套叠多有引起套叠的病理因素，一般主张手术治疗。

五、肠堵塞

肠堵塞是由于肠腔内容物堵塞肠腔而引起肠梗阻，在我国，尤其在农村并不罕见。这是一种单纯性机械性肠梗阻，常见的诱因是寄生虫、粪石、胆石、吞食的异物、毛粪石、植物粪石、药物等。

（一）肠蛔虫堵塞

由于肠蛔虫团引起肠堵塞在我国较多见，特别是儿童，蛔虫感染率高，蛔虫在肠道大量繁殖，当蛔虫受到某些因素影响产生强烈的活动致扭结成团堵塞肠管，加之肠管受刺激后出现痉挛加重了梗阻。患者有阵发性剧烈腹部绞痛，伴有呕吐，并可呕吐出蛔虫。这类患者多消瘦，腹壁薄，故体检时常可触及包块并随触揉而变形，也可在触诊时感到肠管有痉挛收缩。由于蛔虫梗阻多为部分性，腹部一般无明显膨胀，肠鸣音虽有增高但不高亢。临床症状与体征常可明确诊断。腹部X线片偶可见小肠充气及液平面，有时还可显示肠腔内有蛔虫团块阴影。

治疗单纯性蛔虫堵塞采用非手术疗法效果较好，除禁食、输液外，可口服生植物油，也可口服枸橼酸哌嗪等驱虫；如腹痛剧烈，可用解痉剂，或配以针刺、腹部轻柔按摩等。症状缓解后行驱虫治疗。如经非手术治疗无效或并发肠扭转，或出现腹膜刺激征时，应施行手术切开肠壁取虫，但应尽量取尽，以免残留的蛔虫从肠壁缝合处钻出，引起肠穿孔和腹膜炎。术后应继续驱虫治疗。

（二）粪石梗阻

在堵塞性肠梗阻中，次于寄生虫性梗阻，以粪便堵塞引起的梗阻较为常见。粪便堵塞常见于瘫痪、重病等身体虚弱无力排便的患者，也可见于习惯性便秘的患者，积存的粪便变干成团块状堵塞在结肠造成肠梗阻。患者出现腹胀，伴阵发性腹痛。体检时，可沿左侧结肠摸到粪块，直肠指检可触及填满直肠肠腔的干硬粪块。在这类患者中，症状可反复出现，因此，应及时清除直肠内积存的粪便，以防粪便堵塞。如有症状发生时可反复灌肠软化粪便，加以清洗，必要时可用器械或手指将干粪块取出。值得警惕的是下端结肠肿瘤也可产生粪便梗阻。

（三）胆石堵塞

在国外文献中，胆石引起的肠堵塞占肠梗阻的1%～2%，且多为老年妇女，但在我国较为少见。

胆石堵塞多是先有胆囊结石，但仅有 30% ~60% 的患者有胆绞痛史。梗阻的部位多在回肠，占 60% ~ 80%，因回肠是肠管中较窄的部位，其次是空肠（10% ~15%），十二指肠与结肠中较少。

胆石肠堵塞的症状是强烈的肠绞痛，胆结石得以下行时，疼痛可有缓解，当肠强烈蠕动时又可引起腹痛，临床症状表现为单纯的机械性肠梗阻。腹部 X 线片除见小肠胀气外，还可能看到肠腔内有胆石阴影，如发现胆道内有气体充盈（占 10% ~40% 患者），而以往又未接受过胆道与肠道吻合或胆道括约肌成形术的患者，对这一诊断可给予有力的佐证。

胆石堵塞的肠梗阻一般是在做好术前准备后行手术治疗，可以试行将结石挤入宽大的结肠，但不易成功。可行肠切开取石，如有肠坏死则需行肠切除吻合术。并且要注意探查有无第二处堵塞部位。

（四）其他

含有鞣酸的食物如柿子、黑枣进食过多后，遇胃酸后成为胶状物，可与其他高植物纤维物如竹笋等凝聚成块状物；经常服用氢氧化铝凝胶、考来烯胺（阴离子交换树脂）；胃肠道检查时吞服过量的钡剂；有精神障碍的女患者吞食长发等，均可产生不能消化的团状物，出现肠堵塞的症状。一般表现为单纯性肠梗阻，可先用非手术治疗，必要时可剖腹切开肠管取出异物。

六、慢性假性肠梗阻

慢性假性肠梗阻是一种肠道不能推动肠内容物通过未阻塞的肠腔为特征的胃肠动力疾病，常发生于小肠、结肠，可累及整个消化道和所有受自主神经调节的脏器和平滑肌，是一组具有肠梗阻症状和体征，但无肠道机械性梗阻证据的临床综合征。本病常反复发作。慢性假性肠梗阻虽不是常见病，但如被忽视，患者可能遭受不必要的手术，甚至使病情的诊治更加复杂化。

（一）病因及分类

慢性假性肠梗阻可分为原发性和继发性两类。原发性是由肠平滑肌异常（肌病型）或肠神经系统异常（神经元病型）造成。继发病因主要有结缔组织病，如系统性红斑狼疮（SLE）、硬皮病、内分泌紊乱以及帕金森病、副癌综合征、巨细胞病毒或 EB 病毒感染等。某些药物如三环抗抑郁药等也可诱发。

（二）临床表现

小肠假性肠梗阻有恶心、呕吐、腹胀和腹痛等表现，继发细菌过度生长时则可能引起腹泻。结肠病变时常表现为便秘。随着疾病自然进展，可累及消化道其他部位，在若干年内症状还可能发生变化，如食管受累时可发生吞咽困难或胃食管反流，胃部受累时则出现和胃轻瘫相符的餐后早饱、腹痛、恶心、呕吐症状。慢性假性肠梗阻还可有肠外表现，主要为膀胱及输尿管扩张，继发于自主神经疾病的假性肠梗阻常有直立性低血压、异常发汗和视觉异常等伴随症状。病史中有大量且频繁的呕吐、体重下降，几乎很少有无症状期，伴有自主功能紊乱和排尿困难表现，曾经多次剖腹探查等，可帮助我们考虑诊断假性肠梗阻。家族史中有类似疾病提示遗传性假性肠梗阻的可能。体格检查可发现严重的腹胀和中腹部的振水音。还应进行全面的神经系统检查及对直立性低血压的评价，并注意引起继发性假性肠梗阻的系统性疾病的体征。

本病无特征，诊断较为困难。当临床有怀疑时，应设法排除其他种肠梗阻的可能性来确诊。腹部 X 线片有类似机械性肠梗阻之处，但病史不相符。胃肠道造影检查，无梗阻发现，可观察到节段性巨食管、巨十二指肠、巨结肠或小肠扩张。纤维内镜可证实无梗阻。胃肠道转运试验和动力检查可以帮助诊断；剖腹手术或腹腔镜取的小肠或结肠全层组织活检可确诊慢性假性肠梗阻。

（三）治疗

给予最佳的营养，保持水、电解质平衡，同时止痛，并防止肠道症状恶化。主要采用非手术治疗，目前尚缺乏特效药物。对症治疗，如胃肠减压、营养支持等。特别是全肠外营养支持对解除症状甚为有效，但为防止全肠外营养带来的一些不良后果如肠黏膜萎缩、肠道细菌易位等，仍应给予适量的肠内营养。如诊断明确，应避免外科手术治疗，即使是剖腹探查、肠壁组织活检也应慎重考虑，以免术后的肠粘连混淆了诊断，增加了诊断的困难性。慢性假性肠梗阻可累及整个食管、胃与肠道。即使当时暂无症状的部分，将来也可能会被波及。

七、肠系膜血管缺血性疾病

本病是一种绞窄性动力性肠梗阻，以老年人居多。由于肠管可能在短时间内广泛坏死，术前诊断困难，病情较一般绞窄性机械性肠梗阻更为严重。

（一）病因与病理

发生于肠系膜动脉，肠系膜上动脉者多于肠系膜静脉。动脉阻塞则多数是栓塞的结果，栓子的来源：①心内膜炎患者左心瓣膜上赘生物的脱落，或心房纤维性颤动患者左心房中先有血栓形成，均可引起肠系膜动脉的栓塞。②肺脓肿或脓毒症患者带菌的栓子可通过肺而进入循环。③动脉硬化、动脉粥样变等患者的动脉栓塞脱落。④在手术中可来自内脏或腹壁的血管。

静脉的阻塞几乎完全是由于血栓形成，血栓常继发于：①肝硬化或肝外压迫引起的肝门静脉阻塞或血液淤滞。②肝门静脉系统所支配的内脏感染，如阑尾炎、溃疡性结肠炎、绞窄性疝、痔疮等。③外伤引起的肠系膜血肿或脾切除等手术引起的静脉损伤。④有时肠系膜静脉之血栓形成不能查出其发病诱因，故可称之为原发性的肠系膜静脉血栓。

（二）临床表现与诊断

患者以往多有冠心病史或有心房纤颤，多数有动脉硬化表现。临床表现因血管阻塞的部位、性质和发生的缓急不同而各有不同。血管阻塞发生过程越急，范围越广，表现越严重。动脉阻塞的症状又较静脉阻塞急而严重。

多数病例起病急骤，剧烈的腹部绞痛是最开始的症状，用一般药物难以缓解，可以是全腹性或局限性。早期因肠痉挛所致，此后有肠坏死，疼痛转为持续。伴有频繁呕吐，呕吐物多为血性。休克常在早期出现，是失血的结果，故脉搏常细速而不规则，体温则正常或略低，但有时在病的早期即有发热。

发病初期可无明显体征，腹部平坦、柔软，肠鸣音存在，至肠襻已有坏死时，腹部可逐日膨隆，但程度一般不太严重，而范围则比较广泛，仅至病程的晚期腹胀乃趋显著。腹壁压痛、腹肌强直等腹膜刺激症状在肠襻已坏死后可能出现，但程度轻重不一。肠鸣音一般减弱，有时可完全消失。血常规往往有白细胞增加及血浓缩表现。X线平片上可见小肠和结肠均有扩大胀气的现象。

少数亚急性或慢性肠系膜血管阻塞病例的发病过程比较缓和，一般要经过1周左右方逐渐显示病变的严重性。这些发展较慢的病例早期仅有不全阻塞，往往仅表现有轻度的机械性肠梗阻的症状，可有不明显的腹痛和轻度腹胀，至后期肠有坏死，可能出现某种程度的虚脱现象。

（三）治疗

治疗应及早诊断，及早治疗，包括支持疗法和手术治疗。肠系膜上动脉栓塞可行取栓术。血栓形成则可行血栓内膜切除或肠系膜上动脉腹主动脉"搭桥"手术。如果已有肠坏死，应做肠切除术。肠系膜上静脉血栓形成需施行肠切除术，切除范围应包括全部有静脉血栓形成的肠系膜，否则术后静脉血栓有继续发展的可能，术后应继续行抗凝治疗。

急性肠系膜血管缺血性疾病，临床常因认识不足而误诊，一旦发生广泛的肠梗死，预后凶险，病死率很高。

（么国旺）

第四节　小肠肿瘤

小肠肿瘤的发病率较胃肠道其他部位低，仅占全部胃肠道肿瘤的3% ~7%。造成这一现象的原因可能是：小肠的内容物为碱性，且通过速度较快，减少了肠黏膜受致癌物质和机械刺激的影响；小肠内细菌相对较少，并存在保护性酶和高浓度免疫球蛋白，使得肠道内的潜在致癌物质产生较少、被分解和中和的较多；中肠在胚胎发育过程中形成较晚，不典型性组织植入的机会较低。原发性小肠肿瘤可来自小肠壁的各层和各类组织，如上皮组织、结缔组织、血管组织、淋巴组织、肌组织、神经组织、脂肪组织等。小肠良性肿瘤中以腺瘤最为多见，恶性肿瘤中则以腺癌和恶性淋巴瘤较多见。此外，小肠是胃肠道间质瘤（GIST）的第二好发部位。不同类型的原发性小肠肿瘤的发生部位也有所不同。

一、临床表现

小肠肿瘤多发生于青年和中年人中，两性间发病率无显著区别。相当一部分小肠肿瘤缺乏显著的临床症状和体征，仅在体检过程或手术探查中偶然被发现。小肠肿瘤除类癌外，一般缺乏特异性症状，病程进展后可产生出血、腹痛、腹部包块、肠梗阻、肠穿孔等症状。

1. 腹痛是最为常见的症状，疼痛部位与肿瘤的发生位置有关，疼痛性质可以为隐痛、胀痛乃至剧烈绞痛。腹痛的原因可以是肿瘤表面溃烂、刺激肠管引起肠痉挛，也可由存在不同程度的肠梗阻所致，并发肠梗阻时疼痛尤为剧烈。

2. 消化道出血是常见的首发症状，通常由肿瘤表面溃烂引起，多数表现为粪便隐血试验阳性，也可表现为间断发生的柏油样便或血便，甚至大量便血。短时间内出血量较大或长期少量失血可以出现不同程度的贫血症状。

3. 腹部包块常在肿瘤体积较大、患者较消瘦时易于被触及，肿块活动度较大，位置常不固定。

4. 小肠肿瘤患者可伴有食欲缺乏、消化不良、消瘦乏力、低热等全身症状。

5. 小肠肿瘤引起肠梗阻的原因包括肠套叠、恶性肿瘤造成的肠腔挛缩和狭窄、内生型较大肿块导致肠腔阻塞、肿瘤造成邻近肠管粘连或受压迫；一旦肠梗阻发生，临床上即可出现典型的消化道梗阻的症状和体征。

6. 小肠肿瘤引起肠穿孔比较少见，多数为小肠恶性肿瘤发展到晚期所致。急性穿孔导致弥漫性腹膜炎，慢性穿孔则形成腹腔脓肿或肠瘘。

7. 小部分小肠类癌患者可出现类癌综合征，主要表现为阵发性头面部皮肤潮红、腹泻、支气管痉挛、心力衰竭等。

8. 其他症状　十二指肠肿瘤若压迫胆总管则产生梗阻性黄疸。

二、辅助检查

1. X 线检查　上消化道造影是小肠肿瘤的首选检查方法，对怀疑十二指肠肿瘤的患者可行十二指肠低张造影。因小肠内容物通过较快且口服大量钡剂会造成冗长的小肠影像彼此重叠，因此空回肠钡剂检查较为困难，分次口服少量钡剂逐段连续仔细观察有可能提高检出率。向腔外生长的小肠肿瘤很少有明显的 X 线征，较小腔内型的肿瘤也常不易被发现。较大的腔内生长型小肠肿瘤可见充盈缺损，肿瘤浸润肠壁引起肠腔狭窄时可见到黏膜破坏、环状狭窄、钡剂通过受阻、近端小肠扩张等，小肠肿瘤引起肠套叠者可见"杯口征"。部分病例接受钡剂灌肠检查过程中，造影剂有时可以逆行进入回肠而发现小肠肿瘤。

2. 内镜检查　内镜检查有助于提高部分小肠肿瘤的诊断率。十二指肠镜可以直接观察病变部位、大小、形态，并可以做活组织检查，对诊断十二指肠部肿瘤的正确率甚高；内镜下超声检查还可显示肿瘤的浸润深度及其与周围组织的关系。行结肠镜检查过程中少数患者可以进入末端回肠，有可能发现局部病灶并可取活检。小肠镜和胶囊内镜检查均已问世多年，但应用范围有限，因技术和设备需求所限，尚不能推广。

3. 选择性肠系膜血管造影　此造影有助于发现正在活动出血、血管丰富和部分体积巨大的病变。当消化道出血量超过 3 ~ 5 mL/min，选择性肠系膜上动脉造影检出率高且能确定病变部位。

三、诊断

小肠肿瘤发生率较低，缺少典型的临床症状，术前诊断率低于50%。当患者以反复发作的黑粪和不明原因的腹痛就诊时，经初步排查常见的病因后仍未能做出明确诊断时，应考虑到小肠肿瘤的可能，并安排进一步检查。但很多小肠肿瘤经过以上各种辅助检查后仍难以明确诊断，必要时可考虑行剖腹探查或腹腔镜探查。

四、治疗

良性小肠肿瘤也可以引起消化道出血、肠套叠、肠梗阻、肠穿孔等一系列严重并发症，并且有恶变可能，因此无论是诊疗过程中发现还是手术探查中偶然发现均应实施外科手术切除。体积较小或带蒂的肿瘤可以实施连同周围肠壁组织在内的局部切除手术；体积较大或区段内多发的小肠肿瘤宜实施小肠部分切除吻合手术。

高度怀疑或业已证实的小肠恶性肿瘤，则应实施切除范围到达安全界限、连同肠系膜及区域淋巴结清扫在内的根治性切除术。十二指肠恶性肿瘤多数需行胰头十二指肠切除，根据术后病理诊断和分期结果进行化疗或放射治疗。如病变广泛，无法根治，可行姑息性切除手术；如小肠肿瘤已与周围组织浸润固定，无法切除者，可做短路手术以解除或预防梗阻。

（么国旺）

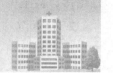

第六章

结、直肠及肛管疾病

第一节　结、直肠息肉与息肉病

结、直肠息肉是指结、直肠黏膜上所有的隆起性病变，包括肿瘤性和非肿瘤性病变。在未确定其病理性质前统称为息肉，明确病理性质后则按部位直接冠以病理诊断学名称，如结肠管状腺瘤、直肠中分化腺癌、结肠炎性息肉等。

结、直肠息肉病与结、直肠息肉的区别在于息肉或腺瘤数目之分，临床常用标准为是否达 100 枚以上；目前进行 APC、MUTYH、MMR 基因检测，大多可做出遗传性诊断。

结、直肠息肉分类方法见表 6 - 1。

表 6 - 1　结、直肠息肉分类表

	单发	多发
新生物性（肿瘤性）	管状腺瘤	家族性（或非家族性）结肠腺瘤病
	绒毛状腺瘤	Gardner 综合征
	管状绒毛状腺瘤	Turcot 综合征
错构瘤性	幼年性息肉	幼年性息肉病
	Peutz - Jeghers 息肉	Peutz - Jeghers 综合征
炎症性	炎性息肉	假息肉病
	血吸虫性息肉	多发性血吸虫性息肉
	良性淋巴样息肉	良性淋巴样息肉病
化生性	化生性（增生性息肉）	化生性（增生性）息肉病
其他	黏膜肥大性赘生物	

一、结、直肠息肉

1. 新生物性息肉　结、直肠内新生物性息肉就是腺瘤性息肉，是公认的癌前病变。广基腺瘤的癌变率较有蒂腺瘤高；腺瘤越大，癌变的可能性越大，直径大于 2 cm 者，约半数癌变；腺瘤结构中绒毛状成分越多，癌变的可能性也越大。

2. 非肿瘤性息肉　①幼年性息肉，常见于幼儿，大多在 10 岁以下，成人亦可见。60% 发生在距肛门 10 cm 内的直肠内，呈圆球形，多为单发，病理特征为大小不等的潴留性囊腔，是一种错构瘤。②炎性息肉，最多见于溃疡性结肠炎、血吸虫病、克罗恩病、肠阿米巴等慢性炎症刺激所形成。

二、结、直肠息肉病

1. **家族性腺瘤性息肉病（FAP）** 是常染色体显性遗传病，常在青春发育期出现结直肠腺瘤，逐渐增多，甚至可满布所有结直肠黏膜，如不及时治疗，终将发生癌变。

2. **色素沉着息肉综合征（Peutz - Jeghers 综合征）** 是常染色体显性遗传病，以青少年多见，可癌变。多发性息肉可出现在全消化道，以小肠为最多见，占64%。在口唇及其周围、口腔黏膜、手掌、足趾或手指上有色素沉着，呈黑斑，也可为棕黄色斑。

三、临床表现与诊断

肠息肉约半数无临床症状，当发生并发症时才被发现，其表现为：①肠道刺激症状，腹泻或排便次数增多，继发感染者可出现黏液脓血便。②便血，可因部位及出血量而表现不一。③肠梗阻及肠套叠。有家族性、遗传性息肉或息肉病病人可通过家庭随访和定期检查发现新病人。该病最重要的是病理学诊断。

四、治疗原则

根据息肉的大小、数目、并发症和病理性质决定治疗方案。

1. 小息肉一般在行结肠镜检查时予以摘除并送病理检查。

2. 直径 <2 cm 的息肉都应争取内镜下完整的瘤体切除。直径 <2 cm 的腺瘤，尤其平坦型瘤变、早期直肠癌均可试行经内镜下黏膜切除术和内镜下黏膜下剥离术（ESD），距肛缘6 cm 内的较大息肉可经肛门局部切除。根据病理组织学结果，确定是否追加根治性手术。

3. 家族性腺瘤性息肉病如不治疗，最终将发生癌变，因此应尽可能在青春期内确诊并接受根治性手术。

4. 色素沉着息肉综合征由于范围广泛，无法手术根治，当并发肠道大出血或肠套叠时，可做部分肠切除术。

5. 炎性息肉以治疗原发肠道疾病为主，炎症刺激消退后，息肉可自行消失；增生性息肉症状不明显时，无须特殊治疗。

（么国旺）

第二节 结、直肠癌

结、直肠癌是常见的恶性肿瘤。中国人结、直肠癌与西方人相比有3个特点：①直肠癌比结肠癌发病率高，约（1.2～1.5）：1。②中低位直肠癌所占直肠癌比例高，约为70%，因此大多数直肠癌可在直肠指诊时触及。③青年人（<30 岁）直肠癌比例高，约占12%～15%。上段直肠癌的生物学行为与结肠癌相似，根治性切除术后总的5 年生存率与结肠癌也相近，为60%～80%；中低位直肠癌的五年生存率在40% 左右。

一、病因与病理

1. **病因** 半数以上来自腺瘤癌变，形态学上可见到增生、腺瘤及癌变各个阶段以及相应的染色体改变。一般认为癌的发生发展是一个多步骤、多阶段及多基因参与的细胞遗传性疾病。

从腺瘤到癌的演变过程约经历 10～15 年，在此癌变过程中，遗传突变包括癌基因激活、抑癌基因失活、错配修复基因突变及基因过度表达。APC 基因失活致杂合性缺失，APC/β-catenin 通路启动促成腺瘤进程；错配修复基因突变致基因不稳定，可出现遗传性非息肉病性结直肠癌（HNPCC）综合征。

结肠癌病因虽未明确，但其相关的高危因素逐渐被认识，如含过多的动物脂肪及动物蛋白饮食，缺乏新鲜蔬菜及纤维素食品；缺乏适度的体力活动。遗传易感性在结肠癌的发病中也具有重要地位，如遗传性非息肉性结肠癌的错配修复基因突变携带者的家族成员，应视为结肠癌的高危人群。有些病如家族性结肠息肉病，已被公认为癌前期疾病；结肠腺瘤、溃疡性结肠炎以及结肠血吸虫病肉芽肿，与结肠癌的发生有较密切的关系。

2. 病理

（1）大体分型

1）隆起型：肿瘤的主体向肠腔内突出，好发于右侧结肠，特别是盲肠。

2）浸润型：向肠壁各层呈浸润生长，容易引起肠腔狭窄和肠梗阻，多发生于左侧结肠。

3）溃疡型：最为常见，其特点是向肠壁深层生长并向周围浸润，此型肿瘤中央形成较深的溃疡，溃疡底部深达或超过肌层。根据溃疡外形及生长情况又可分局限溃疡型和浸润溃疡型。

（2）组织学分类

1）腺癌：结、直肠腺癌细胞主要是柱状细胞、黏液分泌细胞和未分化细胞，进一步分类主要为管状腺癌和乳头状腺癌，占 75%～85%，其次为黏液腺癌，占 10%～20%。①管状腺癌，最为常见的组织学类型。癌细胞排列呈腺管或腺泡状排列。②乳头状腺癌，癌细胞排列组成粗细不等的乳头状结构，乳头中心索为少量血管间质。③黏液腺癌，由分泌黏液的癌细胞构成，癌组织内有大量黏液为其特征，恶性程度较高。④印戒细胞癌，肿瘤由弥漫成片的印戒细胞构成，胞核深染，偏于胞质一侧，似戒指样，恶性程度高，预后差。

2）腺鳞癌：亦称腺棘细胞癌，肿瘤由腺癌细胞和鳞癌细胞构成。其分化多为中度至低度。腺鳞癌和鳞癌主要见于直肠下段和肛管，较少见。

3）未分化癌：癌细胞弥漫呈片或呈团状，不形成腺管状结构，细胞排列无规律，癌细胞较小，形态较一致，预后差。

结、直肠癌可以一个肿瘤中出现 2 种或 2 种以上的组织类型，且分化程度并非完全一致，这是结、直肠癌的组织学特征。

（3）恶性程度

Broders 分级：按癌细胞分化程度分为四级。Ⅰ级：75% 以上癌细胞分化良好，属高分化癌，呈低度恶性；Ⅱ级：25%～75% 的癌细胞分化良好，属中度分化癌，呈中度恶性；Ⅲ级：分化良好的癌细胞不到 25%，属低分化癌，高度恶性；Ⅳ级：为未分化癌。

3. 扩散和转移

（1）直接浸润：结、直肠癌可向三个方向浸润扩散，即肠壁深层、环状浸润和沿纵轴浸润。结肠癌向纵轴浸润一般局限在 5～8 cm 内；直肠癌向纵轴浸润发生较少。多组大样本临床资料表明：直肠癌标本向远侧肠壁浸润超过 2 cm 的在 1%～3% 之间。下切缘无癌细胞浸润的前提下，切缘的长短与 5 年生存率、局部复发无明显相关，说明直肠癌向下的纵向浸润很少，这是目前保肛术的手术适应证适当放宽的病理学依据。癌肿浸润肠壁一圈约需 1～2 年，与肿瘤分化、年龄等因素相关。直接浸润可穿透浆膜层侵入邻近脏器如肝、肾、子宫、膀胱等。下段直肠癌由于缺乏浆膜层的屏障作用，易向四周浸润，侵入附近脏器如前列腺、精囊、阴道、输尿管等。

（2）淋巴转移：为主要转移途径，结肠癌首先转移到结肠上和结肠旁淋巴结，再到肠系膜血管周围和肠系膜血管根部淋巴结。

上段直肠癌向上沿直肠上动脉、肠系膜下动脉及腹主动脉周围淋巴结转移。下段直肠癌（以腹膜返折为界）向上方和侧方转移为主。大宗病例报道（1 500 例），发现肿瘤下缘平面以下的淋巴结阳性者98 例（6.5%）；平面以下 2 cm 仍有淋巴结阳性者仅 30 例（2%）。表明直肠癌主要以向上、侧方转移为主，很少发生逆行性的淋巴转移。如淋巴液正常流向的淋巴结发生转移且流出受阻时，可逆行向下转移。齿状线周围的癌肿可向上、侧、下方转移。向下方转移可表现为腹股沟淋巴结肿大。

（3）血行转移：癌肿侵入静脉后沿门静脉转移至肝，也可转移至肺、骨和脑等。结、直肠癌手术时约有 10% ~20% 的病例已发生肝转移。结、直肠癌引起的结肠梗阻和手术时的挤压，易造成血行转移。

（4）种植转移：腹腔内播散，最常见为大网膜的结节和肿瘤周围壁腹膜的散在砂粒状结节，亦可融合成团块，继而全腹腔播散。在卵巢种植生长的继发性肿瘤，称 Krukenberg 肿瘤。腹腔内种植播散后产生腹水。结、直肠癌如出现血性腹水多为腹腔内播散转移。

4. 临床分期

TNM 分期：是目前国内外公认的结、直肠癌分期标准，具体内容如下：T 原发肿瘤，T_x 原发肿瘤无法评估；T_0 无原发肿瘤的证据；T_{is} 原位癌，局限于上皮内或侵犯黏膜固有层；T_1 癌肿侵犯黏膜下层；T_2 癌肿侵犯固有肌层；T_3 癌肿浸透固有肌层抵达浆膜下层，或浸润未被腹膜覆盖的结直肠周围组织；T_4 癌肿直接侵犯其他器官或组织结构和（或）穿透脏腹膜。N 区域淋巴结，N_x 区域淋巴结无法评估；N_0 区域淋巴结无转移；$N_{1~3}$ 个区域淋巴结转移；$N_2 \geq 4$ 个区域淋巴结转移。M 远处转移，M_x 远处转移无法评估；M_0 无远处转移；M_1 有远处转移。

TNM 分期与结直肠癌预后的关系：结直肠癌的 TNM 分期基本能够客观反映其预后。国外资料显示：Ⅰ期病人的 5 年生存率为 93%，Ⅱ期约为 80%，Ⅲ期约为 60%，Ⅳ期约为 8%。中国的地域医疗水平有一定差距，因而预后差别也较大。

二、临床表现

早期无明显症状，癌肿生长到一定程度，依其生长部位不同而有不同的临床表现。

1. 右半结肠癌的临床表现　①腹痛，右半结肠癌约有 70% ~80% 病人有腹痛，多为隐痛。②贫血，因癌灶的坏死、脱落、慢性失血而引起，约有 50% ~60% 的病人血红蛋白低于 100 g/L。③腹部肿块，腹部肿块亦是右半结肠癌的常见症状。腹部肿块同时伴梗阻的病例临床上并不多见。

2. 左半结肠癌的临床表现　①便血、黏液血便，70% 以上可出现便血或黏液血便。②腹痛，约60% 出现腹痛，腹痛可为隐痛，当出现梗阻表现时，亦可表现为腹部绞痛。③腹部肿块，40% 左右的病人可触及左侧腹部肿块。

3. 直肠癌的临床表现　①直肠刺激症状，便意频繁，排便习惯改变，便前有肛门下坠感，伴里急后重，排便不尽感，晚期有下腹痛。②肠腔狭窄症状，癌肿侵犯致肠管狭窄，初时大便变形、变细，严重时出现肠梗阻表现。③癌肿破溃感染症状，大便表面带血及黏液，甚至脓血便。

直肠癌症状出现的频率依次为便血 80% ~90%；便频 60% ~70%；便细 40%；黏液便 35%；肛门

痛 20%；里急后重 20%；便秘 10%。

癌肿侵犯前列腺、膀胱时，可出现尿频、尿痛、血尿等表现。侵犯骶前神经可出现骶尾部持续性剧烈疼痛。晚期出现肝转移时可有腹水、肝大、黄疸、贫血、消瘦、水肿等。

结、直肠癌早期症状多不明显，易被忽视。凡 40 岁以上有以下任一表现者应列为高危人群：① I 级亲属有结直肠癌史者。②有癌症史或肠道腺瘤或息肉史。③大便隐血试验阳性者。④以下五种表现具两项以上者，黏液血便、慢性腹泻、慢性便秘、慢性阑尾炎史及精神创伤史。对此组高危人群，行结肠镜检查或 X 线钡剂灌肠或气钡双重对比造影检查，不难明确诊断。

当根据病史提示结直肠癌时，应遵循由简到繁的步骤选择以下方法进行检查。常用方法有：

1. 大便隐血检查　作为大规模普查或高危人群结、直肠癌的初筛手段。阳性者需作进一步检查。

2. 直肠指诊　是诊断直肠癌最重要的方法。我国直肠癌中约 70% 为低位直肠癌，能在直肠指诊中触及。因此，凡遇病人有便血、大便习惯改变、大便变形等症状，均应行直肠指诊。

3. 内镜检查　包括肛门镜、乙状结肠镜和结肠镜检查。内镜检查时可取组织进行病理检查。一般主张行全结肠镜检，可避免遗漏同时性多原发癌和其他腺瘤的存在。直肠指诊与全结肠镜检是结直肠癌最基本的检查手段。

4. 影像学检查

（1）钡剂灌肠：是结肠癌的重要检查方法，但对低位直肠癌的诊断意义不大，用以排除结、直肠多发癌和息肉病。

（2）腔内超声：推荐对中低位直肠癌进行腔内超声检查，以检测癌肿浸润肠壁的深度 T 分期、有无侵犯邻近脏器及周围淋巴结肿大情况。

（3）MRI：推荐中低位直肠癌患者进行 MRI 检查，以评估肿瘤在肠壁内的浸润深度，对中低位直肠癌的诊断及术前分期有重要价值。

（4）CT：可以了解直肠和盆腔内扩散情况，有无侵犯膀胱、子宫及盆壁，是术前常用的检查方法。腹部 CT 扫描可检查有无肝转移癌及腹主动脉旁淋巴结肿大。

（5）腹部超声检查：由于结、直肠癌手术时有 10% ~ 15% 同时存在肝转移，所以腹部超声或 CT 检查应列为常规。

（6）PET - CT 检查（正电子发射计算机断层显像 - CT）：针对病程较长、肿瘤固定的病人，为排除远处转移及评价手术价值时，有条件者可进行 PET - CT 检查，以排除远处转移。

5. 肿瘤标记物　目前公认的在结、直肠癌诊断和术后监测有意义的肿瘤标记物是癌胚抗原（CEA）和 CA19 - 9，但均不能用于早期诊断。血清 CEA 水平与 TNM 分期呈正相关，Ⅰ、Ⅱ、Ⅲ、Ⅳ期病人的血清 CEA 阳性率依次分别为 25%、45%、75% 和 85% 左右。CEA 主要用于监测复发，但对术前不伴有 CEA 升高的结、直肠癌病人术后监测复发亦无重要意义。CA19 - 9 的意义与 CEA 相似。

6. 其他检查　低位直肠癌伴有腹股沟淋巴结肿大时，应行淋巴结活检。癌肿位于直肠前壁的女性病人应做阴道检查及双合诊检查。男性病人有泌尿系症状时应行膀胱镜检查。

手术切除仍然是结、直肠癌的主要治疗方法。结肠癌手术切除的范围应包括肿瘤在内的足够的两端肠段，一般要求距肿瘤边缘 10 cm，还应包括切除区域的全部结肠系膜。

1. 结、直肠癌的内镜治疗 ①套圈切除，适用于有蒂、亚蒂或无蒂的早期结直肠癌。②黏膜切除，包括内镜黏膜切除术（EMR）和内镜黏膜下剥离术（ESD），主要用于切除消化道扁平息肉、T_1 期肿瘤。③经肛门内镜显微手术（TEM），适用于距肛门 16 cm 以内的早期直肠癌。

2. 右半结肠癌的手术 右半结肠癌包括盲肠、升结肠、结肠肝曲部癌，都应行右半结肠切除术。无法切除时可行回肠横结肠侧侧吻合，解除梗阻。右半结肠的切除范围包括末端回肠 10～20 cm、盲肠、升结肠、横结肠右半部和大网膜（图 6－1）。在根部结扎回结肠动脉、右结肠动脉和中结肠动脉右支。淋巴结的清扫范围包括结扎血管根部的淋巴结及其切除区域系膜的淋巴结。

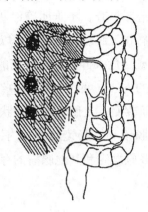

图 6－1 右半结肠切除范围

3. 横结肠癌的手术 由于横结肠肝曲、脾曲癌在治疗上分别采取右半结肠切除术和左半结肠切除术，所以从治疗角度，横结肠癌主要指横结肠中部癌。手术方式为横结肠切除术。切除范围包括横结肠及其系膜、大网膜，部分非居中的横结肠癌需包括部分升结肠或部分降结肠（图 6－2）。

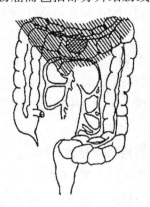

图 6－2 横结肠切除范围

4. 左半结肠癌的手术 左半结肠癌包括结肠脾曲、降结肠和乙状结肠癌。其常规手术方式是左半结肠切除术。部分乙状结肠癌，如癌肿小，位于乙状结肠中部，而且乙状结肠较长，也可行单纯乙状结肠切除术。常规的左半结肠切除术的切除范围应包括横结肠左半、降结肠和乙状结肠及其相应的系膜、左半大网膜（图 6－3）。

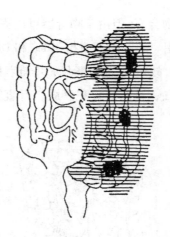

图 6 - 3　左半结肠切除范围

5. 结肠癌并急性肠梗阻的手术　应当在进行胃肠减压、纠正水和电解质紊乱以及酸碱失衡等适当的准备后，早期施行手术。右侧结肠癌行右半结肠切除一期回肠结肠吻合术。如病人情况不许可先行盲肠造口解除梗阻，则二期手术行根治性切除。如癌肿不能切除，可行回肠横结肠侧侧吻合。左侧结肠癌并发急性肠梗阻时，也可手术切除，一期吻合。若粪便较多可行术中灌洗后予以吻合。若肠管扩张、水肿明显，可行近端造口、远端封闭，将封闭的断端固定在造口周围并做好记录，以便在回纳造口时容易寻找。如肿物不能切除，可在梗阻部位的近侧作横结肠造口。术后行辅助治疗，待肿瘤缩小降期后，再评估能否行二期手术根治性切除。对肿瘤不能切除者，则行姑息性结肠造口。

6. 直肠癌的手术　切除的范围包括癌肿在内的两端足够肠段（低位直肠癌的下切缘应距肿瘤边缘2 cm）、全部直肠系膜或至少包括癌肿下缘下 5 cm 的直肠系膜、周围淋巴结及受浸润的组织。

中低位直肠癌的手术应遵循 TME 的原则，其具体要求是：①直视下锐性解剖直肠系膜周围盆筋膜壁层和脏层之间无血管的界面。②切除标本的直肠系膜完整无撕裂，或在肿瘤下缘 5 cm 切断直肠系膜。

直肠癌根据其部位、大小、活动度、细胞分化程度以及术前的排便控制能力等的不同有不同的手术方式：

（1）局部切除术：是指完整地切除肿瘤及其周围 1 cm 的全层肠壁。适用于早期瘤体小、局限于黏膜或黏膜下层、分化程度高的直肠癌。

（2）腹会阴联合直肠癌切除术（APR）：即 Miles 手术，原则上适用于腹膜返折以下的直肠癌。切除范围包括乙状结肠远端、全部直肠、肠系膜下动脉及其区域淋巴结、全直肠系膜、肛提肌、坐骨直肠窝内脂肪、肛管及肛门周围约 5 cm 直径的皮肤、皮下组织及全部肛管括约肌（图 6 - 4），于左下腹行永久性结肠造口。

（3）直肠低位前切除术（LAR）：即 Dixon 手术，或称经腹直肠癌切除术（图 6 - 5），适用于距齿状线 5 cm 以上的直肠癌，亦有更近距离的直肠癌行 Dixon 手术的报道。但原则上是以根治性切除为前提，要求远端切缘距癌肿下缘 2 cm 以上。由于吻合口位于齿状线附近，在术后的一段时期内病人出现便次增多，排便控制功能较差。推荐低位吻合、超低位吻合后行临时性横结肠造口或回肠造口。

（4）经腹直肠癌切除、近端造口、远端封闭手术：即 Hartmann 手术（图 6 - 6），适用于全身一般情况很差的直肠癌病人。

直肠癌根治术有多种手术方式，但经典术式仍然是 Miles 手术和 Dixon 手术。许多学者曾将 Dixon

手术改良成其他术式（如各种拖出式吻合），但由于吻合器可以完成直肠、肛管任何位置的吻合，所以其他各种改良术式在临床上已较少采用。腹腔镜下施行 Miles 和 Dixon 手术具有创伤小，恢复快的优点，但对周围被侵犯脏器的处理尚有争议。故对 T_4 的直肠癌，不推荐腔镜下手术切除。直肠癌侵犯子宫时，可一并切除子宫，称为后盆腔脏器清扫；直肠癌侵犯膀胱，行直肠和膀胱（男性）或直肠、子宫和膀胱（女性）切除时，称为全盆腔清扫。

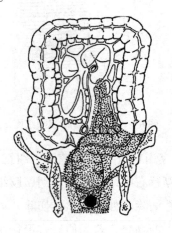

图 6-4 Miles 手术

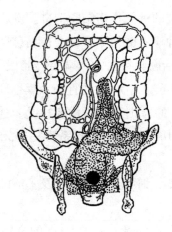

图 6-5 Dixon 手术

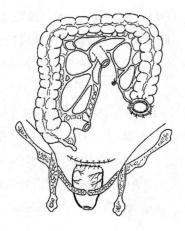

图 6-6 Hartmann 手术

施行直肠癌根治术的同时，要充分考虑病人的生活质量，术中尽量保证排尿功能和性功能。对于晚期直肠癌，当病人发生排便困难或肠梗阻时，可行乙状结肠双腔造口。

（五）辅助治疗

1. 化疗 对于TNMⅢ期的根治性切除术后病人应采用辅助性化疗。化疗方案有多种，常用的方案为氟尿嘧啶及四氢叶酸联合或不联合第三代铂类药物（奥沙利铂）。对TNMⅡ期病人术后是否需辅助性化疗尚有争议，目前认为高危Ⅱ期病人应该行术后辅助化疗。

2. 放疗 结、直肠癌的放疗主要是针对中下段直肠癌而言。直肠癌大多数为腺癌，对放射线敏感度较低。术后放疗仅适用于局部晚期病人，以及T_3、T_4直肠癌且术前未经放疗和术后局部复发的病人。

3. 新辅助放化疗 T_3、T_4直肠癌行新辅助放化疗得到众多医疗中心的认可。直肠癌在术前行直线加速器适型放疗2Gy/次，5次/周，总剂量46 Gy，同时辅以氟尿嘧啶为基础的化疗；术后再辅以化疗。术前放化疗能使直肠癌缩小和降期，从而提高手术切除率及降低局部复发率。

强烈推荐在Ⅲ、Ⅳ期结、直肠癌病人中应用辅助化疗、新辅助化疗；而在中低位、中晚期直肠癌建议新辅助放化疗，大多数文献报道在Ⅱ期病人中也可获益，Ⅰ期结、直肠癌病人不建议使用辅助化疗和放疗。

4. 其他治疗 包括靶向治疗、生物免疫治疗等。目前常用的靶向药物包括以表皮生长因子受体信号传导通路为靶点和以血管内皮生长因子为靶点的两类药物。如Kras基因野生型病人，应用西妥昔单抗可增加化疗效果。

5. 化学预防 大肠癌由于存在息肉－腺瘤－腺癌的演进序列，历时长，因而为预防提供了可能。目前常用的阻断演进的药物有非甾体消炎药（NSAIDs）。

（么国旺）

第三节 肛瘘

肛瘘是肛管或直肠与会阴皮肤相通的肉芽肿性管道，由内口、瘘管、外口三部分组成。内口常位于齿状线上肛窦处，多为一个；外口在肛周皮肤上，可为一个或多个。经久不愈或间歇性反复发作，任何年龄都可发病，多见于青壮年男性。

一、病因与病理

大部分肛瘘由直肠肛管周围脓肿引起，脓肿自行破溃或切开引流处形成外口，位于肛周皮肤上。由于外口生长较快，脓肿常假性愈合，导致脓肿反复发作破溃或切开，形成多个瘘管和外口，使单纯性肛瘘成为复杂性肛瘘。瘘管由反应性的致密纤维组织包绕，近管腔处为炎性肉芽组织，后期腔内可上皮化。

结核、溃疡性结肠炎、克罗恩病、恶性肿瘤、肛管外伤感染也可引起肛瘘，但较为少见。

二、分类

分类方法很多，简单介绍下面两种。

1. 按瘘管位置高低分类 ①低位肛瘘，瘘管位于外括约肌深部以下。可分为低位单纯性肛瘘（只有一个瘘管）和低位复杂性肛瘘（有多个瘘口和瘘管）。②高位肛瘘，瘘管位于外括约肌深部以上，可分为高位单纯性肛瘘（只有一个瘘管）和高位复杂性肛瘘（有多个瘘口和瘘管）。此种分类方法，临床较为常用。

2. 按瘘管与括约肌的关系分类　①肛管括约肌间型，约占肛瘘的70%，多因肛管周围脓肿引起。瘘管位于内外括约肌之间，内口在齿状线附近，外口大多在肛缘附近，为低位肛瘘。②经肛管括约肌型，约占25%，多因坐骨肛管间隙脓肿引起，可为低位或高位肛瘘。瘘管穿过外括约肌、坐骨直肠间隙，开口于肛周皮肤上。③肛管括约肌上型，为高位肛瘘，较为少见，约占4%，瘘管在括约肌间向上延伸，越过耻骨直肠肌，向下经坐骨直肠间隙穿透肛周皮肤。④肛管括约肌外型，最少见，仅占1%。这类肛瘘常因外伤、肠道恶性肿瘤、克罗恩病引起，治疗较为困难（图6-7）。

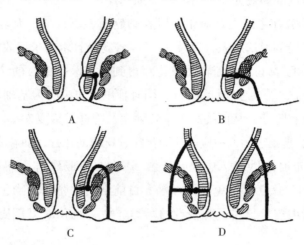

图6-7　肛瘘的四种解剖类型
A. 肛管括约肌间型；B. 经肛管括约肌型；C. 肛管括约肌上型；D. 肛管括约肌外型

三、临床表现

瘘外口流出少量脓性、血性、黏液性分泌物为主要症状。较大的高位肛瘘，因瘘管位于括约肌外，不受括约肌控制，常有粪便及气体排出。由于分泌物的刺激，使肛门部潮湿、瘙痒，有时形成湿疹。当外口愈合，瘘管中有脓肿形成时，可感到明显疼痛，同时可伴有发热、寒战、乏力等全身感染症状，脓肿穿破或切开引流后，症状缓解。上述症状的反复发作是瘘管的临床特点。

检查时在肛周皮肤上可见到单个或多个外口，呈红色乳头状隆起，挤压时有脓液或脓血性分泌物排出。外口的数目及与肛门的位置关系对诊断肛瘘很有帮助：外口数目越多，距离肛缘越远，肛瘘越复杂。根据Coodsall规律（图6-8），在肛门中间划一横线，若外口在线后方，瘘管常是弯型，且内口常在肛管后正中处；若外口在线前方，瘘管常是直型，内口常在附近的肛窦上。外口在肛缘附近，一般为括约肌间瘘；距离肛缘较远，则为经括约肌瘘。若瘘管位置较低，自外口向肛门方向可触及条索样瘘管。

确定内口位置对明确肛瘘诊断非常重要。直肠指诊时在内口处有轻度压痛，有时可扪到硬结样内口及索样瘘管。肛门镜下有时可发现内口，自外口探查肛瘘时有造成假性通道的可能，宜用软质探针。以上方法不能肯定内口时，还可自外口注入亚甲蓝溶液1~2 mL，观察填入肛管及直肠下端的白湿纱布条的染色部位，以判断内口位置。碘油瘘管造影是临床常规检查方法。MRI扫描多能清晰显示瘘管位置及与括约肌之间的关系，部分病人可显示内口所在位置。建议肛瘘在术前行MRI检查，以确定瘘管内口位置及数目。

对于复杂、多次手术、病因不明的肛瘘病人，应作钡灌肠或结肠镜检查，以排除Crohn病、溃疡性结肠炎等疾病的存在。

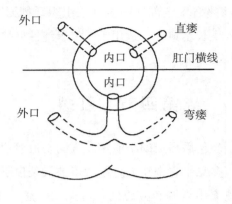

图 6 – 8　**Goodsall** 规律

（四）治疗

肛瘘难以自愈，不治疗会反复发作并形成直肠肛管周围脓肿，因此绝大多数需手术治疗。原则是将瘘管切开或切除，形成敞开的创面，促使愈合。手术的关键是尽量减少肛门括约肌的损伤，防止肛门失禁，同时避免瘘的复发。

1. 瘘管切开术　是将瘘管全部切开，靠肉芽组织生长使伤口愈合的方法。适用于低位肛瘘，因瘘管在外括约肌深部以下，切开后只损伤外括约肌皮下部和浅部，不会出现术后肛门失禁。

2. 挂线疗法　是利用橡皮筋或有腐蚀作用的药线的机械性压迫作用，缓慢切开肛瘘的方法。适用于距肛缘 3 ~ 5 cm 内，有内外口的低位或高位单纯性肛瘘，或作为复杂性肛瘘切开、切除的辅助治疗。它的最大优点是不会造成肛门失禁。被结扎的肌肉组织发生血运障碍，逐渐坏死、断开，但因为炎症反应引起的纤维化使切断的肌肉与周围组织粘连，肌肉不会收缩过多且逐渐愈合，从而可防止被切断的肛管直肠环回缩引起肛门失禁。挂线同时亦能引流瘘管，排除瘘管内的渗液。此法还具有操作简单、出血少、引流充分、换药方便，在橡皮筋脱落前不会发生皮肤切口愈合等优点。

手术在骶管麻醉或局麻下进行，将探针自外口插入后，循瘘管走向由内口穿出，在内口处探针上缚一消毒的橡皮筋或粗丝线，引导穿过整个瘘管，将内外口之间的皮肤及皮下组织切开后扎紧挂线（图 6 – 9）。术后需每日坐浴及便后坐浴使局部清洁。若结扎组织较多，在 3 ~ 5 天后再次扎紧挂线。一般术后 10 ~ 14 天被扎组织自行断裂。

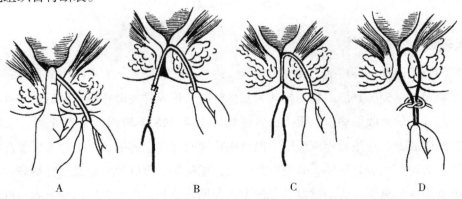

图 6 – 9　肛瘘挂线疗法

A. 用探针由瘘管外口探入内口，同时手指插入直肠或肛管内；B. 弯曲探针前端，将其拉到肛外；C. 探针前端附一丝线，并接上一橡皮筋；D. 退出探针，把橡皮筋经瘘管拉出，提起拉紧，以线结扎之

— 109 —

3. 肛瘘切除术　切开瘘管并将瘘管壁全部切除至健康组织，创面不予缝合；若创面较大，可部分缝合，部分敞开，使创面由底向外生长至愈合。适用于低位单纯性肛瘘。

（王治帮）

第四节　肛裂

肛裂是齿状线以下肛管皮肤层裂伤后形成的小溃疡。方向与肛管纵轴平行，长约0.5~1.0 cm，呈梭形或椭圆形，常引起肛周剧痛。多见于青中年人，绝大多数肛裂位于肛管的后正中线上，也可在前正中线上，侧方出现肛裂极少。若侧方出现肛裂应想到肠道炎性疾病（如结核、溃疡性结肠炎及克罗恩病等）或肿瘤的可能。

一、病因与病理

病因尚不清楚，可能与多种因素有关。长期便秘引起的排便时机械性创伤是大多数肛裂形成的直接原因。肛管外括约肌浅部在肛管后方形成的肛尾韧带伸缩性差、坚硬，此区域血供亦差；肛管与直肠成角相延续，排便时，肛管后壁承受压力最大，故后正中线处易受损伤。

急性肛裂可见裂口边缘整齐，底浅，呈红色并有弹性，无瘢痕形成。慢性肛裂因反复发作，底深不整齐，质硬，边缘增厚纤维化，肉芽灰白。裂口上端的肛门瓣和肛乳头水肿，形成肥大乳头；下端皮肤因炎症、水肿及静脉、淋巴回流受阻，形成袋状皮垂向下突出于肛门外，称"前哨痔"（图6-10）。肛裂、前哨痔、乳头肥大常同时存在，称为肛裂"三联征"。

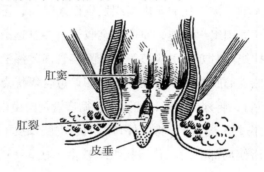

图6-10　肛裂

二、临床表现

病人有典型的临床表现，即疼痛、便秘和出血。疼痛一般较剧烈，有典型的周期性：排便时由于肛裂内神经末梢受刺激，立刻感到肛门烧灼样或刀割样疼痛，称为排便时疼痛；便后数分钟可缓解，称为间歇期；随后因肛管括约肌收缩痉挛，再次出现剧痛，此期可持续30分钟到数小时，临床称为括约肌挛缩痛；直至括约肌疲劳、松弛后疼痛缓解，但再次排便时又发生疼痛。以上称为肛裂疼痛周期。因害怕疼痛不愿排便，久而久之引起便秘，粪便更为干硬，便秘又加重肛裂，形成恶性循环。排便时常在粪便表面或便纸上见到少量血迹，或滴鲜血，大量出血少见。此外，可出现肛门分泌物、肛门瘙痒。

三、诊断及鉴别诊断

依据典型的临床病史、肛门检查时发现的肛裂"三联征"，不难作出诊断。应注意与其他疾病引起的肛管溃疡相鉴别,如与克罗恩病、溃疡性结肠炎、结核、肛周肿瘤、艾滋病、梅毒、软下疳等引起的肛周溃疡相鉴别,可以取活组织作病理检查以明确诊断。肛裂行肛门检查时,常会引起剧烈疼痛,有时需在局麻下进行。

四、治疗

急性或初发的肛裂可采用坐浴和润便的方法治疗;慢性肛裂可用坐浴、润便加以扩肛的方法;经久不愈、保守治疗无效、且症状较重者可采用手术治疗。

1. 非手术治疗

原则是解除括约肌痉挛,止痛,帮助排便,中断恶性循环,促使局部愈合。具体措施如下:①排便后用1:5 000高锰酸钾温水坐浴,保持局部清洁。②口服缓泻剂或石蜡油,使大便松软、润滑;增加多纤维食物,保持大便通畅。③扩肛,局部麻醉后,病人侧卧位,先用示指扩肛后,逐渐伸入两中指,维持扩张5分钟。扩张后可解除括约肌痉挛,扩大创面,促进裂口愈合。但此法复发率高,可并发出血、肛周脓肿、大便失禁等。

2. 手术疗法

(1)肛裂切除术:即切除全部增生变硬的裂缘、前哨痔、肛乳头、发炎的隐窝和深部不健康的组织直至暴露肛管括约肌,可同时切断部分外括约肌皮下部或内括约肌,创面敞开引流。缺点为愈合较慢。

(2)肛管内括约肌切断术(图6-11):肛管内括约肌为环形的不随意肌,它的痉挛收缩是引起肛裂疼痛的主要原因。手术方法是在肛管一侧距肛缘1~1.5 cm作小切口达内括约肌下缘,确定括约肌间沟后分离内括约肌至齿状线,剪断内括约肌,然后扩张至4指,电灼或压迫止血后缝合切口,可一并切除肥大乳头、前哨痔,肛裂在数周后自行愈合。该方法治愈率高。但因内括约肌切断术可降低平均肛管最大静息压,所以手术不当可导致肛门失禁。

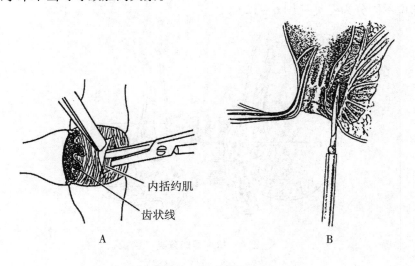

内括约肌
齿状线

A   B

图6-11 肛裂的手术疗法
A. 开放式内括约肌切断术;B. 皮下内括约肌切断术

(王治帮)

第五节　痔

痔是最常见的肛肠疾病。任何年龄都可发病，但随年龄增长，发病率增高。肛垫的支持结构、静脉丛及动静脉吻合支发生病理性改变或移位为内痔；齿状线远侧皮下静脉丛的病理性扩张或血栓形成外痔；内痔通过丰富的静脉丛吻合支和相应部位的外痔相互融合为混合痔。

一、病因

病因尚未完全明确，可能与多种因素有关，目前主要有以下学说。

1. 肛垫下移学说　在肛管的皮下有一层环状的由静脉（或称静脉窦）、平滑肌、弹性组织和结缔组织组成的肛管血管垫，简称肛垫。起闭合肛管、节制排便作用。正常情况下，肛垫疏松地附着在肛管肌壁上，排便时主要受到向下的压力被推向下，排便后借其自身的收缩作用，缩回到肛管内。弹性回缩作用减弱后，肛垫则充血、下移形成痔。

2. 静脉曲张学说　认为痔的形成与静脉扩张瘀血相关。从解剖学上讲，门静脉系统及其分支直肠静脉都无静脉瓣；直肠上下静脉丛管壁薄、位置浅；末端直肠黏膜下组织松弛，以上因素都容易出现血液淤积和静脉扩张。静脉丛是形成肛垫的主要结构，痔的形成与静脉丛的病理性扩张、血栓形成有必然的联系。直肠肛管位于腹腔最下部，可引起直肠静脉回流受阻的因素很多，如长期的坐立、便秘、妊娠、前列腺肥大、盆腔巨大肿瘤等。

另外，长期饮酒和进食大量刺激性食物可使局部充血；肛周感染可引起静脉周围炎，使静脉失去弹性而扩张；营养不良可使局部组织萎缩无力。以上因素都可诱发痔的发生。

二、分类和病理

根据其所在部位不同分为三类（图 6 - 12）。

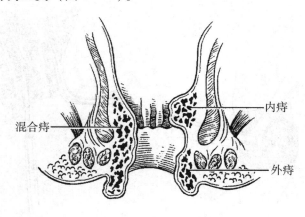

图 6 - 12　痔的分类

1. 内痔　临床上最为多见，位于齿状线上方，表面为直肠黏膜所覆盖。常见于直肠下端的左侧、右前和右后。根据痔脱出的程度，将内痔分为四度，Ⅰ度：只在排便时出血，痔不脱出于肛门外；Ⅱ度：排便时痔脱出肛门外，排便后自行还纳；Ⅲ度：痔脱出于肛门外需用手辅助才可还纳；Ⅳ度：痔长期在肛门外，不能还纳或还纳后又立即脱出。

2. 外痔　位于齿状线下方，表面为肛管皮肤所覆盖。分为静脉曲张性外痔、血栓性外痔和结缔组织性外痔（皮赘）。

3. 混合痔　是内痔通过静脉丛和相应部位的外痔静脉丛相互融合而形成，位于齿状线上下，表面为直肠黏膜和肛管皮肤覆盖。内痔发展到Ⅲ度以上时多形成混合痔。

混合痔逐步发展，周围组织被破坏和发生萎缩，肥大的肛垫逐渐增大、下移，脱出到肛门外。当脱出痔块在肛周呈梅花状时，称为"环形痔"（图6-13）。脱出痔若被痉挛的括约肌嵌顿，以至发生水肿、瘀血甚至坏死，临床上称为嵌顿性痔或绞窄性痔。

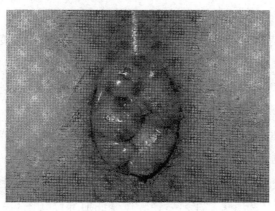

图6-13　环形痔

三、临床表现

1. 便血　无痛性间歇性便后出鲜血是内痔早期的常见症状。常为大便时滴血或便纸上带血，少数呈喷射状出血，可自行停止。长期出血可导致缺铁性贫血。

2. 痔脱出　Ⅱ、Ⅲ、Ⅳ度的内痔或混合痔可出现痔脱出。

3. 疼痛与不适　单纯性内痔无疼痛，可有坠胀感。当合并有血栓形成、嵌顿、感染等情况时，才感到疼痛。内痔或混合痔脱出嵌顿和血栓性外痔在发病的最初1～3天，病人疼痛剧烈，坐立不安，行动不便。

4. 瘙痒　痔脱出时常有黏液分泌物流出，可刺激肛门周围皮肤，引起瘙痒。

四、诊断

主要靠肛门直肠检查。首先作肛门视诊，除Ⅰ度内痔外，其他都可在肛门视诊下见到。对有脱出者，最好在蹲位排便后立即观察，可清晰见到痔大小、数目及部位。直肠指诊虽对痔诊断意义不大，但可了解直肠内有无其他病变，如低位直肠癌、直肠息肉等。肛门镜检查可确诊，不仅可见到痔的情况，还可观察到直肠黏膜有无充血、水肿、溃疡、肿块等。血栓性外痔表现为肛周暗紫色椭圆形肿物，表面皮肤水肿、质硬、压痛明显。

五、鉴别诊断

痔应与下列疾病鉴别。

1. 直肠癌　临床上常将直肠癌误诊为痔而延误治疗，主要原因是未进行直肠指诊和直肠镜检查。直肠癌在直肠指检时可扪到高低不平的硬块；而痔为暗红色圆形柔软的血管团。

2. 直肠息肉　低位带蒂息肉脱出肛门外易误诊为痔脱出。但息肉为圆形、实质性、有蒂、可活动，多见于儿童。

3. 直肠脱垂　易误诊为环形痔，但直肠脱垂黏膜呈环形，表面平滑，括约肌松弛；而环形痔的黏膜呈梅花瓣状，肛门括约肌不松弛。

六、治疗

原则：①无症状的痔无须治疗。②有症状的痔重在减轻或消除症状，而非根治。③以保守治疗为主。

1. 一般治疗　在痔的初期和无症状的痔，只需增加纤维性食物，改变不良的大便习惯，保持大便通畅，防治便秘和腹泻。热水坐浴可改善局部血液循环。血栓性外痔有时经局部热敷、外敷消炎止痛药物后，疼痛可缓解而不需手术。嵌顿痔初期也可采用一般治疗，用手轻轻将脱出的痔块推回肛门内，阻止其再脱出。

2. 注射疗法　治疗Ⅱ、Ⅲ度出血性内痔的效果较好。注射硬化剂的作用是使痔和痔周围产生无菌性炎症反应，黏膜下组织纤维化，使肛垫回缩固定于内括约肌上。

注射方法为肛周局麻下使肛管括约肌松弛，插入肛门镜，在齿状线上痔核上方处刺入黏膜下层约0.5 cm，抽吸无血后即可注射2～3 mL。注射后轻轻按摩注射部位（图6-14）。避免将硬化剂注入黏膜层，而导致黏膜坏死。当硬化剂注入黏膜层时，黏膜立即变白，应将针进一步插深。如果一次注射效果不够理想，可在1个月后重复一次。如果痔块较多，也可分2～3次注射。

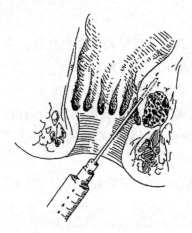

图6-14　内痔注射法

3. 胶圈套扎疗法　可用于治疗Ⅱ、Ⅲ度内痔。原理是将特制的胶圈套入到内痔的根部，利用胶圈的弹性阻断痔的血运，使痔缺血、坏死，发生无菌性炎症，从而使肛垫固定。胶圈套扎器种类很多，可分为牵拉套扎器和吸引套扎器两大类。如无胶圈套扎器，可用两把血管钳替代（图6-15）。先将胶圈套在第一把血管钳上，然后用这把血管钳垂直夹在痔的基底部，再用第二把血管钳牵拉套圈绕过痔核上端，套落在痔的根部。注意痔块脱落时有出血的可能。因一次性套扎可引起剧烈疼痛，Ⅱ、Ⅲ度内痔应分2～3次套扎，间隔3周；Ⅰ度内痔可一次套扎完成治疗。

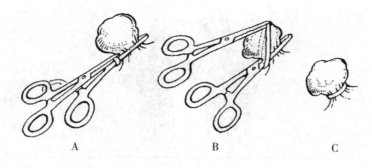

图 6 – 15 内痔胶圈套扎术

4. 手术疗法

（1）痔切除术：主要用于 Ⅱ、Ⅲ、Ⅳ 度内痔和混合痔的治疗。取侧卧位、截石位或俯卧位，骶管麻醉或局麻后，先扩肛至 4 ~ 6 指，显露痔块，在痔块基底部两侧皮肤上做 V 形切口，分离痔块，直至显露肛管外括约肌。用止血钳于底部钳夹，贯穿缝扎后，切除痔核。齿状线以上黏膜用可吸收线予以缝合；齿状线以下的皮肤切口不予缝合，创面用凡士林油纱布填塞（图 6 – 16）。嵌顿痔可行急诊切除，方法与择期手术相同。

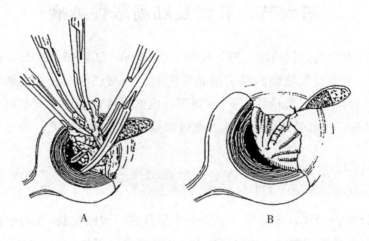

图 6 – 16 痔单纯切除术

（2）吻合器痔上黏膜环形切除术（PPH）：主要适用于 Ⅲ、Ⅳ 度内痔、非手术疗法治疗失败的 Ⅱ 度内痔和环状痔，直肠黏膜脱垂也可采用。其方法是用痔吻合器环形切除齿状线上 2 cm 以上的直肠黏膜 2 ~ 4 cm，使下移的肛垫上移固定（图 6 – 17）。与传统手术比较具有疼痛轻微、手术时间短、病人恢复快等优点。

（3）血栓外痔剥离术：用于治疗血栓性外痔。其方法是在局麻下将痔表面的皮肤行梭形切除，摘除血栓，伤口内填入油纱布，不缝合创面。

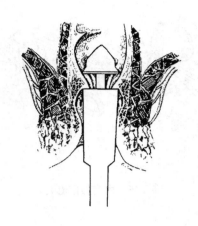

图 6 – 17　吻合器痔上黏膜环切术（PPH）

　　痔的治疗方法很多，由于非手术疗法对大部分痔的治疗效果良好，注射疗法和胶圈套扎疗法成为痔的主要治疗方法。手术治疗只限于保守治疗失败或不适宜保守治疗病人。

（路斯明）

第六节　肛管及肛周恶性肿瘤

　　肛管及肛周恶性肿瘤少见，仅占结、直肠癌的 2%～5%。肛管癌是指发生在齿状线上方 1.5 cm 处至肛缘的恶性肿瘤，主要有鳞状细胞癌、基底细胞癌、一穴肛原癌和恶性黑色素瘤。肛周癌是指发生在肛缘外，以肛门为中心，直径约为 6 cm 圆形区内的恶性肿瘤，主要包括鳞状细胞癌、Bowen's 病、Paget 病和基底细胞癌，肛管及肛周恶性肿瘤以鳞状细胞癌最为常见，约占 85%，一般所指肛管癌即为鳞癌。

一、鳞状细胞癌

　　鳞状细胞癌占肛管癌的 75%，主要位于肛管下半部及肛门周围皮肤。癌肿边缘隆起、溃疡状，有些呈斑块状或结节状，少数呈菜花状。症状有便血、肛门疼痛、里急后重、肛周肿胀感、排便习惯改变等，有时以在腹股沟处触及肿大的淋巴结为首要症状。

　　治疗方法：肛管鳞状细胞癌的放化疗为首选方案，Miles 手术作为放化疗失效（肿瘤残留或复发）的一种补救性手术。目前认为肛管鳞癌放化疗可达到与 Miles 手术相同的治疗效果。

二、基底细胞癌

　　基底细胞癌发生率仅次于鳞状细胞癌，多发生在肛缘，常见于老年人。肿瘤局部广泛切除可满足治疗上的要求。基底细胞癌对放射治疗敏感。

三、恶性黑色素瘤

　　恶性黑色素瘤恶性程度高，非常少见，来源于黑色素细胞的恶变。便血是最常见的临床表现。易与血栓性痔相混淆，组织学检查可鉴别。

四、一穴肛原癌

一穴肛原癌多在齿状线附近。此区域有柱状上皮、鳞状上皮、移行上皮或三种混合上皮。一穴肛原癌即指发生在该处移行上皮的癌肿，恶性程度高，转移早而快，预后不良。

（路斯明）

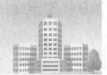

第七章

阑尾疾病

第一节　急性阑尾炎

　　急性阑尾炎（acute appendicitis）是腹部外科最常见的疾病之一，是外科急腹症中最常见的疾病，其发病率约为 1：1 000。各年龄段（不满 1 岁至 90 岁，甚至 90 岁以上）人及妊娠期妇女均可发病，但以青年最为多见。阑尾切除术也是外科最常施行的一种手术。急性阑尾炎临床表现变化较多，需要与许多腹腔内外疾病相鉴别。早期明确诊断，及时治疗，可使患者在短期内恢复健康。若延误诊治，则可能出现严重后果。因此对本病的处理须予以重视。

一、病因

　　阑尾管腔较细且系膜短，常使阑尾扭曲，内容物排出不畅，阑尾管腔内本来就有许多微生物，远侧又是盲端，很容易发生感染。一般认为急性阑尾炎是由下列几种因素综合发生的。

　　1. 梗阻　梗阻为急性阑尾炎发病最常见的基本因素，常见的梗阻原因有：①粪石和粪块等。②寄生虫，如蛔虫堵塞。③阑尾系膜过短，造成阑尾扭曲，引起部分梗阻。④阑尾壁的改变，以往发生过急性阑尾炎后，肠壁可以纤维化，使阑尾腔变小，亦可减弱阑尾的蠕动功能。

　　2. 细菌感染　阑尾炎的发生也可能是细菌直接感染的结果。细菌可通过直接侵入、经由血运或邻接感染等方式侵入阑尾壁，从而形成阑尾的感染和炎症。

　　3. 其他　与急性阑尾炎发病有关的因素还有饮食习惯、遗传因素和胃肠道功能障碍等。阑尾先天性畸形，如阑尾过长、过度扭曲、管腔细小、血供不佳等都是易于发生急性炎症的条件。胃肠道功能障碍（如腹泻、便秘等）引起内脏神经反射，导致阑尾肌肉和血管痉挛，当超过正常强度时，可致阑尾管腔狭窄、血供障碍、黏膜受损，细菌入侵而致急性炎症。

二、病理

　　根据急性阑尾炎的临床过程和病理解剖学变化，可将其分为四种病理类型，这些不同类型可能是急性阑尾炎在其病变发展过程中不同阶段的表现，也可能是不同的病因和发病原理所产生的直接结果。

　　1. 急性单纯性阑尾炎　阑尾轻度肿胀，浆膜表面充血。阑尾壁各层组织间均有炎性细胞浸润，以黏膜和黏膜下层为最著；黏膜上可能出现小的溃疡和出血点，阑尾腔内可能有少量渗出液，临床症状和全身反应也较轻，如能及时处理，其感染可以消退、炎症完全吸收，阑尾也可恢复正常。

　　2. 急性化脓性阑尾炎　阑尾明显肿胀，壁内有大量炎性细胞浸润，可形成大量大小不一的微小脓肿；浆膜高度充血并有较多脓性渗出物，作为肌体炎症防御、局限化的一种表现，常有大网膜下移、包绕部分或全部阑尾。此类阑尾炎的阑尾已有不同程度的组织破坏，即使经保守治疗恢复，阑尾壁仍可留有瘢痕挛缩，致阑尾腔狭窄，因此，日后炎症可反复发作。

3. 坏疽性及穿孔性阑尾炎　是一种重型的阑尾炎。根据阑尾血运阻断的部位，坏死范围可仅限于阑尾的一部分或累及整个阑尾。阑尾管壁坏死或部分坏死，呈暗紫色或黑色。阑尾腔内积脓，且压力升高，阑尾壁血液循环障碍。穿孔部位多存阑尾根部和尖端。穿孔如未被包裹，感染继续扩散，则可引起急性弥漫性腹膜炎。

4. 阑尾周围脓肿　急性阑尾炎化脓坏疽或穿孔，如果此过程进展较慢，大网膜可移至右下腹部，将阑尾包裹并形成粘连，则为炎性肿块或阑尾周围脓肿。

阑尾穿孔并发弥漫性腹膜炎最为严重，常见于坏疽穿孔性阑尾炎，婴幼儿大网膜过短、妊娠期的子宫妨碍大网膜下移，故易于在阑尾穿孔后出现弥漫性腹膜炎。由于阑尾炎症严重，进展迅速，局部大网膜或肠袢粘连尚不足以局限之，故一旦穿孔，感染很快蔓及全腹腔。患者有全身性感染、中毒和脱水等现象，有全腹性的腹壁强直和触痛，并有肠麻痹的腹胀、呕吐等症状。如不经适当治疗，病死率很高；即使经过积极治疗后全身性感染获得控制，也常因发生盆腔脓肿、膈下脓肿或多发性腹腔脓肿等并发症而须多次手术引流，甚至遗下腹腔窦道、肠瘘、粘连性肠梗阻等并发症而使病情复杂、病期迁延。

三、临床表现

急性阑尾炎不论其病因如何，亦不论其病理变化为单纯性、化脓性或坏疽性，在阑尾未穿孔、坏死或并有局部脓肿之前，临床表现大致相似。多数急性阑尾炎都有较典型的症状和体征。

1. 症状　一般表现在三个方面。

（1）腹痛不适：腹痛不适是急性阑尾炎最常见的症状，约有98%急性阑尾炎患者以此为首发症状。典型的急性阑尾炎腹痛开始时多在上腹部或脐周围，有时为阵发性，并常有轻度恶心或呕吐；一般持续6～36小时（通常约12小时）。当阑尾炎症涉及壁腹膜时，腹痛变为持续性并转移至右下腹部，疼痛加剧，不少患者伴有呕吐、发热等全身症状。此种转移性右下腹痛是急性阑尾炎的典型症状，70%以上的患者具有此症状。该症状在临床诊断上有重要意义。但也应该指出：不少患者其腹痛可能开始时即在右下腹，不一定有转移性腹痛，这可能与阑尾炎病理过程不同有关。没有明显管腔梗阻而直接发生的阑尾感染，腹痛可能一开始就是右下腹炎性持续性疼痛。异位阑尾炎在临床上虽同样也可有初期梗阻性、后期炎症性腹痛，但其最后腹痛所在部位因阑尾部位不同而异。

腹痛的轻重程度与阑尾炎的严重性之间并无直接关系。虽然腹痛的突然减轻一般显示阑尾腔的梗阻已解除或炎症在消退，但有时因阑尾腔内压过大或组织缺血坏死，神经末梢失去感受和传导能力，腹痛也可减轻；有时阑尾穿孔以后，由于腔内压随之减低，自觉的腹痛也可突然消失。故腹痛减轻，必须伴有体征消失，方可视为是病情好转的证据。

（2）胃肠道症状：恶心、呕吐、便秘、腹泻等胃肠道症状是急性阑尾炎患者所常有的。呕吐是急性阑尾炎常见的症状，当阑尾管腔梗阻及炎症程度较重时更为突出。呕吐与发病前有无进食有关。阑尾炎发生于空腹时，往往仅有恶心；饱食后发生者多有呕吐；偶然于病程晚期亦见有恶心、呕吐者，则多由腹膜炎所致。食欲缺乏，不思饮食，则更为患者常见的现象。

当阑尾感染扩散至全腹时，恶心、呕吐可加重。其他胃肠道症状如食欲缺乏、便秘、腹泻等也偶可出现，腹泻多由于阑尾炎症扩散至盆腔内形成脓肿，刺激直肠而引起肠功能亢进，此时患者常有排便不畅、便次增多、里急后重及便中带黏液等症状。

（3）全身反应：急性阑尾炎患者的全身症状一般并不显著。当阑尾化脓坏疽并有扩散性腹腔内感染时，可以出现明显的全身症状，如寒战、高热、反应迟钝或烦躁不安；当弥漫性腹膜炎严重时，可同时出现血容量不足与脓毒症表现，甚至有心、肺、肝、肾等生命器官功能障碍。

2. 体征　急性阑尾炎的体征在诊断上较自觉症状更具重要性。它的表现决定阑尾的部位、位置的深浅和炎症的程度，常见的体征有下列几类。

（1）患者体位：不少患者来诊时常见弯腰行走，且往往以双手按在右下腹部。在床上平卧时其右髋关节常呈屈曲位。

（2）压痛和反跳痛：最主要和典型的是右下腹压痛，其存在是诊断阑尾炎的重要依据，典型的压痛较局限，位于麦氏点（阑尾点）或其附近。无并发症的阑尾炎其压痛点比较局限，有时可以用一个手指在腹壁找到最明显压痛点；待出现腹膜炎时，压痛范围可变大，甚至全腹压痛，但压痛最剧点仍在阑尾部位。压痛点具有重大诊断价值，即使患者自觉腹痛尚在上腹部或脐周围，体检时往往已能发现在右下腹有明显的压痛点，常借此可获得早期诊断。

反跳痛也具有重要的诊断意义，体检时将压在局部的手突然松开，患者感到剧烈疼痛，更重于压痛。这是腹膜受到刺激的反应，可以更肯定局部炎症的存在。阑尾部位压痛与反跳痛的同时存在对诊断阑尾炎比单个存在更有价值。

（3）右下腹肌紧张和强直：肌紧张是腹壁对炎症刺激的反应性痉挛，强直则是一种持续性不由自主的保护性腹肌收缩，都见于阑尾炎症已超出浆膜并侵及周围脏器或组织时。检查腹肌有无紧张和强直时，要求动作轻柔，患者情绪平静，以避免引起腹肌过度反应或痉挛，导致不正确结论。

（4）疼痛试验：有些急性阑尾炎患者检测以下几种疼痛试验可能呈阳性，其主要原理是处于深部但有炎症的阑尾黏附于腰大肌或闭孔肌，在行以下各种试验时，局部受到明显刺激而出现疼痛。①结肠充气试验（Rovsing 征），深压患者左下腹部降结肠处，患者感到阑尾部位疼痛。②腰大肌试验，患者左侧卧，右腿伸直并过度后伸时阑尾部位出现疼痛。③闭孔内肌试验，患者屈右髋右膝并内旋时感到阑尾部位疼痛。④直肠内触痛，直肠指检时按压右前壁，患者有疼痛感。

3. 化验　急性阑尾炎患者的血常规、尿常规检查有一定重要性。90%的患者常有白细胞计数增多，是临床诊断的重要依据，一般为（10～15）×10^9/L。随着炎症加重，白细胞可以增加，甚至可为 20×10^9/L 以上。但年老体弱或免疫功能受抑制的患者，白细胞不一定增多，甚至反而下降。白细胞数增多常伴有核左移。急性阑尾炎患者的尿液检查一般无特殊改变，但为排除类似阑尾炎症状的泌尿系统疾病，如输尿管结石，常规检查尿液仍有必要。

四、诊断

多数急性阑尾炎的诊断以转移性右下腹痛或右下腹痛、阑尾部位压痛和白细胞升高三者为决定性依据。典型的急性阑尾炎（约占80%）均有上述症状体征，易于据此做出诊断。对于临床表现不典型的患者，尚须考虑借助其他一些诊断手段，以做进一步肯定。

五、鉴别诊断

典型的急性阑尾炎一般诊断并不困难，但在另一部分病例，由于临床表现并不典型，诊断相当困难，有时甚至诊断错误，以致采用错误的治疗方法或延误治疗，产生严重并发症，甚至死亡。要与急性阑尾炎相鉴别的疾病很多，常见的为以下三类。

（一）内科疾病

临床上，不少内科疾病具有急腹症的临床表现，常被误诊为急性阑尾炎而施行不必要的手术探查，将无病变的阑尾切除，甚至危及患者生命，故诊断时必须慎重。常见的需要与急性阑尾炎鉴别的内科疾病有以下几种。

1. 急性胃肠炎：一般急性胃肠炎患者发病前常有饮食不慎或食物不洁史。症状虽亦以腹痛、呕吐、腹泻三者为主，但通常以呕吐或腹泻较为突出，有时在腹痛之前即已有吐泻。急性阑尾炎患者即使有吐泻，一般也不严重，且多发生在腹痛以后。急性胃肠炎的腹痛有时虽很剧烈，但其范围较广，部位较不固定，更无转移至右下腹的特点。

2. 急性肠系膜淋巴结炎：多见于儿童，往往发生于上呼吸道感染之后。患者过去大多有同样腹痛史，且常在上呼吸道感染后发作。起病初期于腹痛开始前后往往即有高热，此与一般急性阑尾炎不同；腹痛初起时即位于右下腹，而无急性阑尾炎的典型腹痛转移史。其腹部触痛的范围亦较急性阑尾炎广，部位亦较阑尾的位置高，并较靠近内侧。腹壁强直不甚明显，反跳痛亦不显著。Rovsing 征和肛门指检都是阴性。

3. Meckel 憩室炎：Meckel 憩室炎往往无转移性腹痛，局部压痛点也在阑尾点的内侧，多见于儿童，由于 1/3 Meckel 憩室中有胃黏膜存在，患者可有黑粪史。Meckel 憩室炎穿孔时则为外科疾病。临床上如诊断为急性阑尾炎而手术中发现阑尾正常者，应即检查末段回肠至少约 100 cm，以视有无 Meckel 憩室炎，免致遗漏而造成严重后果。

4. 局限性回肠炎：典型局限性回肠炎不难与急性阑尾炎相区别。但不典型急性发作时，右下腹痛、压痛及白细胞升高与急性阑尾炎相似，必须通过细致临床观察，发现局限性回肠炎所致的部分肠梗阻的症状与体征（如阵发绞痛和可触及条状肿胀肠袢），方能鉴别。

5. 心胸疾病：如右侧胸膜炎、右下肺炎和心包炎等均可有反射性右侧腹痛，甚至右侧腹肌反射性紧张等，但这些疾病以呼吸、循环系统功能改变为主，一般没有典型急性阑尾炎的转移性右下腹痛和压痛。

6. 其他：如过敏性紫癜、铅中毒等，均可有腹痛，但腹软无压痛。详细的病史、体检和辅助检查可予以鉴别。

（二）外科疾病

1. 胃十二指肠溃疡急性穿孔：为常见急腹症，发病突然，临床表现可与急性阑尾炎相似。溃疡病穿孔患者多数有慢性溃疡史，穿孔大多发生在溃疡病的急性发作期。溃疡穿孔所引起的腹痛，虽亦起于上腹部并可累及右下腹，但一般均迅速累及全腹，不像急性阑尾炎有局限于右下腹的趋势。腹痛发作极为突然，程度也颇剧烈，常可导致患者休克。体检时右下腹虽也有明显压痛，但上腹部溃疡穿孔部位一般仍为压痛最显著地方；腹肌的强直现象也特别显著，常呈"板样"强直。腹内因有游离气体存在，肝浊音界多有缩小或消失现象；X 线透视如能确定膈下有积气，有助于诊断。

2. 急性胆囊炎：总体上急性胆囊炎的症状与体征均以右上腹为主，常可扪及肿大和有压痛的胆囊，Murphy 征阳性，辅以 B 超不难鉴别。

3. 右侧输尿管结石：有时表现与阑尾炎相似。但输尿管结石以腰部酸痛或绞痛为主，可有向会阴部放射痛，右肾区叩击痛（＋），肉眼或镜检尿液有大量红细胞，B 超检查和肾、输尿管、膀胱 X 线片可确诊。

（三）妇科疾病

1. 右侧异位妊娠破裂：这是育龄妇女最易与急性阑尾炎相混淆的疾病，尤其是未婚怀孕女性，诊断时更要细致。异位妊娠患者常有月经过期或近期不规则史，在腹痛发生以前，可有阴道不规则的出血史。其腹痛发作极为突然，开始即在下腹部，并常伴有会阴部垂痛感觉。全身无炎症反应，但有不同程度的出血性休克症状。妇科检查常能发现阴道内有血液，子宫颈柔软而有明显触痛，一侧附件有肿大且具压痛；如阴道后穹隆或腹腔穿刺抽出新鲜不凝固血液，同时妊娠试验阳性可以确诊。

2. 右侧卵巢囊肿扭转：可突然出现右下腹痛，囊肿绞窄坏死可刺激腹膜而致局部压痛，与急性阑尾炎相似。但急性扭转时疼痛剧烈而突然，坏死囊肿引起的局部压痛位置偏低，有时可扪到肿大的囊肿，都与阑尾炎不同，妇科双合诊或 B 超检查等可明确诊断。

3. 其他：如急性盆腔炎、右侧附件炎、右侧卵巢滤泡或黄体破裂等，可通过病史、月经史、妇科检查、B 超检查、后穹隆或腹腔穿刺等做出正确诊断。

六、治疗

手术切除是治疗急性阑尾炎的主要方法，但阑尾炎症的病理变化比较复杂，非手术治疗仍有其价值。

1. 非手术治疗

（1）适应证：①患者一般情况差或因客观条件不允许，如并发严重心、肺功能障碍时，也可先行非手术治疗，但应密切观察病情变化。②急性单纯性阑尾炎早期，药物治疗多有效，其炎症可吸收消退，阑尾能恢复正常，也可不再复发。③当急性阑尾炎已被延误诊断超过 48 小时，病变局限，已形成炎性肿块，也应采用非手术治疗，待炎症消退，肿块吸收后，再考虑择期切除阑尾。当炎性肿块转成脓肿时，应先行脓肿切开引流，以后再进行择期阑尾切除术。④急性阑尾炎诊断尚未明确，临床观察期间可采用非手术治疗。

（2）方法：非手术治疗的内容和方法有卧床、禁食、静脉补充水电解质和热量，同时应用有效抗生素，以及对症处理（如镇静、止痛、止吐）等。

2. 手术治疗 绝大多数急性阑尾炎诊断明确后均应采用手术治疗，以去除病灶、促进患者迅速恢复。但是急性阑尾炎的病理变化和患者条件常有不同，因此也要根据具体情况，对不同时期、不同阶段的患者采用不同的手术方式分别处理。

（周　茜）

第二节　慢性阑尾炎

一、病因与病理

1. 病因 所谓慢性阑尾炎包括下列两种情况：①反复发作的轻度或亚急性阑尾炎。②阑尾周围因过去的急性炎症而遗留的慢性病变，由此而产生的临床表现颇为常见。

2. 病理 慢性阑尾炎的阑尾壁一般有纤维化增生肥厚，阑尾粗短坚韧，表面灰白色，可以自行蜷曲，四周可有大量纤维粘连，管腔内存有粪石或其他异物；阑尾系膜也可增厚、缩短和变硬；有时由于阑尾壁纤维化而致管腔狭窄，甚至闭塞。远端管腔内可充盈黏液，形成黏液囊肿。

二、临床表现

1. 反复发作的亚急性阑尾炎　患者过去大多有过一次较典型的急性阑尾炎发作史，此后平时多无明显症状，但常有间歇性的发作，以后的发作往往不如初次剧烈，多表现为一种亚急性阑尾炎的症状。患者在亚急性阑尾炎发作时最主要的症状是右下腹疼痛，而腹痛转移的情况往往不明显。体检常可发现右下腹有较明显的压痛。多次发作后，右下腹偶可扪及索状的阑尾，质硬伴压痛。

2. 经常发作的慢性阑尾绞痛　这类患者过去多无典型急性发作史，右下腹有经常性的或反复发作的疼痛。疼痛的轻重程度不同，可以是较轻但明显的绞痛，也可以是持续性的隐痛或不适。此种慢性阑尾绞痛，多因阑尾腔内有粪石、异物等所致的慢性梗阻存在之故，偶尔亦可能是过去的急性发作或其他病变引起了阑尾腔慢性狭窄的结果。

三、诊断及鉴别诊断

反复发作性阑尾炎曾有急性阑尾炎发作史，以后症状体征也比较明显，诊断并不困难。无急性阑尾炎发作史的慢性阑尾炎，不易确诊。胃肠钡剂 X 线检查对诊断有较大帮助。最典型的发现是阑尾狭窄变细、不规则，或扭曲、间断充盈，甚至固定，显影的阑尾处可有明显压痛。有时阑尾不充盈或仅部分充盈，局部有压痛，也可考虑为慢性阑尾炎的表现。此外，如阑尾充盈虽然正常，但排空时间延迟至 48 小时以上，也可作为诊断参考。

总之，慢性阑尾炎的临床表现如为右下腹疼痛和压痛以及胃肠道功能紊乱等，并不具有诊断上的特征，X 线钡剂检查也不易得出肯定结论，故慢性阑尾炎的诊断在很大程度上须借助于除外阑尾以外的疾患。必须对患者进行详细的病史询问、全面的体格检查和必要的化验检查，如疑有其他脏器病变时，应做进一步的特种检查，方能避免误诊。

四、治疗

慢性阑尾炎诊断明确者，仍以手术切除阑尾为宜。手术既作为治疗手段，也可作为最后明确诊断的措施。

如手术发现阑尾增生变厚、系膜缩短变硬，阑尾扭曲，四围严重粘连，则可证实术前慢性阑尾炎的诊断。若阑尾外观正常，应尽可能检查附近器官（盲肠、末段回肠、小肠系膜、右侧输卵管等），必要时还可以另做一右旁正中切口，以探查胃、十二指肠和胆囊、胆道等有无其他疾病，并做相应的处理。因此，对术前诊断不明确者，以右侧旁正中切口为佳，以便发现异常时做进一步探查。

（周　茜）

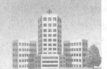

第八章　肝脏疾病

第一节　肝脓肿

肝脏继发感染后，未及时处理而形成的脓肿，称为肝脓肿。临床上常见的有细菌性肝脓肿和阿米巴性肝脓肿，少见的肝脓肿类型包括包虫病、真菌性肝脓肿。总体来讲，肝脓肿的发生与下列因素有关：疫区旅游或长期居住史、腹部感染史、糖尿病、恶性肿瘤、获得性免疫缺陷综合征（AIDS），移植免疫抑制药物使用史、慢性肉芽肿病、炎性肠病史等。这里主要以临床上常见的肝脓肿类型为例，阐述其发病机制、诊断、治疗及预防措施。

一、细菌性肝脓肿

（一）概述

细菌性肝脓肿指由化脓性细菌引起的肝内化脓性感染，亦称化脓性肝脓肿。由于肝脏接受肝动脉和门静脉双重血液供应，并通过胆管与肠道相通。当人体抵抗力弱时，入侵的化脓性细菌会引起肝脏感染而形成脓肿。最常见的致病菌是大肠杆菌和金黄色葡萄球菌，其次为链球菌、类杆菌属，偶有放射菌和土壤丝菌感染。胆管源性以及经门静脉播散者以大肠杆菌最为常见，其次为厌氧性链球菌。经肝动脉播散以及"隐源性"者，以葡萄球菌尤其是金黄色葡萄球菌最为常见。

病原菌可经下列途径侵入肝脏。

1. 胆管系统　最主要的入侵途径，是细菌性肝脓肿最常见的原因。如胆囊炎、胆管炎、胆管结石（特别是泥沙样结石）、胆管狭窄、肿瘤、蛔虫或华支睾吸虫等所致的胆管梗阻并发急性化脓性胆管炎，细菌可沿胆管上行，感染肝脏形成脓肿。对恶性肿瘤所致的梗阻性黄疸患者行内镜逆行胆管内放置支撑管引流，也易发生急性化脓性胆管炎。细菌性肝脓肿中肝胆管结石并发肝脓肿者最为常见，且多发于左外叶。

2. 门静脉系统　腹腔感染（如坏疽性阑尾炎、憩室炎、化脓性盆腔炎等）、肠道感染（如溃疡性结肠炎、细菌性痢疾）、痔核感染及脐部感染等可引起门静脉属支的化脓性门静脉炎，病原菌随血液回流进入肝脏引起肝脓肿。临床广泛应用抗生素以来，这种途径的感染已少见。

3. 肝动脉　体内任何部位的化脓性感染，如急性上呼吸道感染、亚急性细菌性心内膜炎、化脓性骨髓炎和痈等并发菌血症时，病原菌可由肝动脉入肝。如患者全身抵抗力低下，细菌在肝内繁殖，可形成多发性肝脓肿。

4. 淋巴系统　与肝脏相邻部位的感染，如化脓性胆囊炎、急性胃、十二指肠穿孔、膈下脓肿、肾周围脓肿等，病原菌可经淋巴系统侵入肝脏。

5. 肝外伤后继发感染　开放性肝损伤时，细菌从创口直接侵入肝脏发生肝脓肿。有时闭合性肝损伤形成肝内血肿时，易导致内源性细菌感染，特别是合并有肝内小胆管断裂时，更易发生细菌感染而形成肝脓肿。

6. 其他　一些原因不明的肝脓肿，如隐源性肝脓肿（cryptogenic liver abscess），可能与肝内已存在隐匿病变有关。在机体抵抗力减弱时，病原菌在肝内繁殖，发生肝脓肿。

化脓性细菌侵入肝脏后，发生炎症改变，或形成许多小脓肿，在适当的治疗下，散在的小脓肿能吸收机化，但在病灶较密集部位，小脓肿可融合成一个或数个较大的脓肿。细菌性肝脓肿可多发，也可单发。血源性感染者常多发，病灶多见于右肝或全肝；如为胆源性感染，由于炎症反复发作后纤维增生，很少成为巨大脓肿或脓肿穿破。肝胆管蛔虫在化脓早期易发生穿破形成多个脓肿；肝外伤血肿感染和隐源性脓肿，多单发。肝脓肿形成过程中，大量毒素被吸收后呈现较严重的毒血症，患者可发生寒战、高热、精神萎靡、病情重笃。当转为慢性期后，脓腔四周肉芽组织增生、纤维化，此时毒血症状也可减轻或消失。肝脓肿可向膈下、腹腔或胸腔穿破，甚至胆管出血等严重并发症。

（二）诊断

1. 病史要点　肝脓肿一般起病较急，全身毒性反应明显。临床上常继某种先驱性疾病（如胆管蛔虫病）以后突然寒战、高热和肝区疼痛等，患者在短期内即呈现严重病容。

（1）寒战和高热：最常见，多为最早的症状。往往寒热反复发作，多呈一日数次的弛张热，体温为 38～40 ℃，最高可达 41 ℃。

（2）肝区疼痛：由于肝脏肿大，肝被膜呈急性膨胀，肝区常出现持续性钝痛。因炎症刺激横膈或感染向胸膜、肺扩散，而引起胸痛或右肩牵拉痛及刺激性咳嗽和呼吸困难等。

（3）乏力、食欲不振、恶心和呕吐：由于脓毒性反应及全身消耗，患者短期内即出现严重病容，少数患者还出现腹泻、腹胀以及难以忍受的呃逆等症状。

2. 查体要点　肝区压痛和肝大最常见，肝区有叩击痛，有时出现右侧反应性胸膜炎或胸腔积液；如脓肿移行于肝表面，相应部位可有皮肤红肿、凹陷性水肿；若脓肿位于右肝下部，常见到右季肋部或上腹部饱满，甚至见局限性隆起，且能触及肿大的肝脏或波动性肿块，并有明显触痛及腹肌紧张等。左肝脓肿时，上述体征则局限在剑突下。并发胆管梗阻的患者，常见黄疸，其他原因的化脓性肝脓肿，一旦出现黄疸，表示病情严重，预后不良。

细菌性肝脓肿如得不到及时、有效地治疗，脓肿向各个脏器穿破可引起严重的并发症，表现出相应的症状和体征。右肝脓肿可向膈下间隙穿破而形成膈下脓肿；亦可再穿破膈肌而形成脓胸；甚至能穿破肺组织至支气管，脓液从气管排出，形成支气管胸膜瘘；如脓肿同时穿破胆管，则形成支气管胆瘘。左肝脓肿可穿入心包，发生心包积脓，严重者可引起心脏压塞。脓肿可向下穿破入腹腔而引起腹膜炎。少数病例脓肿可穿破胃、大肠，甚至门静脉、下腔静脉等；若同时穿破门静脉或胆管，可表现为上消化道大出血。细菌性肝脓肿一旦发生并发症，死亡率成倍增加。

3. 辅助检查

（1）常规检查

1）血常规及肝功能检查：大部分细菌性肝脓肿白细胞计数明显升高，总数为（10～20）×10^{12}/L，中性粒细胞在 90% 以上，有核左移现象或中毒颗粒；血清丙氨酸氨基转移酶、碱性磷酸酶升高、胆红素升高等。

2）血培养：急性期约有1/3患者血培养阳性。

3）X线检查：可见肝脏阴影增大，右膈肌抬高和活动受限；位于肝脏表面的大脓肿，可见到膈肌局限性隆起，并伴有右下肺受压、肺段不张、胸膜反应或胸腔积液甚至脓胸等。少数产气性细菌感染或与支气管穿通的脓肿内可见到气液面。

4）B超检查：可测定脓肿部位、大小及距体表深度、液化程度等，阳性率可达96％以上，且操作简单、安全、方便，为目前首选检查方法。

（2）其他检查：CT、磁共振成像（MRI）和肝动脉造影对多发性肝脓肿的定位诊断有帮助。放射性核素肝扫描对较大脓肿的存在与定位有诊断价值。

4. 诊断标准　在急性肠道与胆管感染病例中，突发寒战、高热、肝区疼痛、肝大且有触痛和叩击痛等，应想到肝脓肿可能，应做进一步详细检查。本病诊断并不困难，根据病史，临床表现和辅助检查可以做出诊断。

5. 鉴别诊断

（1）阿米巴肝脓肿：阿米巴性肝脓肿常有阿米巴性肠炎和脓血便病史；发生脓肿后，病程较长，全身状况较轻，但贫血、肝大明显，肋间水肿，局部隆起及压痛较明显。如粪便中找到阿米巴包囊或滋养体，可确诊。

（2）胆囊炎、胆石症：常有反复发作病史，全身反应较轻，可有右上腹绞痛且放射至右背或肩胛部，并伴有恶心、呕吐；右上腹肌紧张，胆囊区压痛明显，或触及肿大的胆囊；X线检查膈肌不升高，运动正常；B超检查无液性暗区。

（3）右膈下脓肿：一般膈下脓肿常有先驱病变，如胃、十二指肠溃疡穿孔后弥漫性或局限性腹膜炎史，或有阑尾炎急性穿孔史以及上腹部手术后感染史等。膈下脓肿全身反应和肝区压痛、叩痛等局部体征都没有肝脓肿显著，主要表现为胸痛和深呼吸时疼痛加重，肝脏多不大，亦无压痛；X线检查膈肌普遍抬高、僵硬，运动受限明显，或膈下出现气液平。当肝脓肿穿破合并膈下脓肿时，鉴别有时颇难，可结合病史、B超、CT等加以鉴别。

（4）原发性肝癌：巨块型肝癌中心区液化坏死、继发感染，易与孤立性肝脓肿相混淆。炎症型肝癌可有畏寒、发热，有时与多发性化脓性肝脓肿相似，但肝癌患者的病史、体征均与肝脓肿不同，详细询问病史，仔细查体，再结合甲胎蛋白（AFP）检测和B超、CT等影像学检查可明确。

（5）肝囊肿合并感染：肝包虫病和先天性肝囊肿合并感染时，其临床表现与肝脓肿相似，不易鉴别，须详细询问病史和做特异性检查。

（6）右下肺炎：有时也可与肝脓肿混淆。但其寒战、发热、右侧胸痛、呼吸急促、咳嗽，肺部可闻啰音，白细胞计数增高等均不同于细菌性肝脓肿，胸部X线检查有助于诊断。

（三）治疗

1. 非手术治疗

（1）对急性期但尚未局限的肝脓肿和多发性小脓肿，宜采用非手术治疗。在治疗原发病灶的同时，使用大剂量有效抗生素和全身支持疗法，以控制炎症，促使脓肿吸收自愈。在应用大剂量抗生素控制感染的同时，应积极补液，纠正水与电解质紊乱，给予B族维生素、维生素C、维生素K，必要时可反复多次输入小剂量新鲜血液和血浆，改善肝功能和增强机体抵抗力。由于病原菌以大肠杆菌和金黄色葡萄球菌、厌氧性细菌多见，在未确定致病菌以前，可首先选用广谱抗生素，如氨苄西林或头孢类加氨基糖苷类抗生素（如链霉素、卡那霉素、庆大霉素、妥布霉素等），再根据细菌培养及抗生素敏感试验结果，选用针对性药物。同时可加用中药辅助治疗。

（2）单个较大的脓肿也以在 B 超引导下行长针穿刺吸脓，尽可能吸尽脓液，并注入抗生素，将脓液送细菌培养和抗生素敏感试验，此法可反复使用；也可穿刺置管引流，冲洗脓腔和注入抗菌药物，而不须手术切开引流。

（3）多发小脓肿全身抗生素治疗不能控制者，可以考虑肝动脉或门静脉内置导管滴注抗生素治疗，但此种方法极少使用。

2. 手术治疗

（1）脓肿切开引流术：对于较大的脓肿，估计有穿破的可能，或已有穿破并发腹膜炎、脓胸以及胆源性肝脓肿或慢性肝脓肿，在应用抗生素治疗的同时，应积极进行脓肿切开引流术。常用的手术途径有以下几种。

1）经腹切开引流术：这种方法引流充分有效，不仅可明确诊断，还可探查确定原发灶，予以及时处理。如对伴有急性化脓性胆管炎患者，可同时进行胆总管切开引流术。

2）经前侧腹膜外脓肿切开引流术：适用位于肝右叶前侧和左外叶的脓肿，与前腹膜发生紧密粘连者。方法：做右肋缘下或右腹直肌切口，不切开前腹膜，用手指在腹膜外推开肌层，直达脓肿部位。穿刺吸到脓液后，切开脓腔，处理方法与经腹切开引流相同。

3）经后侧腹膜外脓肿切开引流术：适用于肝右叶后侧脓肿。

（2）肝叶切除术：适用于慢性厚壁脓肿、脓肿切开引流后脓壁不塌陷、留有无效腔或窦道长期流脓不愈者以及肝内胆管结石合并左外叶多发性脓肿，且该肝叶已严重破坏、失去正常功能者。急诊肝叶切除术，因有使炎症扩散的危险，一般不宜施行。但对部分肝胆管结石并发左叶脓肿、全身情况较好、中毒症状不严重的患者，在应用大剂量抗生素的同时，可急诊行左外叶肝切除。

（四）预后

细菌性肝脓肿为继发病变，多数病例可找到原发病灶，如能早期确诊，早期治疗，可防止其发生；即使在肝脏感染早期，如能及时合理应用抗生素，加强全身支持，结合中西医结合治疗，也可防止脓肿形成或促进脓肿的吸收消散。一旦形成大的脓腔，应及时引流。合理充分的引流加合理的抗生素治疗，肝脓肿预后较好，多能治愈。

二、阿米巴性肝脓肿

（一）概述

阿米巴性肝脓肿是肠阿米巴病最常见的并发症，多见于温、热带地区。多数在阿米巴痢疾期间形成，部分发生在痢疾愈后数周或数月，甚至个别长达二三十年之久，农村高于城市。

溶组织阿米巴是人体唯一致病型阿米巴。阿米巴包囊随被污染的食物或饮水进入胃，在小肠被碱性肠液消化，虫体脱囊而出，经二次分裂即形成 8 个小滋养体。机体或肠道局部抵抗力低，则滋养体侵入肠壁，寄生在黏膜或黏膜下层，并分泌溶组织酶、使肠黏膜形成溃疡。常见部位为盲肠、升结肠，其次为乙状结肠和直肠。阿米巴滋养体可经由破损的肠壁小静脉或淋巴管进入肝脏；大多数滋养体到达肝脏后即被消灭。少数存活者在门静脉内迅速繁殖而阻塞门静脉小分支，造成肝组织局部缺血坏死，加之阿米巴滋养体不断分泌溶组织酶、破坏静脉壁、溶解肝组织，致使肝组织呈点状或斑片状坏死，周围充血，以后坏死斑点逐渐融合成团块状病变，此即阿米巴性肝炎或脓肿前期。此时如能及时有效地治疗，坏死灶吸收；如得不到适时治疗，病变继续发展，使变性坏死的肝组织进一步溶解液化形成肝脓肿。

阿米巴性肝脓肿多单发，脓腔多较大，多位于肝右叶，约占94%，右肝顶部常见。脓肿分三层：外层早期为炎性肝细胞，随后有纤维组织增生形成纤维膜；中间层为间质；内层为脓液。脓液内充满溶解和坏死的肝细胞碎片和血细胞。典型的阿米巴肝脓肿呈果酱色（即巧克力色）、较黏稠、无臭。滋养体在脓液中很难找到，但在脓肿壁上常能找到。

慢性阿米巴性脓肿常招致葡萄球菌、链球菌、肺炎链球菌、大肠杆菌等继发感染，如穿破则感染率更高。感染后的脓液呈黄色或绿色，有臭味，临床上有高热，可呈脓毒症表现。

（二）诊断

1. 病史及查体要点　本病的发展过程较为缓慢。主要为发热、肝区疼痛及肝大。体温多持续在38~39 ℃，常为弛张热或间歇热，在肝脓肿后期，体温可正常或仅低热。如继发细菌感染，体温可达40 ℃以上，伴有畏寒、多汗，患者尚有食欲不振、腹胀、恶心、呕吐，甚至腹泻、痢疾等症状。体重减轻、衰弱乏力、消瘦、贫血等亦常见，10%~15%出现轻度黄疸。肝区常有持续性钝痛与明显叩痛。如脓肿位于右肝顶部，可有右肩胛部或右腰背放射痛。较大的右肝脓肿可出现右下胸部膨隆、肋间饱满、局部皮肤水肿、压痛、肋间隙增宽。脓肿在右半肝下部时可见右上腹膨隆，有压痛、肌肉紧张，或扪及肿块。肝脏常呈弥漫性肿大，触之边缘钝圆，有充实感，触痛明显，少数患者可出现胸腔积液。

2. 辅助检查

（1）常规检查

1）反复检查新鲜大便，寻找阿米巴包囊或滋养体。

2）乙状结肠镜检查发现结肠黏膜有特征性凹凸不平的坏死性溃疡或愈合后的瘢痕，自溃疡面刮取材料做镜检，有时能找到阿米巴滋养体。

3）B超检查：可显示不均质液性暗区，与周围肝组织分界清楚。

4）B超定位下肝穿刺如抽得典型的果酱色无臭脓液，则诊断确立。脓液中查阿米巴滋养体阳性率很低（仅3%~4%），脓液中加入链激酶，孵育后再检查，可提高阳性率。

5）血清学试验：血清阿米巴抗体检测，以间接血凝法较灵敏，阳性率可在90%以上，且在感染后多年仍为阳性，故对阿米巴性肝脓肿的诊断有一定价值。

6）血常规及血沉检查：急性期白细胞计数可达 $15 \times 10^9/L$ 左右，中性粒细胞在80%以上，病程长者可有贫血、血沉增快。

（2）其他检查

1）肝功能检查：多正常，偶见丙氨酸氨基转移酶、碱性磷酸酶轻度升高，少数患者胆红素可增高。

2）X线检查：可见到肝脏阴影增大、右膈肌抬高、运动受限或横膈呈半球状隆起等，有时尚能见到胸膜反应或积液。

CT、MRI 等有助于做出肝脓肿的诊断，并定位。

3. 诊断标准　有长期不规则发热、出汗、乏力、食欲缺乏、贫血、肝区疼痛、肝大伴压痛及叩痛者，特别是有痢疾病史时，应疑为阿米巴性肝脓肿。但缺乏痢疾病史，不能排除本病的可能，应结合各种检查全面分析。经上述检查，高度怀疑本病者，可试用抗阿米巴药物治疗，如治疗后临床症状、体征迅速改善，可确诊本病，为治疗性诊断。典型的阿米巴性肝脓肿较易诊断，但不典型病例，诊断困难。

肝脓肿诊断治疗流程（图 8 - 1）。

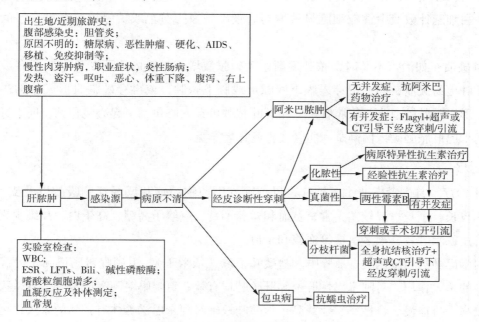

图 8 - 1 肝脓肿诊断治疗流程

4. 鉴别诊断

（1）细菌性肝脓肿：细菌性肝脓肿病程急骤，脓肿以多发为主，全身毒血症状较明显，一般不难鉴别，其鉴别要点见表 8 - 1。

表 8 - 1 阿米巴性肝脓肿和细菌性肝脓肿的鉴别

	阿米巴性肝脓肿	细菌性肝脓肿
病史	有阿米巴痢疾史	常继发于胆管感染（如化脓性胆管炎、胆管蛔虫等）或其他化脓性疾病
症状	起病较缓慢、病程较长	起病急骤，全身脓毒血症症状明显，有寒战、高热等
体征	肝大显著，可有局限性隆起	肝大不显著，一般多无局限性隆起
脓肿	脓肿较大，多为单发性，位于肝右叶	脓肿较小，常为多发性
脓液	呈巧克力色，无臭味，可找到阿米巴滋养体，若无混合感染，脓液细菌培养阴性	多为黄白色脓液，涂片和培养大都有细菌，肝组织为化脓性病变
血常规	白细胞计数可增加	白细胞计数及中性粒细胞均明显增加
血培养	若无混合感染，细菌培养阴性	细菌培养可阳性
粪便检查	部分患者可找到阿米巴滋养体或包囊	无特殊发现
诊断性治疗	抗阿米巴药物治疗后症状好转	抗阿米巴药物治疗无效

（2）原发性肝癌：原发性肝癌可有发热、右上腹痛和肝大等，但原发性肝癌常有肝炎史，合并肝硬化者占 80% 以上，且肝质地较硬，常触及癌块，可结合 AFP 检测、B 超、CT 或肝动脉造影检查等以鉴别。

（3）膈下脓肿：常继发于胃十二指肠穿孔、阑尾炎穿孔或腹腔手术之后，X 线检查见肝脏向下推移，横膈普遍抬高，活动受限，但无局限性隆起，膈下可发现气液面。

5. 并发症

（1）继发细菌感染：多见于慢性病例，常见细菌为葡萄球菌、链球菌、大肠杆菌或肺炎链球菌等。继发细菌感染后即形成混合性肝脓肿，症状明显加重，毒血症症状明显，体温可高达 40 ℃ 以上，呈弛张热，血液中白细胞计数及中性粒细胞显著增高。吸出脓液为黄色或黄绿色，有臭味，镜检有大量脓细胞。

（2）脓肿破溃：如治疗不及时，脓肿逐渐增大，脓液增多，腔内压不断升高，即有破溃危险，靠近肝表面的脓肿更易破溃，向上可穿入膈下间隙形成膈下脓肿，或再穿破膈肌形成脓胸；也可穿破至肺、支气管，形成肺脓肿或支气管胆管瘘。左肝叶脓肿可穿入心包，引起心包积脓；向下穿破则产生急性腹膜炎。阿米巴肝脓肿破入门静脉、胆管或胃肠道者罕见。

（三）治疗

1. 非手术治疗　首先考虑非手术治疗，以抗阿米巴药物治疗和反复穿刺吸脓以及支持疗法为主。由于本病病程较长，全身情况较差，常有贫血和营养不良，应给予高糖、高蛋白、高维生素和低脂肪饮食；有严重贫血或水肿者，须多次输给血浆和全血。

常用抗阿米巴药物为甲硝唑、氯喹啉和盐酸吐根碱（依米丁）。甲硝唑对肠道阿米巴病和肠外阿米巴原虫有较强的杀灭作用，对阿米巴性肝炎和肝脓肿均有效；氯喹啉对阿米巴滋养体有杀灭作用，口服后肝内浓度较高，排泄慢、毒性小、疗效高；盐酸吐根碱对阿米巴滋养体有较强的杀灭作用，但该药毒性大，目前已少用。

脓肿较大，或病情较重者，应在抗阿米巴药物治疗下行肝穿刺吸脓（图 8 - 2）。穿刺点应视脓肿部位而定。一般以压痛较明显处，或在超声定位引导下，离脓腔最近处刺入。须注意避免穿过胸腔，并应严格无菌操作。在局部麻醉后用 14 ~ 16 号粗穿刺针，进入脓腔内，尽量将脓液吸净。随后根据脓液积聚的快慢，隔日重复抽吸，至脓液转稀薄，B 超检查脓腔很小，体温正常。如合并细菌感染，穿刺吸脓后，于腔内置管注入抗生素并引流。

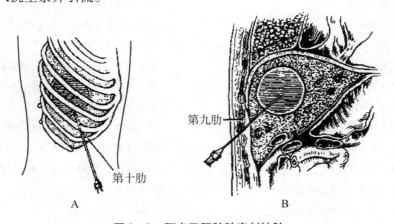

第十肋

第九肋

图 8 - 2　阿米巴肝脓肿穿刺抽脓

A. 侧面观；B. 正面观

2. 手术治疗常用的三种方法

（1）闭式引流术：对病情较重、脓腔较大、积脓较多者，或位于右半肝表浅部位的较大脓肿，或多次穿刺吸脓而脓液不减少者，可在抗阿米巴药物治疗的同时行闭式引流术。穿刺选择脓肿距体表最近处，行闭式引流术。

（2）切开引流：阿米巴性肝脓肿切开引流后，会继发细菌感染、增加死亡率。但下列情况下，仍应考虑手术切开引流：①经药物治疗及穿刺排脓后高热不退者。②脓肿伴有继发细菌感染，综合治疗不能控制者。③脓肿穿破入胸腔或腹腔，并发脓胸及腹膜炎者。④左外叶肝脓肿，穿刺易损伤腹腔脏器或污染腹腔者。⑤脓肿位置较深，不易穿刺吸脓者。切开排脓后，应放置多孔乳胶管或双套管持续负压吸引。

（3）肝叶切除术：对慢性厚壁脓肿，药物治疗效果不佳，切开引流腔壁不易塌陷者，或脓肿切开引流后形成难以治愈的残留无效腔或窦道者，可考虑行肝叶切除术。

（四）预后

阿米巴性肝脓肿如及时治疗，预后较好。国内报道，抗阿米巴药物治疗加穿刺抽脓者死亡率为7.1%，但如并发细菌感染或脓肿穿破则死亡率成倍增加。

（五）预防

阿米巴性肝脓肿的预防，主要是防止阿米巴痢疾感染。严格粪便管理，讲究卫生，对阿米巴痢疾进行及时而彻底治疗，可防止阿米巴性肝脓肿的发生。即使发生阿米巴性肝炎，及时抗阿米巴药物治疗，也可以防止肝脓肿的形成。

其他少见肝脓肿类型包括包虫病、分枝杆菌、真菌性脓肿。诊断除上述方法外，可结合肝功能、碱性磷酸酶、嗜酸粒细胞、血凝反应及补体测定等检查。治疗上包虫病性脓肿，以抗蠕虫治疗；分枝杆菌性肝脓肿以全身抗结核治疗加B超或CT引导下穿刺引流；真菌性脓肿以抗真菌治疗辅以穿刺引流或手术切除。

（类玮玮）

第二节 肝脏损伤

一、概述

肝脏是人体最重要的脏器之一，结构复杂，质地脆弱，血液循环丰富，具有复杂和重要的生理功能。在上腹部和下胸部的一些损伤中常被波及。肝损伤在开放性腹部损伤中的发生率为30%左右，仅次于小肠伤和结肠伤而居第三位；在闭合性腹部损伤中占20%左右，仅次于脾损伤位居第二。虽然肝脏损伤的死亡率随着治疗手段的完善和水平提高不断下降（10%～15%），但仍有许多挑战性的问题需要解决。

二、病因和特点

（一）病因

暴力和交通事故是引起肝脏损伤的两大主要原因。在欧洲，肝脏钝性损伤占所有肝损伤的80%～90%，而在南非和北美开放性肝损伤分别占66%、88%。我国何秉益报道331例肝脏损伤，钝性肝损伤占77%。钝性肝损伤主要有以下三种类型：①右下胸或右上腹受直接暴力打击，使质地脆弱的肝脏产生爆震性损伤。②右下胸或右上腹受到撞击和挤压，使肝脏受挤压于肋骨和脊柱之间，引起碾压性损伤。③当从高处坠地时，突然减速，使肝脏与其血管附着部产生剪力，使肝脏和其血管附着部撕裂引起损伤。开放性肝损伤主要有刺伤和枪弹伤引起，后者常合并有多脏器损伤。

（二）损伤特点

加速性损伤如交通事故、高空坠落等常引起 5、6、7、8 段损伤；上腹部直接暴力常引起肝脏中央部（4、5、8 段）损伤；下胸和脊柱的挤压伤常引起肝尾状叶（第 1 段）的出血性损伤。肝损伤也常合并有多脏器损伤。肝脏损伤早期死亡原因为失血性休克，晚期死于胆汁性腹膜炎、继发性出血和腹腔感染等并发症。

三、肝脏损伤的分级

肝脏损伤轻者可仅有肝包膜撕裂，重者可有肝实质破裂、肝脏撕脱，也可伴有肝动、静脉、门静脉和肝内胆管损伤。美国创伤外科协会脏器损伤分级委员会提出了肝脏损伤的分级标准，按肝损伤程度，将肝损伤分为六级，见表 8-2 所示。Moore 报道，Ⅰ、Ⅱ级肝损伤占 80%～90%，一般可采取非手术治疗，Ⅲ～Ⅳ级损伤较为严重，常需手术处理，Ⅵ级损伤被认为不可能生存。

表 8-2　肝脏损伤分级

分级		损伤程度
Ⅰ	血肿	位于包膜下，＜10% 的肝脏表面
	撕裂	包膜撕裂，肝实质裂口深度小于 1 cm
Ⅱ	血肿	位于包膜下，10%～50% 的肝脏表面
	撕裂	包膜撕裂，肝实质裂口深度 1～3 cm 之间，长度＜10 cm
Ⅲ	血肿	位于包膜下，＞50% 的肝脏表面或呈扩展性
		包膜下破裂或肝实质血肿，肝实质内血肿＞10 cm 或呈扩展性
	撕裂	肝实质裂口深度＞3 cm
Ⅳ	撕裂	肝实质破裂伤及肝叶 25%～75% 或某一肝叶的 1～3 个肝段
Ⅴ	撕裂	肝实质破裂伤及肝叶超过 75% 或某一肝叶 3 个肝段以上
	血管	肝周静脉损伤包括肝后腔静脉或肝周静脉损伤
Ⅵ	血管	肝脏撕脱

四、诊断

（一）外伤史

开放性损伤的伤口部位和伤道常提示肝脏是否损伤，诊断较为容易。钝性腹部创伤时，尤其是右上腹、右下胸、右腰及胁部受伤时，局部皮肤可有不同程度的损伤痕迹，应考虑肝脏损伤的可能。在创伤严重、多处多发伤及神志不清的患者中，有时诊断较为困难。

（二）临床表现

1. 腹痛　患者伤后自诉有右上腹痛，肝损伤患者的腹部症状可能不及胃肠道破裂消化液溢出刺激腹膜引起的症状严重，但当损伤肝周围积血和胆汁刺激膈肌时，可出现右上腹、右上胸痛和右肩痛。严重肝外伤腹腔大量出血时，引起腹胀、直肠刺激症状等。

2. 腹腔内出血、休克　是肝外伤后的主要症状之一。当肝脏损伤较严重，尤其是肝后腔静脉撕裂时，可在短时间内发生出血性休克，表现为面色苍白、出冷汗、脉搏细速、血压下降、腹部膨胀、神志不清和呼吸困难等一系列腹腔内出血的症状。但如果为肝包膜下破裂或包膜下血肿，则患者可在伤后一段时间内无明显症状，或仅有上腹部胀痛，当包膜下血肿进行性增大破裂时，则引起腹腔内出血，出现上述的一系列症状。

3. 体格检查　上腹、下胸或右季肋部有软组织挫伤或有骨折；腹部有不同程度的肌卫、肌紧张、压痛和反跳痛腹膜刺激症状；肝区叩击痛明显；腹腔有大量积血时移动性浊音呈阳性；如为肝包膜下、中央部位血肿或肝周有大量凝血块时，则有肝浊音界扩大；听诊肠鸣音减弱或消失。

（三）辅助检查

1. 诊断性腹腔穿刺和腹腔灌洗　当肝脏损伤后腹腔内有一定出血量时，腹腔穿刺多数能获得阳性的结果，反复穿刺和移动患者体位可提高腹腔穿刺诊断率。腹穿阳性固然有助于诊断，但阴性结果并不排除肝脏有损伤。如腹穿阴性，又高度怀疑肝脏损伤时，可做腹腔灌洗，阳性提示腹腔内出血准确率达99%。

2. X线　腹部平片可显示肝脏阴影增大或不规则、膈肌抬高、活动受限，并可观察有无骨折，对诊断肝脏损伤有帮助。

3. CT　能清楚显示肝脏损伤的部位和程度、腹腔和腹膜后血肿，还可显示腹腔其他实质性脏器有无损伤，是目前应用最广、效果最好的诊断方法之一。

4. B超　对诊断肝外伤有较高的诊断率和实用性。可显示肝破裂的部位，发现血腹、肝脏包膜下血肿和肝中央型血肿。Park报道在美国B超是诊断肝外伤最常用的诊断手段。Mckenney报道1 000例连续的闭合腹部损伤进行B超检查诊断的准确性为88%，特异性为95%。

五、治疗

（一）非手术治疗

Park总结文献报道有50%～80%肝外伤的出血能自行停止。随着脾外伤后采用保守治疗的报道不断增加，引起人们对肝外伤血流动力学稳定患者采用非手术治疗的关注，而且CT检查可对肝外伤采用非手术治疗提供较可靠的依据。早年只对损伤较轻的肝外伤采用非手术治疗，后来对Ⅲ～Ⅴ级的肝外伤也可采用非手术治疗。Pachter总结报道了495例肝外伤采用非手术治疗的结果，成功率为94%，平均输血1.9U，并发症发生率为6%，其中与出血有关的并发症仅为3%，平均住院时间为13天，并无与肝脏损伤相关的死亡。Crore对136例血流动力学稳定的肝外伤患者采用非手术治疗进行了前瞻性研究，用CT估计肝脏损伤的程度，结果24（18%）例实施了急诊手术，其余112例中12例保守治疗失败（其中有7例与肝损伤无关），另外100例成功地采用了非手术治疗，其中30%为Ⅰ～Ⅱ级的肝损伤，70%为Ⅲ～Ⅴ级的肝损伤。

非手术治疗的适应证：适用于血流动力学稳定的肝损伤患者。包括：①肝包膜下血肿。②肝实质内血肿。③腹腔积血少于250～500 mL。④腹腔内无其他脏器损伤需要手术的患者，治疗方法主要包括卧床休息、限制活动、禁食、胃肠减压，使用广谱抗生素、止痛药物、止血剂，定期监测肝功能、复查腹部CT等。D'Amours对5例选择性病例通过内镜和介入治疗，取得了良好效果，但住院时间可能延长。保守治疗过程中一定要密切监测患者生命体征，反复复查B超，动态观察肝损伤情况和腹腔内积血量的变化。对于非手术治疗把握不大时则须慎重。

（二）手术治疗

尽管目前肝外伤采用非手术治疗有增加的趋势，但是绝大部分患者仍需要急诊手术治疗。如果可能，患者在急诊室就应得到复苏，肝脏枪弹伤和不论任何原因引起的血流动力学不稳定的肝外伤均应采用手术治疗。

手术治疗的原则：①控制出血。②切除失活的肝组织，建立有效的引流。③处理损伤肝面的胆管防止胆漏。④腹部其他合并伤的处理。

手术切口的选择应考虑充分显露肝脏和可能的开胸术，因此，可选用上腹正中切口或右上腹经腹直肌切口，要显露肝右后叶时，可将腹部切口向右侧延长。

肝外伤后出血是最主要的死亡原因，因此，控制出血是肝外伤治疗的首要任务，常用的手术方法有以下几种。

1. 肝脏缝合术　这是治疗肝外伤最古老的方法，Kausnetzoff 在 1897 年就有报道。目前对 Ⅰ~Ⅱ级的肝外伤保守治疗失败的患者仍使用这一方法。该法适用于肝脏裂开深度不超过 2 cm 的创口。网膜加强，缝合时缝针应穿过创口底部，以免在创面深部遗留无效腔，继发感染、出血等并发症，并在肝周置烟卷和皮管引流。

2. 肝实质切开直视下缝合结扎术　这是一种对肝实质严重损伤采用的治疗技术，适用于肝实质深部撕裂出血、肝脏火器伤弹道出血、肝脏刺伤伤道出血等。阻断肝门，切开肝实质，用手指折断技术（finger fracture technique），即拇指、示指挤压法，用超声解剖的方法显露出血来源，结扎或钳夹肝内血管、胆管，直视下结扎、缝扎或修补损伤血管和胆管。此项技术有并发症少，死亡率低的优点。Pachter 报道 107 例 Ⅲ~Ⅳ级肝损伤的患者采用肝实质切开，实质内血管选择结扎止血治疗，手术死亡率为 6.5%。Beal 报道一组患者成功率为 87%。

3. 肝清创切除术　适用于肝边缘组织血运障碍，肝组织碎裂、脱落、坏死，肝脏撕裂和贯通患者。与规则性肝段或肝叶切除相比，此手术能够保留尽量多的正常肝组织，并且手术时间短，因此是一种较有效的治疗肝外伤的方法。肝清创切除术的关键在于紧靠肝损伤的外周应用手指折断技术或超声解剖技术清除失活肝组织，结扎肝中血管和胆管。Ochsner 认为尽可能清除所有失活肝组织是减少术后发生脓肿、继发性出血和胆瘘的关键。有少数情况，某一肝段大的胆管破碎，虽然无血运障碍，也必须切除这一肝段，否则容易发生胆瘘。

4. 规则性肝段或肝叶切除术　此法开始于 1960 年，但由于死亡率高，现在使用较少。目前使用规则性肝段或肝叶切除治疗肝外伤的比例约占 2%~4%，死亡率接近 50%。仅适用于一个肝段或肝叶完全性碎裂、致命性大出血肝叶切除是唯一的止血方法以及某些肝外伤处理失败再出血的患者。

5. 选择性肝动脉结扎术　虽然此项技术曾经非常普遍地用于肝外伤动脉出血的控制，但目前已很少运用，其他的止血方法已足以控制出血。目前对于复杂的肝裂伤、贯通伤、中央部破裂、大的肝包膜下血肿等经清创处理后，仍有大的活动性出血或不可控制的出血，在运用其他方法不能止血时，可采用结扎肝总动脉或肝固有动脉、肝左或肝右动脉而达到止血的目的。

6. 肝周填塞止血术　早在 1908 年 Pringle 报告用手法阻断肝十二指肠韧带，以暂时性控制肝出血，这一方法后来被称为 Pringle 手法。由于 Pringle 止血法效果是暂时性的，必须有后续方法才能巩固止血效果。后来 Halsted 于 1913 年总结了第一次世界大战肝外伤采用肝内纱布填塞的经验，即将纱布垫的一端用力插入肝脏裂伤的深部以达到压迫止血的目的，另一端通过腹壁引到体外。这种方法一直沿用到第二次世界大战，战后总结发现 91% 的肝外伤在剖腹探查时出血已停止，于是认为胆瘘和肝实质损害远大于出血。以 Madding 为首的一些学者主张剖腹探查、清创缝合止血治疗肝外伤，但严重肝外伤的死亡率仍在 50% 左右。20 世纪 80 年代 Felicino 等相继报道多篇腹腔填塞治疗肝外伤的文章，这一疗法得以重新评价，并更加合理和完善。

（1）肝周填塞止血的适应证：①肝外伤修复后或大量输血后所致凝血障碍。②广泛肝包膜撕脱或肝包膜下血肿并有继续扩大趋势。③严重的两侧肝广泛碎裂伤、出血难以控制。④严重酸中毒伴血流动力学或心功能不稳定的患者，长时间低温情况下，肝外伤出血难以控制。⑤常规止血方法不能止血而又不能耐受范围广、创伤大的其他救治肝损伤的手术。⑥严重肝外伤、低血压时间大于 70 分钟，或输血超过 5 000 mL，患者伴有低温（<36.5 ℃）和酸中毒（pH <7.3）。⑦血源紧缺或设备技术限制等需转院治疗。

（2）肝周填塞止血的方法：传统的填塞方法是使用纱布带填放于肝脏裂口的深部和表面，通过腹壁切口把纱布带尾端引出体外，便于术后逐渐拔除。这种纱布带松软、产生的压力不大，止血效果不尽满意，延期出血机会较大，不是理想的止血方法。目前的填塞技术是在有计划剖腹术的情况下，把干的剖腹纱布垫直接填塞于受伤出血的肝脏创面上。关腹后腹腔产生一定的压力，直接作用于创面以达到压迫止血的目的。由于创伤肝出血 90% 来自静脉系统，因此，压迫止血可产生可靠的效果。为了预防填塞的纱布垫与肝脏创面黏着，取出时引起出血，可先填入一高分子材料织物将填塞的纱布垫与肝脏创面隔开。但由于此法易造成感染、败血症、胆瘘、继发性出血等并发症，因此，Stone 提出用带蒂大网膜填塞肝创面，因为大网膜是自源组织，有活性，不需再剖腹取出，败血症发生率低，适用于Ⅰ、Ⅱ级肝外伤的星状伤、深裂口和挫裂伤，对低压性静脉系统出血有良好效果。一般在术后 3 ~ 5 天尽早取出纱布垫修复和重建器官功能，以减少并发症的发生。Morris 报道术后常见并发症的发生率为 39%。另外，纱布拔出时间要足够长，时间短则易引起再出血，一般认为纱布可在 7 ~ 15 天逐步拔除。纱布周围可置数根引流管及时将肝脏创面周围渗出物引出，以免继发感染引起严重后果。

7. 可吸收网包裹法　Steven、Jacobson、Ochsner、Brunet、Shuman 等相继报道了用可吸收的聚乙醇酸（polyglycolic acid）或 polyglactin 制成的网包裹破损严重的肝左叶或肝右叶甚至两叶，达到止血目的（图 8 – 3）。与肝周填塞相比，并发症少，不需再次手术。当用此法包裹右叶时为预防胆囊壁坏死，必须做胆囊切除。到目前为止，可吸收网包裹法止血临床经验有限，对Ⅲ ~ Ⅴ级肝外伤患者使用死亡率为 20% 左右，进一步的评估还需积累一定量的临床病例。

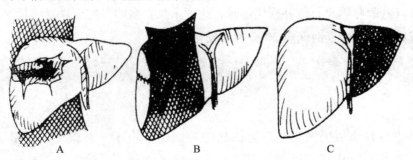

图 8 – 3　可吸收网包裹法

A. 肝右叶破裂；B. 利用可吸收网包裹；C. 肝左叶可吸收网包裹

8. 肝周静脉损伤止血法　因解剖位置的关系，肝周静脉损伤处理相当困难，往往出血十分凶猛，难以用常规止血方法达到止血目的。以下方法可供选择。

（1）房 – 腔转流止血法：当采用 Pringle 手法不能控制出血，搬动肝叶从肝后汹涌出血时，诊断为肝周大静脉损伤出血。此时，应用纱布垫暂时填塞，立即劈开胸骨进胸，用 Satinsky 血管钳夹阻右心房，切开右心房，插入胸腔引流管，在导管相当于右心房和肾下腔静脉开口处导管各开一个孔。分别在肾静脉上和肝上下腔静脉上用阻断带结扎，以使下半身静脉血回流和减少从腔静脉或肝静脉破裂口的出血，然后修补损伤的血管，达到永久性止血的目的（图 8-4）。

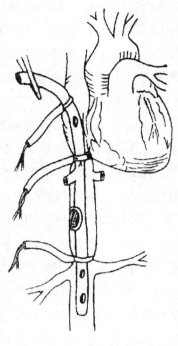

图 8-4　肝后腔静脉损伤修补术

（2）下腔静脉插入分流管止血法：在肾静脉上方、下腔静脉前壁做一小切口，向上插入一端带有气囊的硅胶管，将气囊置于膈上方，管的另一端开两个侧孔。然后在肾静脉上方用阻断带扎住下腔静脉，气囊内注入等渗盐水 30 mL，使下腔静脉血流经导管回心脏。此时还应阻断肝门血流，使肝循环暂时完全停止。出血暂时控制后，即可分离肝脏，显露出破裂的肝静脉主干或下腔静脉，直视下予以缝合修补。

（3）四钳法全肝血流阻断法：即在常温下同时阻断腹主动脉、第一肝门、肝上和肝下腔静脉，使损伤的肝后腔静脉或肝静脉隔离，修补损伤静脉，达到永久止血的目的。修复血管完成后按钳夹阻断的相反顺序松开血管钳，总的阻断时间以 30 分钟为安全。

六、肝损伤术后并发症

（一）出血

肝脏损伤术后继发性出血仍然是一具有挑战性的问题，临床并不少见，多由于感染、失活组织脱落所引起，也可发生在取出填塞纱布垫时。术中正确处理创面、清除失活组织、良好的引流及合理应用抗生素是预防继发出血的关键。延迟出血是非手术治疗肝外伤常见的并发症，同时也是延迟手术的指征。Cue 等认为 24 小时输血超过 10 个单位或 12 小时内输血超过 6 个单位即应该再次手术止血。另外，肝外伤后胆管出血也常见到，胆管出血主要是因为损伤部位肝组织坏死、液化或感染形成脓肿，溃破入附近胆管内，或因感染腐蚀动脉分支引起。其特点是周期性出血伴突发上腹痛、轻度黄疸、呕血、便血等。治疗需再次手术切开血肿止血或结扎相应的肝动脉，必要时行肝部分切除或肝叶切除。

（二）感染

感染是肝损伤后最常见的并发症，约占肝损伤并发症的 50%。感染可发生在腹腔、膈下、肝内或切口等部位。术中彻底清除失活的肝组织、积血、胆汁，预防性使用抗生素，有效的引流是预防感染的主要措施。一旦感染诊断明确，已有腹膜炎或脓肿形成，应及时切开引流。

（三）胆瘘

肝损伤后胆瘘的发生率约为 2%~8%，多由于创面胆管分支未予结扎，或失活组织清除不够，感染液化后胆管破溃、胆汁溢出所引起。大部分胆瘘于术后 2 周自愈。但如漏出的量大，胆汁在腹腔内积聚，可行经皮穿刺引流。特殊性的胆瘘须行肝切除或 Roux－en－Y 肝空肠吻合术治疗。

（类玮玮）

第三节　布－加综合征

一、概述

布－加综合征（B－CS）是指由各种原因导致肝静脉（HVs）和（或）其开口以上段下腔静脉（HIVC）狭窄和阻塞，引起的一种肝后型门静脉高压症和（或）下腔静脉高压综合征。Budd（于 1845 年）和 Chiari（于 1899 年）分别描述了本病，故称其为 Budd－Chiari 综合征。在西方国家，布－加综合征多因血流高凝状态导致肝静脉血栓形成而产生，常不涉及下腔静脉，或由明显肿大的肝脏外压下腔静脉而继发下腔静脉高压，而在东方国家，如在中国、印度、日本和韩国，则以下腔静脉病变或发育异常为多见。在胚胎发育过程中，下腔静脉上段由心、肝、肾诸段连接和再通而成。若发育到一定阶段而停止，即可导致下腔静脉发育异常，多为隔膜型，可呈蹼状或筛状或膜状。部分患者为肝静脉内血栓形成，血栓也可繁衍至肝后下腔静脉，形成肝静脉－下腔静脉阻塞。其他原因有：①非血栓性阻塞，如下腔静脉的原发肿瘤，外伤及介入性检查损伤或异物等。②外压性因素，如肝肿瘤、脓肿、血肿、囊肿、肝结核、肝梅毒、树胶样肿、腹膜后肿瘤等压迫 HVs 或 HIVC。③遗传因素，如双胞胎或近亲易罹患本病。④罕见因素，如某些结缔组织病，真性红细胞增多症、阵发性夜间血红蛋白尿、口服避孕药、白塞综合征、非特异性血管炎症等均可导致本病的发生。

二、病理与生理

肝静脉开口以上的下腔静脉及肝静脉本身在本病的发病中起到重要作用。当肝静脉流出道受阻，肝静脉压力便明显升高，导致肝中央静脉和肝窦明显扩张、淤血，进而导致门静脉高压。如果累及下腔静脉则导致下腔静脉高压。血流不断通过肝动脉和门静脉进入肝脏，而肝静脉血又难以回流入右心，必然引起门静脉压力不断升高。在肝静脉血无出路、侧支循环又明显不足的情况下，血浆流入肝淋巴间隙，超负荷的肝淋巴液不仅在肝表面形成无数淋巴小泡，同时还通过肝纤维囊漏入腹腔，形成顽固的腹腔积液，有肝脾肿大、食管胃底静脉曲张等门静脉高压表现。胃肠道淤血肿胀可导致腹胀、消化吸收不良、贫血、低蛋白血症。如早期恢复肝静脉回流则可逆转，若此种病理状态未予解决，日久后纤维组织不断增生，最终导致肝硬化，少数可形成肝癌。同时由于下腔静脉阻塞可引起双下肢、会阴部肿胀和胸胁、腰、背静脉曲张，但罕见水母头的形成，这一点与一般的门静脉高压明显不同。此外，尚可导致肾静脉回流受阻进而导致肾功能不全。由于血液淤滞于下半躯体，回心血量明显减少，心脏缩小，因此称这类患者的心脏为"鼠心"。因心排血量减少，患者常有心悸，甚至轻微活动即可引起心慌、气短等心功能不全症状。

本病分为 3 种类型，即以下腔静脉隔膜为主的局限性狭窄或阻塞型、弥漫性狭窄或阻塞型及肝静脉阻塞型。Ⅰ型约占 57%；Ⅱ型约占 38%；Ⅲ型仅占 5%。

三、临床表现

本病男女之比为（1.2~2）：1，年龄在 4.5~75 岁，以 20~40 岁最为多见。临床表现依血管受累多少、受累程度和阻塞病变的性质和状态等而各不相同。可分为急性型、亚急性型和慢性型。

1. 急性型　多为 HVs 完全阻塞而引起，阻塞病变多为血栓形成。多始于肝静脉出口部，血栓可急剧繁衍到下腔静脉。起病急骤，突发上腹部胀痛，伴恶心、呕吐、腹胀、腹泻，酷似暴发型肝炎。肝脏进行性肿大，压痛，多伴有黄疸、脾大，腹腔积液迅速增长，同时可有胸腔积液。暴发性者，可迅速出现肝性脑病，黄疸进行性加重，出现少尿或无尿，可并发弥漫性血管内凝血（DIC）、多器官功能衰竭（MOSF）、自发性细菌性腹膜炎等，多数在数日或数周内可以因循环衰竭、肝功能衰竭或消化道出血而迅速死亡。

2. 亚急性型　多为 HVs 和 HIVC 同时或相继受累，顽固性腹腔积液、肝大和下肢水肿多同时存在，继而出现腹壁、腰背部及胸部浅表静脉曲张，其血流方向向上，为 B－CS 区别于其他疾病的重要特征。黄疸、肝脾肿大仅见于 1/3 的患者，且多为轻度或中度。不少病例腹腔积液形成急剧而持久，腹压升高，膈肌上抬，严重者可出现腹腔间隔室综合征（ACS），引起全身性生理紊乱，出现少尿和无尿。胸腔容积及肺顺应性下降，心排出量减少，肺血管阻力增加，出现低氧血症和酸中毒。

3. 慢性型　病程可长达数年以上，多见于隔膜型阻塞的患者，病情多较轻，但有明显的体征，如胸腹壁粗大的、蜿蜒的怒张静脉、足靴区出现色素沉着和溃疡。食管静脉曲张，突发呕血和便血。尚可有颈静脉怒张，精索静脉曲张，巨大的腹股沟疝、脐疝、痔核等。

晚期患者由于营养不良、蛋白丢失、腹腔积液增多、消瘦，可出现典型的"蜘蛛人"体态。

四、辅助检查

1. 实验室检查　急性期病例可有血红蛋白增高，白细胞计数增高，凝血酶原时间延长。慢性型的晚期病例，若有上消化道出血或脾大、脾功能亢进，可有贫血或血小板、白细胞计数减少。肝功能检查时，急性型者可有血清胆红素增加，ALT、AST、ALP 升高，人血白蛋白减少。慢性型病例，肝功能检查多无明显变化。腹腔积液检查，若不伴有自发性细菌性腹膜炎，蛋白浓度常低于 30 g/L，细胞数亦不显示增加。免疫学检查，血清 IgA、IgM、IgG、IgE 和 C3 等无明显特征性变化。

2. 影像学检查

（1）B 超检查：B 超可对多数病例做出初步正确诊断，其符合率可达 95% 以上。可在膈面顶部、第二肝门处探测肝静脉及下腔静脉阻塞的部位和长度以确定是否隔膜型。急性型布－加综合征，肝大和腹腔积液多是突出的表现。因此，腹部超声探查是布－加综合征首选的、有价值的、非创伤性检查。

（2）肝静脉、下腔静脉、门静脉及动脉造影：血管造影是确立 B－CS 诊断的最有价值的方法，常用的造影有以下几种：①下腔静脉造影及测压。②经皮经肝穿刺肝静脉造影（PTHV）。③经皮脾穿刺门静脉造影（PTSP）。④动脉造影。

（3）CT 扫描：在布 - 加综合征急性期，CT 平扫可见肝脏呈弥漫性低密度肿大且伴有大量腹腔积液。CT 扫描的特异性表现是下腔静脉肝后段及主肝静脉内出现高度衰退的充盈缺损（60~70 Hu）。增强扫描对布 - 加综合征的诊断具有重要意义。

（4）MRI 检查：布 - 加综合征时，MRI 检查可显示肝实质的低强度信号，提示肝脏淤血，组织内自由水增加，MRI 检查可清晰显示肝静脉和下腔静脉的开放状态，甚至可将血管内的新鲜血栓与机化血栓或瘤栓区分开来；MRI 检查还可显示肝内侧支循环呈现的蛛网样变化，同时对肝外侧支循环亦可显示。

（5）肝脏核素扫描：肝脏尾叶的静脉血由肝短静脉直接回流至下腔静脉。单纯肝静脉阻塞时肝短静脉通畅，同位素扫描检查可见肝区放射性稀疏，而尾叶放射性密集。核素扫描对布 - 加综合征的诊断不具特异性，仅部分病例于尾状叶放射性吸收相对增加，但其在鉴别海绵状肝血管瘤时有重要参考价值。

（6）腹腔镜检查：腹腔镜检查可直接观察肝大小、表面色泽、有无淤血、有无结节和硬化萎缩情况，必要时取肝组织做病理检查，以确立诊断。

五、诊断及鉴别诊断

有门静脉高压表现并伴有胸、腹壁，特别是背部、腰部及双侧下肢静脉曲张者，应高度怀疑为布 - 加综合征。B 超是简单、可靠且方便的无创性筛选手段，诊断准确率达 90% 以上。B 超也可在健康检查时发现早期布 - 加综合征。诊断本病的最好方法为下腔静脉造影，造影时，采用 Seldinger 技术经股静脉插管，将导管经导丝导入下腔静脉，在高压注射器注射造影剂的同时施行连续摄片。也可同时经颈静脉或贵要静脉途径，以便清楚地显示病变的部位、梗阻的程度、类型及范围，对治疗具有指导意义。经皮经肝穿刺行肝静脉造影，可显示肝静脉有无阻塞，除具有与上述方法相同的意义外，对适当病例，可做扩张和支架治疗，还可帮助预测手术效果及预后。CT 及 MRI 检查也可采用，但不如上述方法准确。

布 - 加综合征为一综合征，只要是由肝静脉流出道障碍而引起的肝后性门静脉高压症者均成立诊断。因而鉴别诊断不是个问题，主要问题在于明确本病的病因，是否属于在东方国家最常见的下腔静脉隔膜性病变，或是患者存在由各种原因引起的高凝状态，或是存在自家免疫性疾病，或是由于摄入特殊食物或是由 C 蛋白、S 蛋白、抗凝血酶Ⅲ缺乏或是由于高磷脂综合征等所引起，必须给予澄清，以争取得到全面的治疗。

六、治疗

按不同病理类型采用不同手术的方法。

（一）局限性下腔静脉阻塞或狭窄的治疗

1. 下腔静脉局限性阻塞伴肝静脉通畅者的治疗

（1）经右心房手指破膜术：当阻塞不能被穿破时不应强行穿破，而可择期采用本法。一般经右第四肋间前切口开胸，推开右肺，切断下肺韧带。在右膈神经前方纵切心包，显露右心房。以血管带绕过下腔静脉。在右心房侧壁置荷包缝合，两根线尾通过一段细橡胶管，以备收紧时用。在适当侧壁钳阻断下切开荷包内的心房，左、右各置牵引线一根，在左手示指或戴球囊的示指逐渐伸入右心房的同时逐渐放开阻断钳，手指伸过下腔静脉套带便能确切地到达阻塞病变所在，经其中心部使之穿破，并以手指或同时充起的球囊施行环状扩张，继续伸入手指，多可摸到肝静脉开口，有膜状阻塞时可同时将其穿破与扩张（图8-5）。当不能对阻塞部施行穿破时，可用特制的血管扩张器置于股静脉的带阀导管鞘插入阻塞部，以施行"会师"式穿破；也可自右心房另做荷包缝合，插入血管探子自上方增加穿破力。穿破后以手指或自股静脉插入的球囊做进一步扩展以增加疗效。最后在逐渐退出手指的同时缓缓收紧右心房荷包缝合，并做结。充分止血，做胸腔引流后关胸。但此术5年通畅率仅约为60%。

（2）经右心房破膜与经股静脉会师式破膜、扩张和内支架术：即在上述"会师"性穿破、扩张术后，在伸入右心房的指尖定位下，将20~30 mm直径的内支架置于合适的位置。此法不仅有继续扩张的作用，且可将残余病变压向管壁。

（3）下腔静脉-右心房人工血管转流术：当用上述方法阻塞病变仍不能被穿破时采用。加做上腹正中或右侧腹直肌切口，探查腹腔，提起横结肠，测门静脉压后，自小肠系膜右侧切开后腹膜，在十二指肠水平部下方；或经升结肠外侧切口或小肠系膜左侧切口，显露下腔静脉前壁达4 cm长。取带外支撑环的聚四氟乙烯人工血管一根，长30 cm以上，内径为14~16 cm。聚四氟乙烯人工血管需先做预凝（外预凝法）。在右膈前缘适当位置戳约2 cm直径的口子，以供人工血管通过。以侧壁或C型钳阻断下腔静脉后，做人工血管-下腔静脉端侧吻合，务使吻合口受到外支持环的扩张作用，一般用4-0 prolene线连续缝合法。人工血管的另一端经结肠后、胃和肝前，通过膈戳孔至右侧胸腔，作恰当裁剪后行人工血管-右心房端侧吻合术。如未用全身肝素化，则此时自腹腔侧人工血管注入适量肝素盐水（10 U/mL），在胸腔侧插入针头以排出人工血管内的气体，先后松开下腔静脉和右心房阻断钳，转流血管随运行血流，逐个撤去针头，漏血点稍加钳夹便可止血。重复门静脉测压和肝、脾探查。部分缝合心包，置胸腔引流后关胸腹切口（图8-6）。

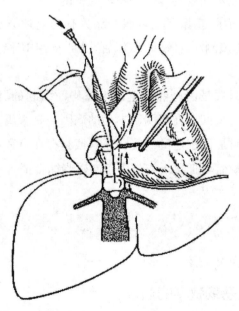

图8-5　左手示指或戴球囊的示指破膜经右心房手指破膜术示意图

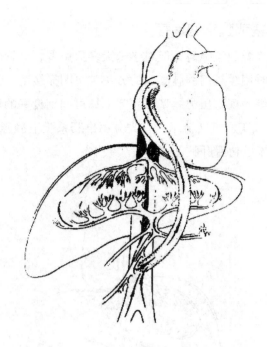

图 8 - 6 下腔静脉与右心房人工血管转流术示意图

（4）根治性矫正术：局限性阻塞，伴新鲜血栓形成，且纤溶药溶栓无效时，或阻塞段达 1~6 cm（如为血栓病例，也适于长段病变），或在肝静脉开口阻塞必须解决的场合，或局部异物，或小儿病例均为手术指征。置患者于左侧卧位，取右第六肋间或肋床切口，推开右肺，切断下肺韧带，游离右膈神经位置纵切心包，游离并置带套过心包内段下腔静脉，沿其行径切开膈肌，在肝裸区显露下腔静脉 5~8 cm 长，酌情而定。此时可用股 - 股或髂 - 髂部分性体外循环，或用自家输血法或细胞回收器，使术中术野得到清晰地显露，在直视下将病变彻底切除，并将可能失去的血得以回输。不用体外循环时可首先尽量高位地阻断下腔静脉的心房侧，在阻断和病变间纵切下腔静脉，以自制带囊内转流管的球囊侧（另一端先钳夹住）通过阻塞性病变插向远心侧下腔静脉，充起球囊，必要时可略向病变侧牵引，旨在阻断肝静脉和下腔静脉出血。自制带球囊管的另一端排气后经下腔静脉的近心侧插入右心房，松开转流管上的阻断钳，以实现阻塞远侧的减压，有助于减少术中出血和缓解肝的淤血状态，因而也有利于显露和操作，但须注意发生空气栓塞。此时向远侧扩大下腔静脉切口，将腔内病变彻底切除。另一有效的止血方法为自制的球囊导管自右心房荷包缝合插至下腔静脉阻塞部，此法施行阻断，在彻底切除病变后并可较容易地修复下腔静脉。同时须探查肝静脉开口，清除阻塞物。肝静脉开口不能寻及者，可在下腔静脉内做肝实质切开和条状肝组织切除，至见肝静脉活跃涌血为度。此时酌情采用下腔静脉切口直接缝合或补片缝合或置内支架后缝合法。在将缝毕下腔静脉前撤出内转流管，用小心耳钳钳夹未缝毕处，完成缝合，松开下腔静脉阻断钳。充分止血，置胸腔引流后关胸。在深低温、停循环下，手术操作更为方便，可惜复跳后止血困难。

2. 局限性下腔静脉阻塞伴肝静脉阻塞治疗：可应用上述根治性手术。用前径时常须在体外循环下手术，此法仅适用于局限性病变。主张球囊导管扩张和内支架在先，如食管静脉曲张或腹腔积液在 1~3 个月内仍不明显好转，则须行经皮经肝穿刺肝静脉造影与肝静脉球囊导管扩张和内支架术，此术不成则行肠系膜上静脉 - 下腔静脉转流术。在多数病例中，只要上述静脉得到充分游离，是可以在无张力状况下完成满意的侧侧吻合的，吻合口约为 1.2 cm。此法避免了开胸术，可提高安全性和远期疗效。

（二）下腔静脉长段阻塞或狭窄的治疗

此时尽管患者存在双下肢静脉回流障碍，但对于绝大多数患者，食管静脉曲张出血和顽固性腹腔积液为患者死亡的主要原因。此时用缓解门静脉高压的方法常可明显缓解病情和恢复轻体力劳动。至于由下腔静脉阻塞引起的下肢肿胀等表现，压力差型医用弹力袜可起到良好的作用。所用手术方法有：

1. 肠系膜上静脉-右心房人工血管转流术：首先分离出肠系膜上静脉约 4 cm 后，转流法则与上述腔房转流相似（图 8-7）。转流成功后肝脏多立即发生皱缩。

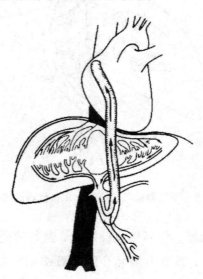

图 8-7　肠系膜上静脉-右心房人工血管转流术示意图

2. 脾静脉-右心房人工血管转流术：当肠系膜上静脉因以往手术或其他原因不能施行时采用。

3. 门静脉-右心房人工血管转流术：除上述原因外，对曾做脾切除者只好应用此术，但对肝明显肿大者也难完成此术。

4. 肠系膜上静脉-颈内静脉经胸骨后人工血管转流术（图 8-8）：对于严重顽固性腹腔积液、胸腔积液、恶病质和高危患者，仅在颈部和腹部做切口，避免开胸手术，明显减少了手术的危险性。此术必须采用带外支持环及弹性好的人工血管，使之在胸骨和心脏之间受到由心脏搏动引起的节律性唧筒样作用，从而有助于推进血流和提高通畅。但有部分患者在过多的劳动后仍可能引起症状，而经卧床休息后又能明显好转。经超声血流测定，人工血管内血流在卧位时较立位时增加一倍，显然，直立状态下，人工血管内的静力压影响了回流。再者，此类患者均属晚期，即使人工血管通畅，仍易发生肝肾功能衰竭。

5. 肝静脉流出道成形术：对下腔静脉长段或全程以至涉及双髂静脉的阻塞或狭窄性患者，虽不可能完全解决上述病变，但前述的根治性切除术也可以采用。患者处左侧卧位法，取右后外侧切口入胸腔，切开心包，分离出下腔静脉，如根治性切除法，显露肝后段下腔静脉，准备好输血对策后，阻断心房侧下腔静脉，纵切下腔静脉阻塞的上段，将其内的阻塞物、血栓及纤维化物一并切除，以至包括部分肝组织切除，达到肝静脉良好回流。远心段下腔静脉阻塞，则不予处理，此时可直接缝合或补片或置内支架后缝合下腔静脉。此法的结果是以顺肝血流法缓解了门静脉高压症。

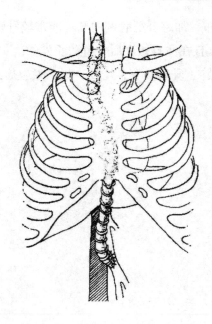

图 8 - 8　肠系膜上静脉 - 颈内静脉经胸骨后人工血管转流术示意图

（三）下腔静脉通畅而肝静脉阻塞（C 型）的治疗

急性患者应先试用纤溶疗法，取经皮经肝穿刺途径则更好。慢性患者应先做经皮经肝穿刺肝静脉造影。患者属主肝静脉开口阻塞，可先试用扩张和内支架术。当以上方法无效时，可取肠 - 腔、脾 - 肾、门 - 腔静脉转流术中的一种方法进行治疗。

（四）其他

肝功能衰竭、肝昏迷发作或继发严重肝硬化病例，肝移植可能是唯一有效的治疗途径。

只有对那些全身情况异常衰弱、不能耐受手术的晚期患者或拒绝手术的患者才采取非手术治疗。非手术治疗主要包括对症治疗、尿激酶溶栓急性期及中药治疗。

（五）术后并发症

1. 心功能不全：为本症术后常见的并发症。主要是由于术前血液淤滞在身体的下半部，回心血量明显减少，心脏缩小。心排血量减少，轻微活动即可引起心慌、气短等心功能不良症状。肝静脉和（或）下腔静脉梗阻解除后，回心血量突然增加，加重了原本功能不良的心脏负担，发生心力衰竭。为防止心力衰竭，在梗阻解除后，立即给予强心、利尿处理，包括毛花苷 C 0.4 mg、呋塞米 10~40 mg，静脉注射，这将有助于减少心力衰竭的发生。

2. 腹腔积液或乳糜腹：手术前因下腔静脉回流受阻，在肝静脉血无出路的情况下，血浆流入肝淋巴间隙，导致超负荷的肝淋巴液通过肝包膜漏出进入腹腔，成为顽固的、难以消退的腹腔积液，少数患者因扩张高压淋巴管的破裂而形成乳糜腹。若无乳糜池损伤，原有的腹腔积液或乳糜腹术后多可逐渐自行消退。若有乳糜池损伤，可通过静脉营养，经非手术治疗后可逐渐闭合。

3. 血胸：与开胸手术有直接关系，多为术中止血不彻底、吻合口瘘、胸腔闭式引流放置不当或术后抗凝治疗所致。少量血胸可严密观察，若出血量较大，应及时开胸止血，行胸腔闭式引流。若因抗凝治疗所致，应注意各有关监测指标，及时调整抗凝药物类型及剂量。

4. 肝性脑病：为门静脉 - 右心房或肠系膜上静脉 - 右心房转流或肠腔分流术后，未经肝脏处理的

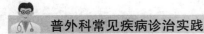

门静脉血直接入体循环后所致。唯布－加综合征病例的肝功能常较肝硬化病例为好，致肠房转流后发生肝性脑病的比例并不高（＜15％），且在注意饮食后多可防止发作。

5. 其他：包括纵隔积水、肺脓肿、乳糜胸等，均较少见，发生后经对症处理，多能治愈。

（刘鑫涛）

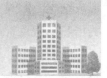

第九章

胆管疾病

第一节　急性胆囊炎

据国外文献报道，急性胆囊炎以中年（40 岁）以上女性，特别是身体肥胖且曾多次怀孕者为多，男女之比为 1：（3～4）。国内报告发病年龄较国外为低，男女之比为 1：（1～2）。慢性胆囊炎多由急性胆囊炎反复发作形成。

（一）病因

1. 梗阻因素　由于胆囊结石、胆管结石，胆囊管过长、扭曲、狭窄、纤维化、螺旋瓣的部分梗阻、胆囊颈旁淋巴结肿大等因素造成胆囊管梗阻，使存留在胆囊内的胆汁滞留、胆汁浓缩，高浓度的胆盐可损伤胆囊黏膜，引起急性炎症，当胆囊内已有细菌感染存在时，胆囊黏膜的病理损害过程加重。

2. 感染因素　无论胆管有无梗阻因素，细菌都可能进入胆管。细菌可通过血液、淋巴或胆管而达胆囊，通过胆管达胆囊是急性胆囊炎时细菌感染的主要途径。急性胆囊炎时的细菌感染多为肠道菌属，如大肠杆菌、链球菌、梭状芽孢杆菌、产气杆菌、沙门杆菌、肺炎球菌、葡萄球菌，亦常并发有厌氧菌的感染。

3. 化学因素　胆囊管梗阻后，胆囊胆汁停滞，胆盐浓度增高，特别是去结合化的胆汁酸盐对组织的刺激性更大，如牛磺胆酸有显著的致炎作用，可引起明显的急性胆囊炎改变。严重创伤、烧伤休克、其他部位手术后的创伤性或手术后的非结石性急性胆囊炎的原因可能为此。另外的化学性因素是胰液的反流，当胰管与胆管有一共同通道时，胰液可反流入胆囊内，胰蛋白酶被激活，引起胆囊黏膜损害，甚至坏死、穿破。

4. 血管因素　严重创伤、大量出血、休克后，由于血管痉挛，血管内血流淤滞、血栓形成，可导致胆囊壁坏死，甚至穿破。

（二）病理

急性胆囊炎的病理改变视炎症的轻重程度而有较大的差别。

1. 急性单纯性胆囊炎　由于存在胆囊管梗阻，胆囊内压力升高，胆囊黏膜充血水肿，胆囊内渗出增加，外观胆囊肿大，张力高，胆囊壁充血，稍增厚，有白细胞浸润。胆囊胆汁肉眼仍正常或稍混浊，细菌培养多为阴性。

2. 化脓性胆囊炎　胆囊管梗阻不能解除，胆囊内压力持续升高，胆囊显著增大，表面有脓性纤维素性渗出、沉积，胆囊黏膜形成小溃疡，胆囊内为脓性胆汁，或充满脓液形成胆囊蓄脓。

3. 坏疽性胆囊炎　胆囊胀大过甚，促使胆囊壁发生血运障碍，引起胆囊壁缺血坏疽。或胆囊内结石嵌顿在胆囊颈部，引起囊壁压迫坏死，最终导致胆囊穿孔。如果炎症发展迅速，穿孔前胆囊周围尚未形成粘连，胆囊穿孔引起弥漫性胆汁性腹膜炎。若穿孔前周围有紧密粘连，胆囊穿孔后可产生胆囊与十二指肠、胆总管或结肠之间的内瘘。

胆囊梗阻一旦解除，胆囊内容物得以排出，胆囊内压力降低，胆囊的急性炎症便迅速好转，部分黏膜修复，溃疡愈合，形成纤维瘢痕组织，呈现慢性胆囊炎的病理改变。反复多次的急性胆囊炎发作，胆囊壁纤维瘢痕化，肌纤维萎缩，胆囊黏膜脱落，胆囊萎缩，完全丧失其生理功能。

二、诊断

（一）病史要点

急性胆囊炎的主要症状为右上腹疼痛，常在进油腻食物之后剧烈绞痛，可伴有恶心、呕吐、寒战、发热，且过去多有类似的发病史。疼痛呈持续性，可放射至右肩或右腰背部。

急性结石性胆囊炎常表现为胆绞痛，疼痛剧烈，呈持续性常伴阵发性加剧。若发展至急性化脓性胆囊炎时，可出现寒战、高热，以至全身严重感染的症状。

（二）查体要点

右上腹胆囊区有明显的压痛和腹肌紧张，胆囊区深吸气时触痛反应，即 Murphy 征阳性，部分患者可扪及肿大、紧张而有触痛的胆囊。由于反复发作，胆囊被大网膜包裹，在右上腹区可触及边界不清楚、活动不明显而有触疼的炎性团块。急性胆囊炎一般不发生黄疸，但有 10.6% ~ 20% 的患者由于胆囊急性炎症、水肿，波及肝外胆管而发生轻度黄疸。

（三）辅助检查

1. 常规检查　实验室血常规检查，白细胞计数及中性粒细胞明显增多。白细胞计数一般在（10 ~ 15）×10^9/L，但在急性化脓性或坏疽性胆囊炎时，白细胞计数可达 $20 × 10^9$/L 以上。白细胞的多少，通常与病变的程度平行，其计数在 $20 × 10^9$/L 以上者，很可能胆囊已有化脓或坏死穿孔。

如前所述，10% ~ 20% 的急性胆囊炎患者可能出现轻度黄疸，血清胆红素一般在 51.3 μmol/L 以下；若血清胆红素超过 85.5 μmol/L 时，常提示胆总管结石或胆管炎并肝功能损害。如伴随着有 ALT 和 AST 升高，肝实质的损害无疑。血清碱性磷酸酶亦可升高。

2. 其他检查　超声波检查对急性胆囊炎的诊断具有很高的价值，可见胆囊肿大、胆囊壁增厚、胆囊内有一个或多个结石光团，伴有声影。由于超声检查操作简便、无创伤痛苦，又能及时得到结果，是一较好的辅助诊断技术。

X 线肝胆区平片在少数患者中可显示不透光的结石阴影；对于胆囊管梗阻，静脉法胆管造影可以显示胆总管，但胆囊不显影。

（四）诊断标准

根据上述病史、查体、辅助检查即可诊断。诊断流程见图 9 - 1。

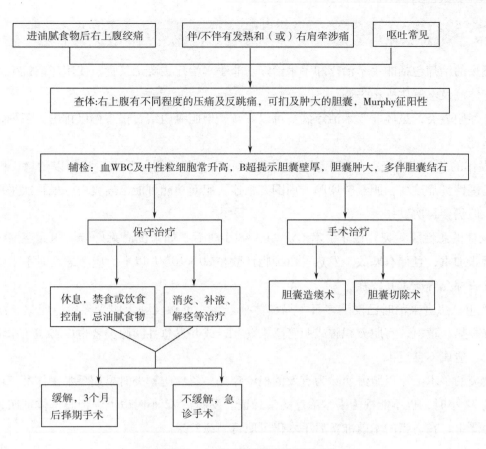

图9-1 急性胆囊炎诊断流程

（五）鉴别诊断

急性胆囊炎患者大多有右上腹突发性疼痛，典型病例并有右肩部放射痛，右上腹触痛和腹肌紧张，白细胞计数增加，诊断一般不困难。超声显像对胆囊结石诊断的准确率可高达90%～100%，是诊断急性胆囊炎最重要的手段。本病须与下列疾病鉴别。

1. **急性消化性溃疡穿孔** 消化性溃疡穿孔所产生的腹痛较急性胆囊炎剧烈，为持续的刀割样痛，触痛范围不常局限于上腹，往往累及全腹，腹壁肌紧张常呈板样强直。X线检查多可发现膈下有游离气体，更可确定诊断。仅有少数病例无典型的溃疡病史，穿孔小、症状不典型，有时仍可造成诊断困难。

2. **急性胰腺炎** 腹痛较急性胆囊炎剧烈，偶伴有休克，腹痛部位在上腹部偏左侧，右上腹肌紧张不如胆囊炎明显，Murphy征阴性。血清淀粉酶测定在诊断上有肯定的价值，但有时急性胆囊炎患者可以并发急性胰腺炎，两种情况同时存在时可使确诊发生困难，须加注意。

3. **急性阑尾炎** 高位阑尾炎常误诊为急性胆囊炎，因两者的疼痛和腹壁压痛、腹肌紧张均可局限在右上腹。按压左下腹引起阑尾部位疼痛的Rovsing征有助于鉴别。而且急性胆囊炎多见于中年以上，过去有反复发作史，疼痛多为阵发性绞痛，向右肩背放射的感觉，偶可发生轻度黄疸，一般不难做出诊断。

此外，对传染性肝炎、右侧肺炎、右肾绞痛、右胸带状疱疹早期等，亦须注意鉴别。

三、治疗

急性胆囊炎的治疗包括非手术治疗和手术治疗。非手术治疗主要是禁食、使用广谱抗生素、解痉止痛、补液纠正体液及电解质平衡失调。

结石性急性胆囊炎，虽经非手术治疗病情可以好转，但胆囊内结石很难得以排出，下列情况可作为手术治疗的指征。

1. 反复发作的急性胆囊炎　此等患者在过去的发作中，曾经用非手术治疗得以治愈，由于反复发作，胆囊已呈慢性炎症改变，胆囊壁增厚，周围有粘连，胆囊功能可能已经丧失，虽再次采取保守治疗并可能奏效，但仍会再次发作。

2. 初次发作的急性胆囊炎　在非手术治疗 24～48 小时后，如情况尚无好转，胆囊逐渐肿大，局部触痛和腹肌紧张加重，且伴有寒战、发热、白细胞计数在 $20 \times 10^9/L$ 以上，应考虑及时手术治疗，以免发生胆囊坏死或穿孔等严重并发症。

3. 病情严重　患者来治时已发病多日，局部体征严重，可触及肿大胆囊伴压痛明显，或腹壁肌紧张明显，伴有高热、黄疸，有胆囊积脓或胆管感染现象，或并发急性胰腺炎者也应考虑手术治疗，以免延误治疗时机，造成不良后果。

急性胆囊炎的手术治疗以胆囊切除为有效的根治疗法。急性胆囊炎时早期手术操作并不困难，即使发病时间超过 72 小时，也不能视为手术治疗的禁忌证。发病在 72 小时以上，但腹部体征明显，全身毒血症表现极为严重，在适当的术前准备后手术仍可取得满意效果。

（蒋　彪）

第二节　原发性硬化性胆管炎

原发性硬化性胆管炎（PSC）是一种慢性进行性胆汁淤积性肝胆疾病。其特征为肝内外胆管弥散性炎症纤维化破坏，胆管变形和节段性狭窄，病情呈进行性发展，最终导致胆汁性肝硬化和肝衰竭。

一、病理

原发性硬化性胆管炎可累及肝内外胆管的各个部位。73% 同时累及肝内外胆管，仅累及肝外胆管者小于 20%，仅累及肝内胆管者小于 1%，受累的胆管外径变化不大，但由于管壁增厚，管腔内径仅 3～4 mm。病理变化一般分为四个阶段，最终导致胆汁性肝硬化及门脉高压症。

二、临床表现

以慢性胆汁淤积和复发性胆管炎为特征，早期表现不明显，黄疸和瘙痒为首发症状，进行性加重，另伴有发热、上腹痛和肝脾肿大。90% 以上的患者有碱性磷酸酶的升高，疾病发展可有高胆红素血症，晚期则出现尿铜和血铜蓝蛋白水平升高。

三、诊断

（一）病史

该病多见于年轻男性，而且往往与炎性肠病，尤其是溃疡性结肠炎有关。其起病一般呈隐匿性，可有渐进性加重的乏力、瘙痒和黄疸。以右上腹疼痛和发热为表现的进行性胆管炎发作不常见。一些患者可有肝脾肿大或有肝硬化的表现。该病后期呈门静脉高压、腹腔积液、肝功能衰竭等肝硬化失代偿期表现。原发性硬化性胆管炎的症状可以是多样化的，但其主要表现为慢性进行性的胆管梗阻及胆管炎，有时起病之初亦可表现有急性腹痛，伴有间歇性的不规则发热等胆管炎的症状。患者常表现有慢性的、持续性的梗阻性黄疸，黄疸可以在一定范围内波动、起伏，伴有皮肤瘙痒、消瘦、精神欠佳。

（二）查体

检查主要发现为肝脾肿大，有时因脾肿大伴有慢性溶血性贫血；晚期患者，常有重度黄疸、严重肝功能损害、胆汁性肝硬化、门静脉高压症的表现。

（三）辅助检查

1. 常规检查 多数原发性硬化性胆管炎的患者有高胆红素血症、血清碱性磷酸酶异常增高、程度不同的肝功能损害。线粒体抗体阴性，而原发性胆汁性肝硬化为阳性。IgM 高于正常。部分患者的抗核抗体和平滑肌抗体为阳性，肝和尿含铜量增高。

2. 其他检查 口服法及静脉法胆囊造影均不显影。

经纤维十二指肠镜逆行胆管造影（ERCP）一般能提供 X 线诊断依据，肝内、肝外胆管多发性狭窄和囊性扩张使胆管树呈不规则的串珠状。主要胆管造影表现有：①受累的胆管管腔变狭窄，可以是弥漫性或局限性的，常见于肝总管上段及左、右肝管的开口处；或是节段性的，如在肝外胆管或某一侧的肝管；有时狭窄部亦可以是多发性的，分别在肝内、外胆管。②肝内胆管的分支减少，胆管僵直。③有时肝内胆管呈串珠状，表示胆管的不匀称性受累；狭窄部上方，有时可见胆管扩张，甚至呈囊状扩张，内有胆泥淤积或色素性结石。④从胆管造影上，原发性硬化性胆管炎的局限性或节段性类型，很难与硬化性胆管癌区别。

经皮肤肝穿刺胆管造影（PTC）对节段性的硬化性胆管炎，特别是局限在肝外胆管或主要肝胆管时，可帮助诊断。

肝活检可发现胆管增生、胆管周围纤维化和炎症、胆管缺失。随着病情进展，纤维化可从门脉区扩展而最终发展为胆汁性肝硬化。

（四）诊断

原发性硬化性胆管炎的临床诊断依据有：①进行性阻塞性黄疸及胆管炎。②胆管壁增厚、弥漫性管腔不规则狭窄。③无胆结石。④无胆管手术史。⑤术中扪及胆管增厚、条索感、内径狭窄，病理检查为纤维化性炎症，无癌细胞。

（五）鉴别诊断

应与硬化性胆管癌及毛细胆管性肝炎鉴别，有时难以鉴别，有少数患者在手术时诊断为硬化性胆管炎，经过长时间观察和肿瘤进展，才被证实为胆管癌，甚至在冰冻切片时，也很难与硬化型胆管癌鉴别。

四、治疗

（一）一般治疗

对无症状患者，只需随访观察，定期做肝脏生化等检查。对进行性加重患者以及对慢性胆汁淤积和并发肝硬化患者应予支持治疗。类固醇皮质激素、硫唑嘌呤、青霉胺、氨甲蝶呤的疗效不确切，可能有明显的不良反应；熊去氧胆酸可减轻瘙痒。对有胆管感染者应用抗生素。

（二）介入治疗

胆管显著狭窄可经肝或经内镜行扩张治疗，也可放置支架。

（三）手术治疗

7%～10%的原发性硬化性胆管炎患者可发生胆管癌。对溃疡性结肠炎患者行直肠结肠切除术对于原发性硬化性胆管炎没有疗效。

对胆管的病变遍及整个肝外胆管及主要的肝胆管，手术方法常是切开胆总管之后，放置合适的 T 形管引流；如肝总管及胆总管狭窄，或发生在左、右肝管与肝总管汇合处的狭窄，如肝内胆管可能呈扩张，应早期行肝门部胆管引流或扩张部胆管与空肠 Roux – en – Y 吻合，以减少胆管梗阻对肝脏的损害；对并发有胆汁性肝硬化，并同时有门静脉高压和消化道出血者，治疗上常比较困难，应首先引流胆管待肝功能好转后，争取做胆管空肠吻合。

（四）新型技术

肝移植术是唯一可治愈本病的方法。

（孙文杰）

第三节　胆囊结石

一、概述

胆囊结石是指原发于胆囊内的结石，其病变程度有轻有重，有的可无临床症状，即所谓的无症状胆囊结石或安静的胆囊结石；有的可以引起胆绞痛或胆囊内、外的各种并发症。

从发病率来看，胆囊结石的发病在 20 岁以上便逐渐增高，45 岁左右达到高峰，女性多于男性，男女发病率之比为 1：（1.9～3）。

胆囊结石的成因迄今未完全明确，可能为综合因素引起。①代谢因素，正常胆囊胆汁中胆盐、磷脂酰胆碱、胆固醇按一定比例共存于稳定的胶态离子团中，当胆固醇与胆盐之比低于1：13时，胆固醇沉淀析出，聚合成较大结石。②胆管感染，从胆结石核心中已培养出伤寒杆菌、链球菌、魏氏芽孢杆菌、放线菌等，可见细菌感染在胆结石形成中有着重要作用，细菌感染除引起胆囊炎外，其菌落、脱落上皮细胞等均可成为结石的核心，胆囊内炎性渗出物的蛋白成分也可成为结石的支架。③其他，胆囊管异常造成胆汁淤滞、胆汁 pH 过低、维生素 A 缺乏等，也都可能是结石的成因之一。

二、诊断

（一）病史要点

1. 诱因有饱餐、进油腻食物等病史。

2. 右上腹阵发性绞痛　常是临床上诊断胆石症的依据，但症状可能不典型，不容易与其他原因引起的痉挛性疼痛鉴别，亦不易区别症状是来自胆囊还是胆管。

3. 胃肠道症状　恶心、呕吐、食后上腹饱胀、压迫感。

4. 发热 患者常有轻度发热，无畏寒，如出现高热，则表明已经有明显炎症。

（二）查体要点

右上腹有不同程度的压痛及反跳痛，Murphy 征可呈阳性。如并发有胆囊穿孔或坏死，则有急性腹膜炎症状。

（三）辅助检查

1. 血常规 白细胞和中性粒细胞轻度升高或正常。

2. B 超检查 是第一线的检查手段，结果准确可靠，达 95% 以上。

（四）诊断标准

上述病史 1、2 项辅以查体以及 B 超检查多能确诊。诊断流程见图 9 - 2。

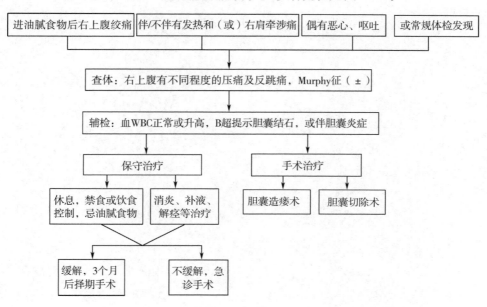

图 9 - 2 胆囊结石诊断流程

（五）鉴别诊断

胆囊炎胆石症急性发作期症状、体征易与胃十二指肠溃疡穿孔、急性阑尾炎（尤其高位阑尾）、急性腹膜炎、胆管蛔虫病、右肾结石、心绞痛等相混淆，注意鉴别，辅以适当检查，多能区分。

三、治疗

1. 一般治疗 卧床休息、禁食或饮食控制，忌油腻食物。

2. 药物治疗 鹅去氧胆酸、熊去氧胆酸有一定疗效。

3. 手术治疗 胆囊切除术是胆囊结石患者的首选治疗方法。腹腔镜胆囊切除术以最小的创伤切除了胆囊，而且没有违背传统的外科原则，符合现代外科发展的方向，已取代传统的开腹手术成为治疗胆囊结石的"金标准"。

4. 并发症 胆漏、术后出血、胆管损伤、胆总管残余结石、残余小胆囊。

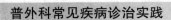

四、预后

部分患者饮食控制得当可以终身不急性发作。手术切除胆囊后对患者生活质量没有明显影响，部分患者有轻度腹泻等胃肠症状。

（巩海洋）

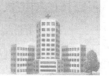

第十章 胰腺疾病

第一节 急性胰腺炎

急性胰腺炎（AP）病情复杂多变，是目前外科急腹症中最棘手的疾病之一。几十年来，经过国内外学者的共同努力，逐渐加深了对 AP 的认识，改善了 AP 病人的转归。

一、病因及发病机制

1. 早期的始动病因　急性胰腺炎是指胰腺消化酶被异常激活后对胰腺自身及其周围脏器产生消化作用而引起的炎症性疾病。正常状态下，胰腺有一系列保护机制以避免胰腺实质被自身的酶所损害，胰腺细胞中的大部分消化酶均以未活化的酶原形式存在，这些酶原存在于腺泡细胞的酶原颗粒中。在胰腺实质与胰管之间、胰管和十二指肠之间以及胰管中的胰液分泌压与胆道中的胆汁分泌压之间均存在压力梯度，正常情况下不会发生异常反流。Oddi's 括约肌和胰管括约肌均可防止反流。总之，保持酶原的不活化是胰腺维持正常功能的关键，而任何原因造成的酶原异常激活就是发生急性胰腺炎的始动因素。

（1）胆汁反流：1901 年 Opie 根据死于急性胰腺炎病人的尸体解剖，发现壶腹部结石嵌顿而提出共同通道梗阻逆流学说，即小胆石阻塞共同通道远端时，胆汁可反流入胰管。细菌能使胆汁中的结合胆汁酸变成游离胆汁酸，游离胆汁酸对胰腺有很强的损伤作用，并可激活胰酶中磷脂酶原 A，产生激活的磷脂酶 A_2，它作用于胆汁中的卵磷脂，产生有细胞毒性的溶血卵磷脂，引起胰腺组织的坏死。

（2）十二指肠液反流：某些十二指肠乳头邻近部位的病变和胃次全切除术后输入肠袢淤滞症，都可以导致十二指肠腔内压力增高和十二指肠液反流。十二指肠内压力升高时，十二指肠内容物可反流入胰管引起胰腺炎。

（3）酒精中毒：酒精中毒产生胰腺炎的机制还不十分清楚，可能与大量酒精刺激胰液分泌，使胰管内压力增高，胰液进入到胰腺组织间隙造成胰酶异常激活，以及乙醇对胰腺细胞的直接破坏作用有关。

（4）高脂血症：其诱发急性胰腺炎的机制尚不明确，可能是甘油三酯在胰脂酶的作用下生成的游离脂肪酸，对腺泡的直接损伤作用所致。高脂血症所致血黏度升高也可能加重胰腺病变和其他脏器功能损害。

（5）其他：包括饮食因素，如暴饮暴食；创伤因素，如外伤及手术；感染因素，如流行性腮腺炎、败血症等；内分泌和代谢因素，如妊娠、高血钙等；药物因素，如利尿剂及避孕药等。

2. 后期病情加重因素

（1）血液循环因素：胰腺的微循环障碍属于病情的加重因素，其发生机制可能是损伤病因的直接作用和活化胰酶的自身消化作用造成微血管结构的破坏和微血管通透性的改变，还涉及炎症反应和缺血再灌注的损伤机制的共同参与。

（2）白细胞过度激活和全身性炎症反应：Rindernecht 提出，急性胰腺炎的白细胞过度激活是本病病情加重的关键机制。在急性胰腺炎发病过程中，启动病因刺激单核巨噬细胞合成和释放多种细胞因子，如 TNF-α、IL-1 和 IL-6 等。粒细胞在这些细胞因子的作用下活化，与内皮细胞黏附，向病灶趋化，并吞噬异物及坏死组织残片，吞噬颗粒在溶酶体酶的作用下消化降解。在粒细胞过度激活的状态下，吞噬囊泡形成前，就有大量溶酶体酶和炎性介质释放，向细胞间质逸出，从而加重胰腺的毛细血管、血管内皮和腺泡损伤。过度炎症反应和炎性细胞因子的大量释放还加重全身组织器官的损害，引起多脏器功能障碍综合征。

（3）感染：胰腺坏死感染和全身脓毒症是急性胰腺炎后期的主要问题。大量的临床资料分析，发现胰腺继发感染都是混合性感染，其致病菌多为寄居在宿主肠道内的革兰氏阴性杆菌、厌氧菌和真菌。细菌移位的机制是在疾病早期，机体为了保证心、脑、肾等重要器官的供氧，减少了肠道的血流灌注，从而破坏了肠黏膜屏障。肠黏膜屏障的保护机制一旦遭到破坏，肠黏膜的异常通透性增加，使细菌和内毒素移位到胰腺及胰外的坏死组织内，引起胰腺坏死继发感染、胰腺脓肿及全身脓毒症。

二、临床症状

1. 急性腹痛　为主要症状，常位于上腹部正中偏左，胆源性者开始于右上腹，后来亦转至正中偏左，并向左肩、左腰背部放射。严重时，两侧腰背部都有放射痛。

2. 腹胀　常与腹痛同时存在，是多数 AP 病人的共有症状，严重时可表现为腹内高压（IAH）或腹腔间隔室综合征（ACS）。

3. 恶心、呕吐　发作早，频繁，呕吐后腹痛不能缓解。

4. 发热　在急性胰腺炎的早期，只有中度发热，约 38 ℃左右。胆源性胰腺炎伴有胆道梗阻者，可有高热、寒战。胰腺坏死有感染时，高热为主要症状之一。

5. 黄疸　部分病人可出现黄疸，但程度一般较轻，多见于胆源性胰腺炎。

三、局部并发症

1. 急性液体积聚　发生于病程的早期，液体积聚在胰腺内或胰周，无囊壁包裹。

2. 急性坏死物积聚　指胰腺实质或胰周组织的坏死，常发生于病程早期。

3. 胰腺假性囊肿　是有完整非上皮性包裹的液体积聚，内容物不含有固体物质，多位于胰周，偶有部分或完全位于胰腺内。胰腺假性囊肿被认为由胰腺实质坏死组织中主胰管或胰腺内分支胰管的中断引起，多发生于 AP 起病 4 周后。

4. 包裹性坏死　由坏死组织及加强的壁构成，是一种包含胰腺和（或）胰周坏死组织、界限分明炎性包裹的囊实性结构。增强 CT 上不易区分固体和液体内容物，因此包裹性坏死容易误诊为胰腺假性囊肿，MRI、经腹超声或超声内镜检查有助于两者的鉴别。

5. 胰腺脓肿　表现为胰腺内或胰周的脓液积聚，外周为纤维囊壁，增强 CT 提示气泡征，细针穿刺物细菌或真菌培养为阳性。

6. 其他　包括胸腔积液、胃流出道梗阻、消化道瘘、脾静脉或门静脉血栓形成等。

四、全身并发症

1. 器官功能衰竭　AP 的严重程度主要取决于器官功能衰竭的出现及持续时间（是否超过 48 小时）。呼吸衰竭主要表现为急性呼吸窘迫综合征，循环衰竭主要表现为心动过速、低血压或休克，肾衰竭表现为少尿、无尿和血清肌酐升高。

2. 全身炎症反应综合征（SIRS）　符合以下临床表现中的两项及以上可以诊断为 SIRS：①心率 > 90 次/分钟。②体温 < 36 ℃ 或 > 38 ℃。③白细胞总数 < 4×10^9/L 或 > 12×10^9/L。③呼吸频率 > 20 次/分钟或 PCO_2 < 32 mmHg。SIRS 持续存在将会增加器官功能衰竭发生的风险。

3. 全身感染　重度急性胰腺炎病人若合并脓毒症，病死率升高，为 50% ~ 80%。主要以革兰氏阴性杆菌感染为主，也可有真菌感染。

4. IAH 和 ACS　急性胰腺炎引起的炎症渗出和脏器体积的增加，可以引起腹腔内压力的急性升高，导致循环障碍和组织坏死，甚至出现多器官功能不全综合征（MODS）。当膀胱压（UBP）≥20 mmHg，伴有少尿、无尿、呼吸困难、吸气压增高、血压降低时应考虑为 ACS。

5. 胰性脑病　是 AP 的严重并发症之一，可表现为耳鸣、复视、谵妄、语言障碍及肢体僵硬、昏迷等，多发生于 AP 早期，但具体机制不明。

五、体格检查

轻症患者可仅表现为轻压痛，重度胰腺炎患者，则可有程度不同的休克症状，心动过速，血压下降；出现腹膜刺激征，如压痛、反跳痛及肌紧张。根据坏死的范围及感染的程度，腹膜炎可局限于上腹部，或延及全腹部，左侧腰背部多有饱满及触痛；有明显的肠胀气，肠鸣音减弱；大多数病例有移动性浊音。坏死继发感染时，体温升高超过 38.5 ℃。后期病人腰部水肿，皮肤呈片状青紫色改变，称为 Crey – Turner 征；脐周皮肤呈青紫色改变称为 Cullen 征。这种皮肤青紫色改变是胰液外溢至皮下组织间隙，溶解皮下脂肪，毛细血管破裂出血所致，也是病情较重的临床表现。

六、实验室检查

1. 血、尿淀粉酶测定　为诊断急性胰腺炎的主要手段之一。血清淀粉酶在发病 2 小时后开始升高，24 小时达高峰，可持续 4 ~ 5 天。尿淀粉酶在急性胰腺炎发作 24 小时后开始上升，持续 1 ~ 2 周，下降缓慢。其他疾病如胃十二指肠穿孔、小肠穿孔、急性肠系膜血管血栓形成、病毒性肝炎和宫外孕等也可导致淀粉酶升高，因此，一般认为血、尿淀粉酶的测定值超过正常上限的 3 倍才有诊断价值。测定值越高，诊断 AP 的价值越大，但与 AP 的严重程度不呈正相关。

2. 血脂肪酶测定　对 AP 的诊断具有重要意义，尤其当血清淀粉酶活性已经降至正常，或因其他原因引起血清淀粉酶活性增高时，血清脂肪酶活性的测定具有互补作用。同样，血清脂肪酶活性与疾病的严重程度不呈正相关。

3. 血清 CRP 测定　发病 72 小时后，CRP > 150 mg/L 常提示胰腺组织坏死。

4. 血钙测定　血钙的降低发生在发病的第 2 – 3 天以后，这与脂肪组织坏死和组织内钙皂的形成有关。若血钙水平明显降低，如低于 2.0 mmol/L 常预示病情严重。

5. 动脉血气分析　反映机体的酸碱平衡失调与电解质紊乱，同时也可早期诊断呼吸功能不全，需要动态观察。当 PaO_2 下降到 60 mmHg 以下，应考虑为急性呼吸窘迫综合征（ARDS）的可能。

七、影像学诊断

1. 超声检查　超声检查可以了解 AP 病人是否存在胆囊结石和胆道结石，同时可以初步判断胰腺组织形态学的变化。AP 病人超声常表现为胰腺弥漫肿大，轮廓线呈弧状膨出。水肿病变时，胰内为均匀的低回声分布；有出血坏死时，可出现粗大的强回声。但超声检查易受肠道积气的干扰，诊断价值受限。

2. CT 和 MRI 检查　轻度急性胰腺炎 CT 表现为胰腺弥漫增大、密度不均、边界变模糊、包膜掀起和胰周渗出。重度急性胰腺炎则可在肿大的胰腺内出现皂泡状的密度减低区，此密度减低区与周围胰腺实质的对比在增强后更为明显，常伴有不同程度的胰外坏死。发病 1 周左右的增强 CT 意义较大，可以区分液体积聚和坏死的范围。CT 在鉴别胰腺坏死液化、胰腺脓肿和胰腺假性囊肿时常常有困难，因此还需要结合临床加以判断，有时需要借助 MRI。MRCP 则有助于判断胆管及胰管的情况。

八、诊断标准

确诊 AP 至少需要符合以下 3 项标准中的 2 项：①与 AP 相一致的腹痛症状。②血清淀粉酶和（或）脂肪酶≥正常值上限的 3 倍。③符合 AP 的影像学特征。

九、临床分级

"亚特兰大分类标准（修订版）"将 AP 的严重度进行分级。依据器官功能衰竭是否出现及其持续的时间将 AP 分为轻度急性胰腺炎（MAP）、中度急性胰腺炎（MSAP）和重度急性胰腺炎（SAP）。

轻度急性胰腺炎（MAP）：具备 AP 的临床表现和生化改变，但不伴有器官功能衰竭及局部或全身并发症，为最常见的急性胰腺炎，病死率低。

中度急性胰腺炎（MSAP）：具备 AP 的临床表现和生化改变，伴有一过性的器官功能衰竭（48 小时内可自行恢复），或伴有局部或全身并发症而不存在持续性的器官功能衰竭（48 小时内不能自行恢复）。对于 MSAP 病人要定期监测各项生命体征并持续评估，积极防治病人进展为重度急性胰腺炎。

重度急性胰腺炎（SAP）：具备 AP 的临床表现和生化改变，且伴有持续的器官功能衰竭（持续 48 小时以上、不能自行恢复的呼吸、心血管或肾脏功能衰竭，可累及一个或多个脏器）。SAP 病死率较高，为 36%~50%，如后期合并感染则病死率更高。

十、治疗

1. 以非手术治疗为主的早期综合治疗　原则是早期液体复苏、动态评估病情发展、维持水和电解质平衡、脏器功能支持、积极防治局部及全身并发症。

（1）禁食、胃肠减压：主要目的是减少胰腺分泌，使胰腺得到休息。

（2）液体复苏：有效的液体复苏可以维持病人血流动力学，改善胰腺的微循环。"控制性液体复苏"策略将早期补液分为快速扩容和调整体内液分布两个阶段。第一阶段强调积极补液、快速扩容，以维持病人血流动力学。第二阶段强调反复评估病人补液情况，防治快速补液引起的第三间隙积液相关并发症。

（3）抑制胰液分泌及抗胰酶的药物应用：生长抑素、质子泵抑制剂和蛋白酶抑制剂可以抑制胰酶的分泌及激活。

（4）镇痛和解痉：哌替啶类止痛剂，因其可使 Oddi 括约肌痉挛，应与阿托品或山莨菪碱（654 - 2）等药物联合应用，以减少此副作用。

（5）脏器功能的维持与替代：部分 AP 病人容易合并器官功能衰竭，因此在入院后需要对脏器功能进行评估。建议以下病人转入 ICU 进行治疗：①持续性呼吸困难或心动过速者。②入院 6 ~ 8 小时内对初始复苏无应答的呼吸衰竭或低血压者。③呼吸衰竭需要机械通气者。④肾功能不全需要透析者。

（6）治疗感染：AP 病人使用抗生素应遵循下列指征。①有证据表明存在胰腺或胰腺外的感染。②对于怀疑存在感染性坏死的 AP 病人，可在 CT 引导下行细针穿刺（CT - FNA）进行细菌染色加培养，或在获取必要的感染物培养后，依据药敏结果使用抗生素。③在等待培养结果的同时，可谨慎使用抗生素，若培养结果为阴性则及时停药。具体的抗生素使用应遵循"降阶梯"治疗策略：即初始治疗选用广谱、强效、能够透过血胰屏障的药物，随后根据药敏结果尽快调整抗生素。

（7）胆源性胰腺炎的内镜治疗：对于怀疑或已经证实的胆源性胰腺炎的病人，如果符合重症指标和（或）有胆管炎、黄疸、胆总管扩张者，可行鼻胆管引流或内镜下十二指肠乳头括约肌切开术（EST）。

2. AP 的手术治疗　随着诊疗技术的进步，大部分 AP 病人可经上述非手术治疗获得痊愈，但 AP 病人出现以下情况，仍应考虑手术治疗。

（1）无菌性坏死：无症状的无菌性坏死首选保守治疗，但病人若出现以下情况，亦可选择手术干预。①包裹性坏死，占位效应引起的进行性胃肠、胆道梗阻。②坏死性积液虽无感染征象，但伴有持续的疼痛，考虑胰管离断综合征。

（2）高度怀疑感染或已证实感染的坏死性胰腺炎病人：此类病人首先应使用抗生素保守治疗一段时期，若病情无明显好转，则考虑手术引流，最佳干预时机应在发病 4 周后，给坏死灶液化和周围纤维囊壁形成留出时间。具体的引流方式应遵循 step - up 原则：首选经皮或后腹膜穿刺置管引流或内镜下的透壁引流，如有必要再采取内镜或手术清除坏死组织。然而，对于面积大、坏死病灶多的病人，微创治疗常难以达到理想效果，此时选择直视下的开放手术可能存在优势。因此，微创治疗仍要充分考虑坏死物的范围和液化状态。

（3）胆源性胰腺炎：胆源性 AP 病人在胰腺炎恢复后应"尽早"行胆囊切除术以减少再次出现胰腺炎或急性胆管炎的风险。其中轻度胆源性胰腺炎病人在本次住院期间即可行胆囊切除术；对于中、重度胆源性胰腺炎病人则推荐延迟胆囊切除术（≥发病后 6 周），待急性炎症消退、胰周积液吸收、病情稳定后再行胆囊切除术，以减少病人发生感染的机会。

3. 局部并发症的治疗原则　大多数急性胰周液体积聚会自行吸收：假性囊肿仅在感染或有症状时考虑穿刺引流；无菌性的急性坏死性液体积聚或包裹性坏死则需依据临床症状综合判断是否干预，由于两者包含坏死的胰腺组织或脂肪，一旦发生感染通常需要经皮穿刺引流，必要时进行腹腔镜、内镜或手术清除。

（高玉熙）

第二节 胰腺囊性病变

随着影像学技术的广泛应用，胰腺囊性疾病发现率明显提高。在临床诊断上要区分真性囊肿、假性囊肿和囊性肿瘤。真性囊肿主要包括先天性真性囊肿和滞留性囊肿，与假性囊肿和囊性肿瘤相比较为少见。

一、胰腺假性囊肿

胰腺假性囊肿是继发于急性、慢性胰腺炎或胰腺损伤后的并发症。从病理学的角度，胰腺假性囊肿为源于胰腺的，可由纤维及肉芽组织包裹形成的囊性结构，因囊壁缺乏上皮细胞覆盖，故称假性囊肿。囊肿可单发或多发，可大可小，并可位于胰腺内或胰腺外。囊肿形成时间一般在疾病发生后 2 周以上，囊壁成熟则需 4~6 周或长达 3 个月之久。若胰腺假性囊肿与胰管相通，其囊液常含有丰富胰酶。

（一）临床表现

大多胰腺假性囊肿可无症状，有症状的假性囊肿多与囊肿位置及囊液性质有关。

1. 囊内高压症状　扩张的假性囊肿可引起上腹胀满感、持续性疼痛，可牵涉到季肋、腰背部。

2. 囊肿压迫症状　压迫胃及十二指肠引起胃排空功能障碍。位于胰头部的假性囊肿可压迫胆总管下端，出现黄疸。压迫周围血管导致血管闭塞。

3. 感染症状　囊内的感染可引起发热、疼痛和脓肿形成。

4. 消耗性症状　急、慢性炎症所致的消耗可使病人明显消瘦、体重下降等。

5. 并发症　假性囊肿有时破裂引起急性弥漫性腹膜炎，或者引起胰源性腹水；有时侵蚀血管可形成假性动脉瘤，血液流入胰管内可引起囊肿突然扩张而造成囊内大出血。

（二）检查和诊断

1. 体格检查　小的胰腺假性囊肿常不易触到，大的假性囊肿常可在上腹部触及，边界清晰，表面光滑，移动度小，有囊性感，往往有深压痛。如继发感染，可有触痛或腹膜刺激征。

2. 实验室检查　无并发症的假性囊肿一般没有特别发现。部分病人血清或尿淀粉酶升高和白细胞增多。

3. 影像诊断

（1）B 型超声扫描：具有较高的敏感性和特异性，可作为筛查的首选工具，但其阴性预测价值不高，特别是对于 <2 cm 的病变。同时超声还可以用作追随观察胆道的情况。

（2）超声内镜（EUS）：排除肠道气体的干扰，敏感性进一步提高，当囊肿直径 <2 cm 时，EUS 检查优于 CT。此外，EUS 引导下的细针穿刺活检（FNA）为胰腺囊性病变良恶性的鉴别提供了重要手段。

（3）CT 检查：不仅可以显示囊肿的大小、形状及其与邻近器官的关系，而且可以定性及囊肿与周围血管的关系，为下一步的治疗提供依据。

（4）ERCP 或 MRCP：不作为常规的检查项目，必要时可用于了解囊肿与胆道和胰管的关系。

（5）MRI：有助于判断囊肿内有无坏死组织和壁结节。

（三）鉴别诊断

胰腺假性囊肿既需要与胰腺脓肿、胰腺坏死液化包裹性病灶鉴别，又需要与胰腺囊性肿瘤鉴别。

（四）治疗

一般认为对于小于 6 cm、无症状和无并发症的急性胰腺假性囊肿，可暂不手术，在超声波的随诊下观察，通过禁食、持续胃肠减压、抑酸、营养支持及抗感染等治疗，约 40%～50% 的急性胰腺假性囊肿可在 6 周内自行吸收。

对于囊壁已成熟，随访观察不吸收或伴有症状或并发症的假性囊肿需要手术治疗，如不及时手术可发生囊内出血、破裂、感染等并发症。

手术治疗的方式主要有下列三种：

1. 外引流术 适用于单房性，囊肿快速增大有破裂可能；假性囊肿继发感染，或病人全身情况衰竭等情况，可在 CT 或超声引导下进行，手术简单、安全、易行，但是难免形成胰瘘、出血、继发感染或导管移位、阻塞等并发症或假性囊肿复发。假性囊肿内大出血和假性囊肿破裂的急诊手术也适合采用外引流术。

2. 内引流术 指假性囊肿与胃肠道作吻合，为目前最常用的手术方法。采用内引流术有四个原则：①为使囊壁达到一定的厚度以便于行假性囊肿胃肠道吻合术，需待 6 周左右囊壁"成熟"后进行手术。②吻合口要尽可能大，尽多切除假性囊肿的壁，而不是只切开囊肿壁做吻合，以免吻合口狭窄，从而防止假性囊肿复发、潴留和感染。③吻合口要选择于假性囊肿最低位，利用重力原理，引流较好，内容物不易潴留。④为了排除胰腺囊性肿瘤，应当切取囊壁做冷冻切片，取材应在囊肿内选择外观似肿瘤的组织。内引流术式主要有囊肿胃吻合术和囊肿空肠 Roux-en-Y 吻合术。

3. 内镜治疗胰腺假性囊肿 一般在超声内镜（EUS）引导下进行，通过十二指肠乳头将支架管置入囊中或切开胃壁、十二指肠壁放置支撑引流管等几种途径。

二、胰腺囊性肿瘤

胰腺囊性肿瘤（PCNs），虽然少见，但随着高新影像学技术系统的应用提高了胰腺囊性病变的检出率，由于其治疗的原则与其他胰腺囊肿性疾病不同，因此在鉴别诊断方面有特殊意义。

（一）分类

根据 WHO 组织学分类，将 PCNs 分为浆液性囊腺瘤、黏液性囊腺瘤、导管内乳头状黏液瘤和实性假乳头状肿瘤。

1. 黏液性囊腺瘤（MCNs） 为最常见的胰腺囊性肿瘤，以青年女性多见。大多 MCN 均位于胰腺的体、尾部，形成巨大的圆形囊性肿瘤。多数黏液性囊腺瘤可发展为囊腺癌。

2. 浆液性囊腺瘤（SCNs） 起源于胰腺腺泡细胞，与黏液性囊腺瘤相比，多发生于胰头部，肿瘤囊壁光滑，一般为良性肿瘤。病灶多为单发，偶有多发。

3. 实性假乳头状瘤（SPTs） 好发于年轻女性，胰腺体尾部多见。多为单发、体积较大的实体肿瘤，伴出血、坏死或囊性退行性变。病理诊断主要依靠典型的光镜下表现，显示嗜酸性肿瘤细胞围绕纤维血管蒂排列形成假乳头状结构。

4. 导管内乳头状黏液瘤（IPMNs） 其与 MCN 相似，都产生黏液，但 IPMN 与胰管相通，由分泌黏蛋白的胰管上皮细胞乳头状增生而形成，伴或不伴有过量黏蛋白的产生。IPMN 分泌大量黏液、形成囊壁结节堵塞胰管，导致胰管扩张。IPMN 特征性表现是低密度肿物并伴有胰管不同程度的扩张。

（二）临床表现

胰腺囊性肿瘤生长缓慢，早期多无明显症状。由于囊腔内压力增高，病人可以感到上腹部疼痛，也可能是囊肿增大引起的压迫症状。后期可出现压迫症状，包括胆总管下段受压而引起的胆汁淤积或阻塞性黄疸；胰管受压所致胰腺外分泌功能障碍或继发急性胰腺炎；脾静脉受压所致脾大、腹水和食管静脉曲张等。

（三）诊断

根据病史和症状的特点，借助超声、CT 检查和 MRI 可以初步做出囊性肿瘤的诊断，但是要进一步明确囊性肿瘤的类型则较为困难。囊壁密度不均，发现壁结节，增强后囊壁和壁结节轻度强化，邻近组织的钙化和周围血管侵犯提示为囊腺癌的可能性大。ERCP 可以帮助明确囊肿与主胰管的关系。

（四）治疗

对伴有症状的胰腺囊性肿瘤，以及因有恶变倾向及临床不能鉴别其良恶性的囊性肿瘤，需手术治疗。

囊腺癌对放疗和化疗不敏感，需要采用根治性切除术。由于囊腺癌的恶性程度一般较实体癌低，切除手术后长期生存率较高，达 50% 左右。位于胰腺体尾部的肿瘤，行肿瘤、胰体尾脾切除术，如果胃或结肠等周围脏器同时受累，应当一并切除；位于胰头的肿瘤应当行胰十二指肠切除术。术后需要定期随访，对复发的病例应当争取再次手术。

（陈　琴）

第十一章

腹壁疾病

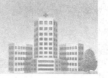

第一节 腹股沟疝

腹股沟区是前外下腹壁一个三角形区域，其下界为腹股沟韧带，内界为腹直肌外侧缘，上界为髂前上棘至腹直肌外侧缘的一条水平线。腹股沟疝就是指发生在这个区域的腹外疝。

腹股沟疝有多种分类法，通常将其分为斜疝和直疝两种。疝囊经过腹壁下动脉外侧的腹股沟管深环（内环）突出，向内、向下、向前斜行经过腹股沟管，再穿出腹股沟管浅环（皮下环），并可进入阴囊，称为腹股沟斜疝。疝囊经腹壁下动脉内侧的直疝三角区直接由后向前突出，不经过内环，也不进入阴囊，为腹股沟直疝。

斜疝是最多见的腹外疝，发病率约占全部腹外疝的 75%～90%，或占腹股沟疝的 85%～95%。斜疝可见于儿童及成年人，直疝多见于老年人。腹股沟疝发生率男多于女，约为 15 ： 1。

一、腹股沟区解剖概要

1. 腹股沟区的解剖层次由浅而深，有以下各层：

（1）皮肤、皮下组织和浅筋膜。

（2）腹外斜肌：其在髂前上棘与脐之间连线以下移行为腱膜，即腹外斜肌腱膜。该腱膜下缘在髂前上棘至耻骨结节之间向后、向上反折并增厚形成腹股沟韧带。韧带内侧端一小部分纤维又向后、向下转折而形成腔隙韧带（陷窝韧带），它填充着腹股沟韧带和耻骨梳之间的交角，其边缘呈弧形，为股环的内侧缘。腔隙韧带向外侧延续的部分附着于耻骨梳，为耻骨梳韧带（图 11 - 1）。这些韧带在腹股沟疝传统的修补手术中极为重要。腹外斜肌腱膜纤维在耻骨结节上外方形成一三角形的裂隙，即腹股沟管浅环（外环或皮下环）。腱膜深面与腹内斜肌之间有髂腹下神经及髂腹股沟神经通过，在施行疝手术时应避免其损伤。

（3）腹内斜肌和腹横肌：腹内斜肌在此区起自腹股沟韧带的外侧1/2。肌纤维向内上走行，其下缘呈弓状越过精索前方、上方，在精索内后侧止于耻骨结节。腹横肌在此区起自腹股沟韧带外侧1/3，其下缘也呈弓状越过精索上方，在精索内后侧与腹内斜肌融合而形成腹股沟镰（或称联合腱），也止于耻骨结节。

（4）腹横筋膜：位于腹横肌深面。其下面部分的外侧1/2附着于腹股沟韧带，内侧1/2附着于耻骨梳韧带。腹横筋膜至腹股沟韧带向后的游离缘处加厚形成髂耻束（图 11 - 2），现代疝修补术特别强调这一结构。在腹股沟中点上方2 cm、腹壁下动脉外侧处，男性精索或女性子宫圆韧带穿过腹横筋膜而造成一个卵圆形裂隙，即为腹股沟管深环（内环或腹环）。在男性中，腹横筋膜由此向下包绕精索，成为精索内筋膜。深环内侧的横筋膜组织较增厚，称凹间韧带，在图 11-3 和图 11-4 中可见。在腹股沟内侧 1/2，腹横筋膜还覆盖着股动、静脉，并在腹股沟韧带后方伴随这些血管下行至股部。

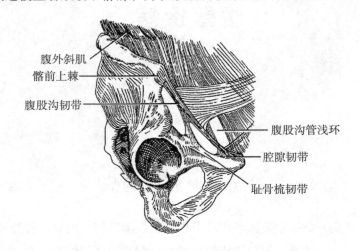

图 11-1　腹股沟区的韧带

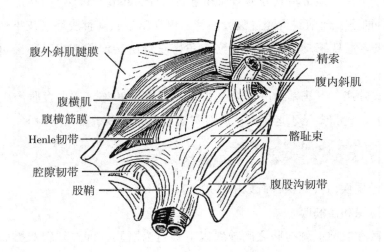

图 11-2　髂耻束的解剖部位

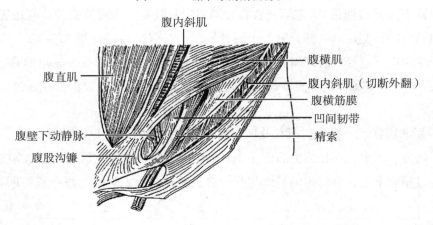

图 11-3　左腹股沟区解剖层次（前面观）

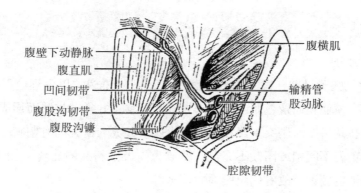

图 11 - 4　右腹股区解剖（后面观）

（5）腹膜外脂肪和壁腹膜：腹膜外脂肪层又称腹膜外筋膜，位于腹膜壁层和腹横筋膜之间，含有不同程度的脂肪组织。腹膜前间隙是指壁腹膜和腹横筋膜间的间隙。这个间隙由壁腹膜在到达耻骨前向髂窝反折而形成，外侧为髂筋膜，前方是腹横筋膜，后方是壁腹膜。Bogros 间隙内没有任何血管和神经等实质性结构，只有少量疏松的脂肪组织散在其中，腹膜前无张力疝修补手术的补片就放置于该处。

综上所述，在腹内斜肌和腹横肌的弓状下缘与腹股沟韧带之间有一空隙存在，在腹股沟内侧 1/2 部分，腹壁强度较为薄弱，这就是腹外疝好发于腹股沟区的重要原因。

2. 腹股沟管解剖　腹股沟管位于腹前壁、腹股沟韧带内上方，大体相当于腹内斜肌、腹横肌弓状下缘与腹股沟韧带之间的空隙。成年人腹股沟管的长度为 4～5 cm。腹股沟管的内口即深环，外口即浅环。它们的大小一般可容一指尖。以内环为起点，腹股沟管的走向由外向内、由上向下、由深向浅斜行。腹股沟管的前壁有皮肤、皮下组织和腹外斜肌腱膜，但外侧 1/3 部分尚有腹内斜肌覆盖；管的后壁为腹横筋膜和腹膜，其内侧 1/3 尚有腹股沟镰；上壁为腹内斜肌、腹横肌的弓状下缘；下壁为腹股沟韧带和腔隙韧带。女性腹沟管内有子宫圆韧带通过，男性则有精索通过。

3. 直疝三角（Hesselbach 三角）　外侧边是腹壁下动脉，内侧边为腹直肌外侧缘，底边为腹股沟韧带。此处腹壁缺乏完整的腹肌覆盖，且腹横筋膜又比周围部分为薄，故易发生疝。腹股沟直疝即在此由后向前突出，故称直疝三角（图 11 - 5）。直疝三角与腹股沟管深环之间有腹壁下动脉和凹间韧带相隔。

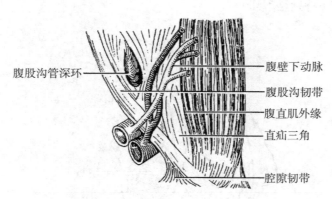

图 11 - 5　直疝三角（后面观）

二、发病机制

有先天性和后天性之分。

1. 先天性解剖异常　胚胎早期，睾丸位于腹膜后第 2～3 腰椎旁，以后逐渐下降，同时在未来的腹股沟管深环处带动腹膜、横筋膜以及各肌经腹股沟管逐渐下移，并推动皮肤而形成阴囊。随之下移的腹膜形成鞘突，睾丸紧贴在其后壁。鞘突下段在婴儿出生后不久成为睾丸固有鞘膜，其余部分自行萎缩闭锁而形成纤维索带。如鞘突不闭锁或闭锁不完全，就成为先天性斜疝的疝囊（图 11-6）。右侧睾丸下降比左侧略晚，鞘突闭锁也较迟，故右侧腹股沟疝较多。

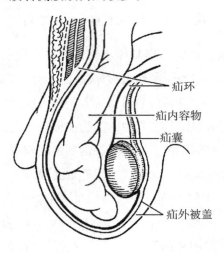

图 11-6　先天性腹股沟斜疝

2. 后天性腹壁薄弱或缺损　任何腹外疝，都存在腹横筋膜不同程度的薄弱或缺损。此外，腹横肌和腹内斜肌发育不全对发病也有影响。腹横筋膜和腹横肌的收缩可把凹间韧带牵向上外方，而在腹内斜肌深面关闭了腹股沟深环。如腹横筋膜或腹横肌发育不全，这一保护作用就不能发挥而容易发生疝（图 11-7）。已知腹肌松弛时弓状下缘与腹股沟韧带是分离的。但在腹内斜肌收缩时，弓状下缘即被拉直而向腹股沟韧带靠拢，有利于覆盖精索并加强腹股沟管前壁。因此，腹内斜肌弓状下缘发育不全或位置偏高者易发生腹股沟疝（特别是直疝）。

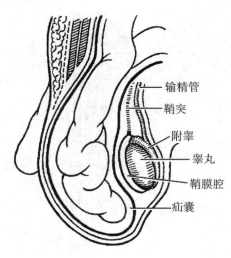

图 11-7　后天性腹股沟斜疝

三、临床表现与诊断

重要的临床表现是腹股沟区有一突出的肿块。有的病人开始时肿块较小，仅仅通过深环刚进入腹股沟管，疝环处仅有轻度坠胀感，此时诊断较为困难；一旦肿块明显，并穿过浅环或进入阴囊，诊断就较容易。

1. 易复性斜疝　除腹股沟区有肿块和偶有胀痛外，并无其他症状。肿块常在站立、行走、咳嗽或劳动时出现，多呈带蒂柄的梨形，并可降至阴囊或大阴唇。用手按肿块并嘱病人咳嗽，可有膨胀性冲击感。如病人平卧休息或用手将肿块向腹腔推送，肿块可向腹腔回纳而消失。回纳后，以手指通过阴囊皮肤伸入浅环，可感浅环扩大、腹壁软弱；此时如嘱病人咳嗽，指尖有冲击感。用手指紧压腹股沟管深环，让病人起立并咳嗽，斜疝疝块并不出现；但移去手指后，可见疝块由外上向内下鼓出。疝内容物如为肠祥，则肿块柔软、光滑，叩之呈鼓音；回纳疝块时常有阻力，一旦回纳，疝块即消失，并常在肠祥进入腹腔时发出咕噜声。内容物如为大网膜，则肿块坚韧呈浊音，回纳缓慢。

2. 难复性斜疝　除胀痛稍重外，其主要特点是疝块不能完全回纳。滑动性斜疝疝块除了不能完全回纳外，尚有消化不良和便秘等症状。滑动疝多见于右侧，左右发病率约为 1 ：6。滑动疝虽不多见，但滑入疝囊的盲肠或乙状结肠可能在疝修补手术时被误认为疝囊的一部分而被切开，应特别注意。

3. 嵌顿性疝　通常发生在斜疝，强力劳动或排便等腹内压骤增是其主要原因。临床上表现为疝块突然增大，并伴有明显疼痛。平卧或用手推送不能使肿块回纳。肿块紧张发硬，且有明显触痛。嵌顿内容物如为大网膜，局部疼痛常较轻微；如为肠祥，不但局部疼痛明显，还可伴有腹部绞痛、恶心、呕吐、便秘、腹胀等机械性肠梗阻的临床表现。疝一旦嵌顿，自行回纳的机会较少；多数病人的症状逐步加重。如不及时处理，终将成为绞窄性疝。Richter 疝嵌顿时，由于局部肿块不明显，又不一定有肠梗阻表现，容易被忽略。

4. 绞窄性疝　临床症状多较严重。但在肠祥坏死穿孔时，疼痛可因疝块压力骤降而暂时有所缓解。因此，疼痛减轻而肿块仍在者，不可认为是病情好转。绞窄时间较长者，由于疝内容物发生感染，侵及周围组织，引起疝外被盖组织的急性炎症，严重者可发生脓毒症。

5. 腹股沟直疝　常见于年老体弱者，其主要临床表现是当病人直立时，在腹股沟内侧端、耻骨结节上外方出现一半球形肿块，并不伴有疼痛或其他症状。直疝囊颈宽大，疝内容物又直接从后向前顶出，故平卧后疝块多能自行消失，不需用手推送复位。直疝绝不进入阴囊，极少发生嵌顿。疝内容物常为小肠或大网膜。膀胱有时可进入疝囊，成为滑动性直疝，此时膀胱即成为疝囊的一部分，手术时应予以注意。

腹股沟疝的诊断一般不难，但确定是腹股沟斜疝还是直疝，有时并不容易（表 11 - 1）。特别困难者，可进行疝囊造影检查。方法是在下腹部穿刺注入造影剂后变换体位，2 ~ 4 分钟后俯卧位摄片。

表 11 - 1　斜疝和直疝的鉴别

	斜疝	直疝
发病年龄	多见于儿童及成年人	仅见于老年
突出途径	经腹股沟管突出，可进阴囊	由直疝三角突出，不进阴囊
疝块外形	椭圆或梨形，上部呈蒂柄状	半球形，基底较宽
回纳疝块后压住深环	疝块不再突出	疝块仍可突出
精索与疝囊的关系	精索在疝囊后方	精索在疝囊前外方
疝囊颈与腹壁下动脉的关系	疝囊颈在腹壁下动脉外侧	疝囊颈在腹壁下动脉内侧
嵌顿机会	较多	极少

四、鉴别诊断

腹股沟疝需与以下常见疾病相鉴别。

1. 睾丸鞘膜积液 鞘膜积液所呈现的肿块完全局限在阴囊内，其上界可以清楚地摸到；用透光试验检查肿块，鞘膜积液多为透光（阳性），而疝块则不能透光。应该注意的是，幼儿的疝块，因组织菲薄，常能透光，勿与鞘膜积液混淆。腹股沟斜疝时，可在肿块后方触及实质感的睾丸；鞘膜积液时，睾丸在积液中间，故肿块各方均呈囊性而不能触及实质感的睾丸。

2. 交通性鞘膜积液 肿块的外形与睾丸鞘膜积液相似。于每日起床后或站立活动时肿块缓慢地出现并增大。平卧或睡觉后肿块逐渐缩小，挤压肿块，其体积也可逐渐缩小。透光试验为阳性。

3. 精索鞘膜积液 肿块较小，在腹股沟管内，牵拉同侧睾丸可见肿块移动。

4. 隐睾 腹股沟管内下降不全的睾丸可被误诊为斜疝或精索鞘膜积液。隐睾肿块较小，挤压时可出现特有的胀痛感觉。如患侧阴囊内睾丸缺如，则诊断更为明确。

5. 急性肠梗阻 肠管被嵌顿的疝可伴发急性肠梗阻，但不应仅满足于肠梗阻的诊断而忽略疝的存在；尤其是病人比较肥胖或疝块比较小时，更易发生这类问题而导致治疗上的错误。

五、治疗

除少数特殊情况外，腹股沟疝一般均应尽早施行手术治疗。

（一）非手术治疗

1 岁以下婴幼儿可暂不手术，年老体弱或伴有其他严重疾病而禁忌手术者，白天可在回纳疝内容物后，将医用疝带一端的软压垫对着疝环顶住，阻止疝块突出。长期使用疝带可使疝囊颈经常受到摩擦变得肥厚坚韧而增加疝嵌顿的发病率，并有促使疝囊与疝内容物发生粘连的可能。

（二）手术治疗

最有效的治疗方法是手术修补。但如有慢性咳嗽、排尿困难、便秘、腹水、妊娠等腹内压力增高情况或糖尿病存在时，手术前应先予处理，否则术后易复发。手术方法可归纳为传统的疝修补术、无张力疝修补术和腹腔镜疝修补术。

1. 传统的疝修补术：手术的基本原则是疝囊高位结扎、加强或修补腹股沟管管壁。

疝囊高位结扎术：显露疝囊颈，予以高位结扎或贯穿缝合，然后切去疝囊，这样就能堵住腹内脏器进入疝囊的通道。结扎偏低只是把一个较大的疝囊转化为一个较小的疝囊，不能达到治疗目的。婴幼儿的腹肌在发育中可逐渐强壮而使腹壁加强，单纯疝囊高位结扎常能获得满意的疗效，不需施行修补术。

加强或修补腹股沟管管壁：成年腹股沟疝病人都存在程度不同的腹横筋膜和腹股沟管后壁薄弱或缺损，单纯疝囊高位结扎不足以预防腹股沟疝的复发，只有在薄弱或缺损的腹横筋膜和腹股沟管后壁得到加强或修补之后，才有可能得到彻底的治疗。

传统疝修补术加强腹股沟管后壁常用的方法有 Bassini 法、Halsted 法、McVay 法和 Shouldice 法，其共同点是利用自身组织进行修补。前三种修补术有一共同缺点，即将不同结构的解剖层次强行缝合在一起，张力较大，不利于愈合，在现代疝修补术中的使用已逐渐减少。Shouldice 法把疝修补手术的重点放在腹横筋膜这一层次上，将腹横筋膜自耻骨结节处向上切开，直至内环，然后将切开的两叶予以重叠缝合，先将外下叶缝于内上叶的深面，再将内上叶的边缘缝于髂耻束上，以再造合适的内环，发挥其括约肌作用，然后将腹内斜肌下缘和联合腱缝于腹股沟韧带深面。

浅环通常在修补术中显露疝囊前切开，缝合切口时可再塑，使其缩小。

2. 无张力疝修补术：传统的疝修补术都存在缝合张力大、术后手术部位有牵扯感、疼痛和修补的组织愈合差等缺点。疝手术强调在无张力的情况下进行缝合修补，常用的修补材料是合成纤维网补片。其最大优点是易于获取，应用方便，术后疼痛较轻。无张力疝修补不打乱腹股沟区的正常解剖层次，只是在腹股沟管的后壁或腹膜前间隙放置补片，加强了薄弱的腹横筋膜和腹股沟管后壁，纠正了腹股沟区的解剖异常和最大程度地恢复腹股沟区的正常解剖和生理功能，具有非常明确的解剖学基础。但因嵌顿疝行急诊手术时，若存在感染风险则不提倡使用补片，对腹股沟管未发育完全的儿童也不提倡使用补片。

常用的无张力疝修补术有以下几种：①平片无张力疝修补术，是将相应大小的补片置于腹股沟管后壁，主要用于初发的腹股沟斜疝和直疝及缺损小于 3.5 cm 的复发性腹股沟斜疝和直疝。②疝环充填式无张力疝修补术，是将一个锥形网塞置入已还纳疝囊的疝环中并固定，再用一补片加强腹股沟管后壁。③巨大补片加强内囊手术，又称 Stoppa 手术，是将一张大的补片置于腹膜与腹横筋膜之间，补片以内环口为中心展开，以加强腹横筋膜缺损或耻骨肌孔，主要用于复杂疝和复发可能性较大的疝。④无张力疝修补手术，该手术使用一"工"字形补片装置，该装置包括上、下两层补片及一个类似塞子的中间结合体，下层补片置于腹膜前间隙，用于加强耻骨肌孔，中间结合体用于加强疝环，上层补片用于加强腹股沟管后壁。⑤Kugel 手术，一种在 Stoppa 手术基础上改进的腹膜前修补术，该术式使用带聚丙烯弹力记忆环的补片，有助于补片在腹膜前间隙展开并保持原有形状。

3. 腹腔镜疝修补术：方法有四种。①经腹腔的腹膜前修补。②全腹膜外修补。③腹腔内补片修补。④单纯疝环缝合法。前 3 种方法的基本原理是从内部用合成纤维网片加强腹壁的缺损；最后一种方法用疝钉或缝线使内环缩小，只用于较小的、病症较轻的斜疝。腹腔镜疝修补术价格较贵，临床应用尚少。

（三）嵌顿性和绞窄性疝的处理原则

嵌顿性疝具备下列情况者可先试行手法复位：①嵌顿时间在 3 ~ 4 小时以内，局部压痛不明显，也无腹部压痛或腹肌紧张等腹膜刺激征者。②年老体弱或伴有其他较严重疾病而估计肠祥尚未绞窄坏死者。复位方法是让病人取头低足高卧位，注射吗啡或哌替啶，以止痛和镇静，并松弛腹肌。然后托起阴囊，持续缓慢地将疝块推向腹腔，同时用左手轻轻按摩浅环和深环以协助疝内容物回纳。此法虽有可能使早期嵌顿性斜疝复位，暂时避免了手术，但有挤破肠管，把已坏死的肠管送回腹腔，或疝块虽消失而实际仍有一部分肠管未回纳等可能。因此，手法必须轻柔，切忌粗暴；复位后还需严密观察腹部情况，注意有无腹膜炎或肠梗阻的表现。如有这些表现，应尽早手术探查。由于嵌顿性疝复位后，疝并未得到根治，大部分病人迟早需手术修补，而手法复位本身又带有一定危险性，所以要严格掌握其指征。

除上述情况外，嵌顿性疝原则上需要紧急手术治疗，以防止疝内容物坏死并解除伴发的肠梗阻。绞窄性疝的内容物已坏死，更需手术。术前应做好必要的准备，如有脱水和电解质紊乱，应迅速补液或输血。这些准备工作极为重要，可直接影响手术效果。手术的关键在于正确判断疝内容物的活力，然后根据病情确定处理方法。在扩张或切开疝环、解除疝环压迫的前提下，凡肠管呈紫黑色，失去光泽和弹性，刺激后无蠕动和相应肠系膜内无动脉搏动者，即可判定为肠坏死。如肠管尚未坏死，则可将其送回腹腔，按一般易复性疝处理。不能肯定是否坏死时，可在其系膜根部注射 0.5% 普鲁卡因 60 ~ 80 mL，再用温热等渗盐水纱布覆盖该段肠管；或将该段肠管暂时送回腹腔，10 ~ 20 分钟后，再行观察。如果肠壁转为红色，肠蠕动和肠系膜内动脉搏动恢复，则证明肠管尚具有活力，可回纳腹腔。如肠管确已坏死，或经上述处理后病理改变未见好转，或一时不能肯定肠管是否已失去活力时，则应在病人全身情况允许的前提下，切除该段肠管并进行一期吻合。病人情况不允许肠切除吻合时，可将坏死或活力可疑的肠管外置于腹外，并在其近侧段切一小口，插入一肛管，以期解除梗阻；7～14日后，全身情况好转，再施行肠切除吻合术。绞窄的内容物如系大网膜，可予切除。

手术处理中应注意：①如嵌顿的肠袢较多，应特别警惕逆行性嵌顿的可能。不仅要检查疝囊内肠袢的活力，还应检查位于腹腔内的中间肠袢是否坏死。②切勿把活力可疑的肠管送回腹腔，以图侥幸。③少数嵌顿性或绞窄性疝，临手术时因麻醉的作用，疝内容物自行回纳腹内，以致在术中切开疝囊时无肠袢可见。遇此情况，必须仔细探查肠管，以免遗漏坏死肠袢于腹腔内；必要时另做腹部切口进行探查。④凡施行肠切除吻合术的病人，因手术区污染，在高位结扎疝囊后，一般不宜做疝修补术，以免因感染而致修补失败。

（四）复发性腹股沟疝的处理原则

腹股沟疝修补术后发生的疝称复发性腹股沟疝（简称复发疝），包括以下3种情况：

1. 真性复发疝：由于技术上的问题或病人本身的原因，在疝手术的部位再次发生疝。再发生的疝在解剖部位及疝类型上，与初次手术的疝相同。

2. 遗留疝：初次疝手术时，除了手术处理的疝外，还有另外的疝，也称伴发疝。由于伴发疝较小，临床上未发现，术中又未进行彻底的探查，成为遗留的疝。

3. 新发疝：初次疝手术时，经彻底探查并排除了伴发疝，疝修补手术也是成功的。手术若干时间后在不同部位再发生疝，称为新发疝。

疝再次修补手术应由能够做不同类型疝修补术的经验丰富的医师施行，所采用的术式应根据每个病例术中所见来决定。

（王方萍）

第二节　股疝

疝囊通过股环、经股管向卵圆窝突出的疝，称为股疝。发病率约占腹外疝的3%～5%，多见于40岁以上妇女。女性骨盆较宽广、联合肌腱和腔隙韧带较薄弱，以致股管上口宽大松弛故而易发病。妊娠是腹内压增高的主要原因。

一、股管解剖概要

股管是一个狭长的漏斗形间隙，长约1～1.5 cm，内含脂肪、疏松结缔组织和淋巴结。股管有上下两口，上口称股环，直径约1.5 cm，有股环隔膜覆盖；其前沿为腹股沟韧带，后缘为耻骨梳韧带，内缘为腔隙韧带，外缘为股静脉。股管下口为卵圆窝。卵圆窝是股部深筋膜（阔筋膜）上的一个薄弱部分，覆有一层薄膜，称筛状板。它位于腹股沟韧带内侧端的下方，下肢大隐静脉在此处穿过筛状板进入股静脉。

二、病理

在腹内压增高的情况下，对着股管上口的腹膜，被下坠的腹内脏器推向下方，经股环向股管突出而形成股疝。疝块进一步发展，即由股管下口顶出筛状板而至皮下层。疝内容物常为大网膜或小肠。由于股管几乎是垂直的，疝块在卵圆窝处向前转折时形成一锐角，且股环本身较小，周围多有坚韧的韧带，因此股疝容易嵌顿。在腹外疝中，股疝嵌顿者最多，高达60%。股疝一旦嵌顿，可迅速发展为绞窄性疝，应特别注意。

三、临床表现

疝块往往不大，呈半球形，位于腹股沟韧带下方卵圆窝处。平卧回纳内容物后，疝块有时不能完全消失，这是因为疝囊外有很多脂肪堆积。由于疝囊颈较小，咳嗽冲击感不明显。易复性股疝的症状较轻，常不为病人所注意，尤其在肥胖者更易疏忽。一部分病人可在久站或咳嗽时感到患处胀痛，并有可复性肿块。

股疝如发生嵌顿，除引起局部明显疼痛外，也常伴有较明显的急性机械性肠梗阻，严重者可以掩盖股疝局部症状。

四、鉴别诊断

应注意与下列疾病鉴别：

1. 腹股沟斜疝　腹股沟斜疝位于腹股沟韧带的上内方，股疝则位于腹股韧带的下外方，一般不难鉴别诊断。应注意的是，较大的股疝除疝块的一部分位于腹股沟韧带下方以外，一部分有可能在皮下伸展至腹股沟韧带上方。用手指探查外环是否扩大，有助于两者的鉴别。

2. 脂肪瘤　股疝疝囊外常有一增厚的脂肪组织层，在疝内容物回纳后，局部肿块不一定完全消失，这种脂肪组织有被误诊为脂肪瘤的可能。两者的不同在于脂肪瘤的基底并不固定，活动度较大，股疝基底是固定而不能被推动。

3. 肿大的淋巴结　嵌顿性股疝常误诊为腹股沟区淋巴结炎。

4. 大隐静脉曲张结节样膨大　卵圆窝处结节样膨大的大隐静脉在站立或咳嗽时增大，平卧时消失，可能被误诊为易复性股疝。压迫股静脉近心端可使结节样膨胀增大；此外，下肢其他部分同时有静脉曲张对鉴别诊断也有重要意义。

5. 髂腰部结核性脓肿　脊柱或骶髂关节结核所致寒性脓肿可沿腰大肌流至腹股沟区，并表现为一肿块。这一肿块也可有咳嗽冲击感，且平卧时也可暂时缩小，可与股疝相混淆。仔细检查可见这种脓肿多位于腹股沟的外侧部、偏髂窝处，且有波动感。检查脊柱常可发现腰椎有病征。

五、治疗

股疝容易嵌顿，一旦嵌顿又可迅速发展为绞窄性，因此应尽早手术治疗。对于嵌顿性或绞窄性股疝，更应紧急手术。

传统的疝修补术中最常用的是McVay修补法。此法不仅能加强腹股沟管后壁而用于修补腹股沟疝，同时还能堵住股环而用于修补股疝。另一方法是在处理疝囊之后，在腹股沟韧带下方把腹股沟韧带、腔隙韧带和耻骨肌筋膜缝合在一起，借以关闭股环。若采用无张力疝修补术，宜选用疝环充填式无张力修补术。部分病人也可考虑施行腹腔镜修补术。

嵌顿性或绞窄性股疝手术时，因疝环狭小，回纳疝内容物常有一定困难。遇有这种情况时，可切断腹股沟韧带以扩大股环。但在疝内容物回纳后，应仔细修复被切断的韧带。

（梁科伟）

第三节　其他腹外疝

切口疝是发生于腹壁手术切口处的疝。比较常见，占腹外疝的第 3 位。腹部手术后切口获得一期愈合者，切口疝的发病率通常在 1% 以下；如切口发生感染，则发病率可达 10%；伤口裂开者甚至可高至 30%。

在各种常用的腹部切口中，最常发生切口疝的是经腹直肌切口，其次为正中切口和旁正中切口。腹部切口疝多见于腹部纵形切口，因除腹直肌外，腹壁各层肌及筋膜、鞘膜等组织的纤维大体上都是横向走行的，纵形切口势必切断这些纤维；在缝合这些组织时，缝线容易在纤维间滑脱；已缝合的组织又经常受到肌肉的横向牵引力而容易发生切口哆裂。此外，纵形切口虽不致切断强有力的腹直肌，但因肋间神经可被切断，其强度可能因此而降低。除上述解剖因素外，手术操作不当是导致切口疝的重要原因。其中最主要的是切口感染所致腹壁组织破坏（由此引起的腹部切口疝占全部病例的 50% 左右）。其他如留置引流物过久，切口过长以致切断肋间神经过多，腹壁切口缝合不严密，手术中因麻醉效果不佳、缝合时强行拉拢创缘而致组织撕裂等情况均可导致切口疝的发生。手术后腹部明显胀气或肺部并发症导致剧烈咳嗽而致腹内压骤增，也可使切口内层哆裂而发生切口疝。此外，创口愈合不良也是一个重要因素。发生切口愈合不良的原因很多，如切口内血肿形成、肥胖、老龄、营养不良或某些药物（如皮质激素）。

腹部切口疝的主要症状是腹壁切口处逐渐膨隆，有肿块出现。肿块通常在站立或用力时更为明显，平卧休息则缩小或消失。较大的切口疝有腹部牵拉感，伴食欲减退、恶心、便秘、腹部隐痛等表现。多数切口疝无完整疝囊，则疝内容物常可与腹膜外腹壁组织粘连而成为难复性疝，有时还伴有不完全性肠梗阻。

检查时可见切口瘢痕处肿块，小者直径数厘米，大者可达 10~20 cm，甚至更大。有时疝内容物可达皮下。此时常可见到肠型和肠蠕动波，触及可感到肠管咕噜声引起的颤动。肿块复位后，多数能触及腹肌裂开所形成的疝环边缘。腹壁肋间神经损伤后腹肌薄弱所致切口疝，虽有局部膨隆，但无边缘清楚的肿块，也不能明确触及疝环。

切口疝的疝环一般比较宽大，很少发生嵌顿。

切口疝原则上应手术治疗。手术步骤：①切除疝表面原手术切口瘢痕。②显露疝环，沿其边缘清楚地解剖出腹壁各层组织。③回纳疝内容物后，在无张力的条件下拉拢疝环边缘，逐层细致地缝合健康的腹壁组织，必要时可用重叠缝合法予以加强。以上要求对于较小的切口疝是容易做到的，对于较大的切口疝，可用自体筋膜组织或补片进行修补，置入的补片要超过缺损缘 3~4 cm。如在张力较大的情况下强行拉拢，即使勉强完成了缝合修补，术后难免不再复发。

疝囊通过脐环突出的疝称脐疝。有小儿脐疝和成人脐疝之分，两者发病原因及处理原则不尽相同。小儿脐疝是脐环闭锁不全或脐部瘢痕组织不够坚固，在腹内压增加的情况下发生。小儿腹内压增高的主要原因有经常啼哭和便秘。小儿脐疝多属易复性，临床上表现为啼哭时脐疝脱出，安静时肿块消失。疝囊颈一般不大，但极少发生嵌顿和绞窄。有时，小儿脐疝的覆盖组织可因外伤或感染而溃破。

临床发现没有闭锁的脐环延迟至 2 岁时多能自行闭锁。因此，除了嵌顿或穿破等紧急情况外，在小儿 2 岁之前可采取非手术疗法。满 2 岁后，如脐环直径仍大于 1.5 cm，则可手术治疗。原则上，5 岁以上儿童的脐疝均应采取手术治疗。

非手术治疗的方法是，回纳疝块后，用一大于脐环、外包纱布的硬币或小木片抵住脐环，然后用胶布或绷带加以固定，勿使移动。6 个月以内的婴儿采用此法治疗，效果较好。

成人脐疝为后天性疝，较少见；多数是中年经产妇女。由于疝环狭小，成人脐疝发生嵌顿或绞窄者较多，故应采取手术疗法。孕妇或肝硬化腹水者，如伴发脐疝，有时会发生自发性或外伤性穿破。

脐疝手术修补的原则是切除疝囊，缝合疝环；必要时可重叠缝合疝环两旁的组织。手术时应注意保留脐眼，以免对病人（特别是小儿）产生心理上的影响。

三、白线疝

白线疝可发生于腹壁正中线（即白线）的不同部位，但绝大多数在脐上，故也称上腹疝。

白线的腱纤维均为斜行交叉，这一结构可使白线做出形态和大小改变以适应在躯体活动或腹壁呼吸活动时的变化，如在伸长时白线变窄，缩短时变阔。但当腹胀时又需同时伸长和展宽，就有可能撕破交叉的腱纤维，从而逐渐形成白线疝。上腹部白线深面是镰状韧带，它所包含的腹膜外脂肪常是早期白线疝的内容物。白线疝进一步发展，突出的腹膜外脂肪可把腹膜向外牵出形成一疝囊，于是腹内组织（通常是大网膜）可通过疝囊颈而进入疝囊。下腹部两侧腹直肌靠得较紧密，白线部腹壁强度较高，故很少发生疝。

早期白线疝肿块小而无症状，不易被发现。以后可因腹膜受牵拉而出现明显的上腹疼痛，并伴有消化不良、恶心、呕吐等症状。病人平卧，将疝块回纳后，常可在白线区触及缺损的空隙。

疝块较小而又无明显症状者，可不必治疗。症状明显者，可行手术。一般只需切除突出的脂肪，缝合白线的缺损。如果有疝囊存在，则应结扎囊颈，切除疝囊，并缝合疝环（即白线缺损）。白线缺损较大者，可用补片修补。

（石娟娟）

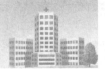

第十二章　周围血管疾病

第一节　多发性大动脉炎

多发性大动脉炎是一种累及主动脉及其主要分支、肺动脉的慢性非特异性炎症性疾病。日本 Takayasu 于 1908 年首先详细报道了 1 例 21 岁女性患者因眼底病变及白内障而导致失明的病例，故又名 Takayasu 病（TA）。其后，Onish 和 Sano 等认为，眼部病变及无脉是由于主动脉弓分支病变所致。1942 年，Martorell 叙述了主动脉弓阻塞病变，故又称 Martorell 综合征。因该病可发生在大动脉的多个部位而引起不同的临床表现，因此又有很多名称，如高安病、无脉症、主动脉弓综合征、不典型主动脉狭窄、青年女性动脉炎、青年特发性大动脉炎、缩窄性大动脉炎、巨细胞性主动脉炎等。

一、病因

病因迄今尚未明确，多数学者认为该病为自身免疫性疾病。本病的发病可能由多种因素所致，主要与下列因素有关。

1. 自身免疫因素　患者血清球蛋白、免疫球蛋白升高，尤其是 IgA、IgM 和 C 反应蛋白等升高，类风湿因子等常呈阳性。抗主动脉抗体活动期阳性率可达 90%。在静止期可下降或转阴。患者的抗内皮细胞抗体（AECA）常呈阳性，滴度与正常人有显著差异。而且实验显示，单克隆抗体 mAECA 可促进大动脉内皮细胞黏附分子的表达，促进单核细胞的附着，而对小动脉的作用不强，因此 ACEA 有可能参与了本病的病理过程。但 ACEA 不具有特异性，Wegener 肉芽肿、系统性红斑狼疮等对 ACEA 也具有抗原特异性，有的患者发病前常有链球菌、结核杆菌等的感染史，有可能感染性变态反应导致大动脉抗原抗体反应，使主动脉壁产生炎性反应。

2. 遗传因素　多发性大动脉炎的遗传因素越来越受到重视，尤其是 HLA 基因与多发性大动脉炎的关系。日本、中国、印度等国均有报道，本病可发生在孪生姐妹等同一家族人员中，且发现 1 例年龄仅 4 个月的多发性大动脉炎患儿。流行病学调查显示，多发性大动脉炎患者某些 HLA 基因高表达，如 HLA - B52、HLA - B39 等。HLA 与本病遗传易感性的关系，值得进一步探讨。

3. 性激素　本病好发于育龄期妇女，男女比例为 1∶3。Numano 等发现女性 TA 患者 24 小时尿雌激素含量高于正常女性，提示性激素可能在疾病的发病中起着重要作用。动物实验则发现给家兔喂服己烯雌酚可使主动脉发生动脉中层坏死、弹性纤维断裂，类似于多发性大动脉炎样的病理改变。同样也发现长期服用雌激素类药物患者可损伤血管壁，引起内膜纤维增厚、中膜纤维组织变性、弹性纤维断裂等病理改变。性激素可影响免疫调节功能，也能影响血管内皮黏附因子的表达。人体内雌激素的持续高水平，可导致主动脉及其分支非炎症性病理改变。

二、病理

多发性大动脉炎可在主动脉全长任何部位发生，并可累及所有的主要大分支、肺动脉，及其叶段分支，大多数（80%）可累及两支以上的动脉分支，但以主动脉弓分支动脉（尤以左锁骨下动脉）、肾动脉、胸主动脉腹主动脉为多发。胸主动脉腹主动脉病变常可累及腹内内脏大分支，肺动脉病变常较轻，有时冠状动脉也可累及。

病理标本提示病变血管呈灰白色，管壁僵硬、钙化、萎缩，与周围组织有粘连，管腔狭窄或闭塞。上述病变的发展均较缓慢，在逐渐引起动脉狭窄、闭塞的同时，常在周围产生侧支血管。病变早期或活动期以肉芽肿性炎症为主。动脉的外膜、中膜、内膜全层均有淋巴细胞、巨噬细胞、单核细胞等炎性细胞浸润，然后纤维组织增生，外膜滋养血管改变明显。外膜可与周围组织形成粘连，纤维增生。中层基质增多，弹性纤维肿胀断裂破坏。平滑肌坏死，肉芽组织形成，淋巴细胞、浆细胞浸润，中层还常有上皮样细胞和郎格罕细胞形成结节样改变，增生纤维化使管壁变厚，纤维收缩及内膜增厚使整段动脉变狭窄，壁内也可有钙化。壁内中层坏死、变薄，可有局部扩张或动脉瘤形成。

根据临床好发部位可分为下列几种类型。

1. 头臂型 本型患者的血管病变均在颈总动脉、锁骨下动脉及无名动脉等主动脉弓的大分支上，可以是单独一个分支受累，也可以同时累及各分支。当颈总动脉、无名动脉产生狭窄或闭塞时，导致明显的脑部缺血。颈动脉、椎动脉的闭塞程度直接影响着大脑的供血。锁骨下动脉或无名动脉近心端阻塞，导致部分脑血流经 Wills 环，经椎动脉逆行灌入压力低的患侧上肢，引起或加重脑缺血，出现椎-基底动脉供血不足的症状。

2. 胸腹主动脉型 该型患者的病变主要发生在胸主动脉和（或）腹主动脉，大多导致胸主动脉和腹主动脉的狭窄、闭塞或瘤样扩张，主动脉外膜与纵隔粘连较明显，可导致上肢高血压、下肢低血压，以及肾缺血性高血压，严重者可有脏器、脊髓供血障碍。因后负荷增大，有时可引起主动脉瓣反流，心脏也有代偿性扩大，特别是左心室壁明显增厚，严重者可出现心力衰竭。

3. 肾动脉型 这类患者为肾动脉的狭窄或闭塞，有时可侵及肾内动脉，引起肾缺血性高血压、肾功能衰竭，可出现一系列肾性高血压的症状及体征。

4. 混合型 两种类型以上病变为混合型。混合型的患者血管受累的范围较广，其中肾动脉同时受累者最多。病理生理改变因病变部位而不同，但较复杂、严重。

5. 肺动脉型 病变可累及肺动脉主干，叶、段动脉，产生广泛性、节段性狭窄。以右肺上叶、左肺下叶动脉最多见，可引起狭窄，近段肺动脉、右心室压力增高。

6. 冠状动脉型 冠状动脉受累文献报道也不少见，表现为狭窄或瘤样扩张，可导致心肌缺血。

三、临床表现

临床上青少年发病率较高，尤其是女性，多于 12~30 岁出现症状，但最小者可在出生后两个月发生，也有在 40 岁以上出现症状者。临床表现呈多样性，轻者可无症状，重者可危及生命。症状的出现常提示动脉病变导致内脏或肢体缺血，包括血管、神经、心脏和肺部的多种表现。临床表现与病变部位及病程不同时期（急、慢性和早、晚期）有关。病变活动期可有全身不适、发热、易疲劳、食欲缺乏、体重下降、多汗、月经不调等症状，有时可有不典型表现如无原因发热或心包积液等。皮肤表现有感染性皮肤结节、结节性红斑、坏疽性脓皮病。有些患者可有结核、风湿热，也有并发克罗恩病的。小孩主要表现为高血压、无脉、心力衰竭、心肌病、心脏瓣膜病。轻者可无明显临床症状，重者可出现局部症状，而局部表现与累及部位有关。现按病变部位分类叙述。

1. 头臂型　当颈总动脉、无名动脉产生狭窄或闭塞时，可导致脑部缺血症状，有耳鸣、视物模糊、头昏、头疼、记忆力减退、嗜睡或失眠、多梦等，也可有短暂性脑缺血性发作如眩晕、黑矇，重者可有发作性晕厥甚至偏瘫昏迷，少数患者有视力下降、偏盲、复视，甚至突发性失明。颈动脉狭窄以后可引起眼部的缺血表现，如角膜白斑、白内障、虹膜萎缩、视网膜萎缩或色素沉着、视盘萎缩、静脉出血等，患者失明多以白内障为多。当锁骨下动脉第一段闭塞时，可因锁骨下动脉窃血导致或加重脑部缺血症状；当无名动脉或锁骨下动脉受累时，则出现上肢血供不足的症状，开始时可有脉搏减弱，或单纯表现为无脉症。血压测不出或明显降低，严重者有明显缺血症状如手指发凉、酸麻、乏力，上肢肌肉萎缩。因上肢有丰富的侧支循环形成，所以即使到病变后期，指端也不发生坏死。

2. 胸腹主动脉型　该型患者的病变大多导致胸主动脉和腹主动脉的狭窄或闭塞。临床上主要表现为头颈、上肢的高血压及下肢供血不足的症状，如头昏、头痛、心悸、下肢发凉、行走后双下肢酸麻无力、间歇性跛行等。严重者可因脊髓供血不足在下肢活动后产生大小便失禁或下肢暂时性无力而跌倒。有时腹腔干、肠系膜上动脉等腹主动脉分支可累及，但因病变时间长，常有丰富的侧支形成，较少引起胃肠道症状。当病变在肾动脉以上时，继发肾缺血性高血压。上肢血压可明显升高，达到（180～245）/（90～135）mmHg，甚至更高，用通常的降压药不能奏效。严重者因主动脉血反流出现主动脉瓣关闭不全，可出现心力衰竭。

3. 肾动脉型　多因肾缺血产生一系列肾性高血压的症状及体征。此类血压升高持续，幅度高而且舒张压也非常高，用一般降压药效果不佳，严重时可产生高血压危象，表现为头痛、头晕、血压骤然升高、视力不清、眼底出血、恶心呕吐，腹背部可闻及杂音。

4. 混合型　该类患者血管受累的范围较广，在临床表现上可同时出现上述头臂型、胸腹主动脉型和（或）肾动脉型的症状及体征。其中肾动脉同时受累者最多，但症状和体征常较严重。

5. 肺动脉型　病期长，发展较缓慢，出现的症状较轻而且较晚。可有肺动脉高压（轻－中度）的表现，如心悸、气短等。

6. 冠状动脉型　冠状动脉受累可引起心肌缺血，表现为心绞痛、心肌梗死等。

患者的症状与部位侧支循环的建立、狭窄程度、进展的快慢、病期，以及有否血栓等有关，多处狭窄者可有综合表现。多发性大动脉炎多为慢性，而且常因体内侧支循环形成而减轻器官脏器的供血不足所引起的症状和体征，但侧支较细，血流阻力大，器官部分功能虽得到保存，但不足以应付工作负荷的增加或减轻因缺血所致的症状。

四、辅助检查

1. 血液检查　多发性大动脉炎病变活动期，患者的红细胞沉降率大多增快、C反应蛋白呈阳性、白细胞轻度增高，组织因子、vWF因子、血栓烷、组织型纤溶酶原激活因子、ICAM－1、VCAM－1、PECAM－1、E－选择素均升高，但与健康人对照无显著性差异，临床上常用红细胞沉降率来判断疾病的活动性。患者尚可有轻度贫血、血浆白蛋白减少、α及γ球蛋白升高、免疫球蛋白G（IgG）升高。抗O抗体、类风湿因子、结核菌素试验等有时阳性。多发性大动脉炎患者有时血液呈高凝状态，血液流变学检查有异常。

2. 超声血管检查　多普勒超声血管检查，对多发性大动脉炎患者可用于测定病变动脉近远端的血流及波形，也可测定肢体的动脉压力，了解动脉狭窄和阻塞的程度。眼球容积描记（OPG）检查、OPG眼动脉测压可间接提示颈内动脉压力，对诊断颈内动脉严重狭窄或闭塞有一定的价值。彩色血管超声检查从形态上显示病变动脉的图像，能测量病变动脉的血流量和流速，尤其是对颈动脉的检查诊断的正确率高达96%，对临床诊断有十分重要的指导意义。经颅多普勒超声可评价 Willis 环的血流量和血流方向。这些检查项目简单实用，为无创伤检查，可重复进行，因此在临床上应用很广泛。但彩色多普勒超声图像及频谱分析在精确性及符合率上不及动脉造影。

3. 脑血流图　头臂型大动脉炎，颈动脉严重受累者，脑供血不全，脑血流图可显示脑血流量明显减少。

4. 眼底检查　包括常规眼底检查、荧光素血管检查、电子视网膜照相检查。颈动脉重度狭窄或闭塞者可致眼部缺血，眼底检查可发现视网膜缺血性变性或萎缩等病变。荧光素血管检查可见视网膜静脉扩张、动静脉短路、新生血管及缺血管区。有约35%无症状性视力功能损害，因此建议常规行眼底检查。

5. 超声心动图及心电图　持续高血压、左心室肥厚、病变累及主动脉瓣时，超声心动图和心电图检查可提示心脏及主动脉瓣病变。

6. CT 血管成像（CTA）和磁共振血管成像（MRA）　是较先进的无创影像学检查方法，能清晰显示动脉的形态、结构，能在动脉狭窄或动脉瘤出现前显示动脉管壁变化，周围血管水肿，而且这些改变与血沉、C 反应蛋白（CRP）的水平呈正相关。对比增强性三维 MRA 可较精确敏感的显示主、肺动脉病变。早期见主动脉、颈动脉及其周围增强信号，慢性期管壁对比增强显示病变活动，同时也可显示内腔变化，尤其是对于动脉内膜和管壁的早期病变参考价值大。

7. 动脉造影　数字减影血管造影（DSA）仍是主要的检查手段，可以详细了解病变的部位、范围及程度，以及侧支形成情况，为手术和介入治疗提供最有价值的影像学依据。动脉造影时，常可发现病变动脉段闭塞或狭窄，周围可见丰富的侧支血管，依靠这些侧支血管与远心端的血管再通。由于大动脉炎有多发的特点，造影时注意了解降主动脉、腹主动脉、肾动脉等大动脉有无病变，必要时可局部注射造影剂或分段造影来验证。头臂型大动脉炎造影时，锁骨下动脉、无名动脉、颈动脉造影的延期像有特别重要的诊断意义。在延期片上，仔细寻找通过侧支血管再通的颈总动脉或颈内动脉的影像，是争取动脉重建的最可靠的依据。此外，应注意发现锁骨下动脉窃血的征象。

8. 放射性核素肾图、肾显像　肾血管狭窄者，可用肾图、肾显像了解肾灌注及分肾功能。

五、诊断和分类

多发性大动脉炎的诊断，主要依据病史、临床表现和影像学辅助检查。典型患者诊断一般并不困难，在年轻患者尤其是女性有上述表现及体征时应考虑本病。详细体格检查包括全身各部可触及动脉的脉搏搏动；听诊有否杂音，测定四肢血压；对肾动脉狭窄还可进一步做肾素血管紧张素活性的测定。

多发性大动脉炎病变的复杂性使得诊断标准难以统一。临床多使用美国风湿病学会制订的多发性大动脉炎诊断标准：①发病年龄≤40 岁。②患肢间歇性跛行。③双上肢肱动脉搏动减弱。④双上肢收缩压差 >10 mmHg。⑤锁骨下动脉或主动脉可闻及杂音。⑥主动脉及一级分支或上下肢近端的大动脉狭窄或闭塞，病变常为局灶或节段性，且不是由动脉硬化、肌纤维发育不良或其他原因引起。确诊需要符合 6 项中的至少 3 项。

多发性大动脉炎的分类方法最早由 Ueno 于 1967 年提出，他根据动脉受累部位将其分为三种类型（表12-1）：Ⅰ型为主动脉弓及其分支病变；Ⅱ型为降主动脉、腹主动脉及其分支病变，Ⅲ型为前两者的混合型。Lupi-Herrera 增加了一个Ⅳ型即肺动脉病变型。Nasu 等基于动脉病变的分布将 Ueno 分型进行了改进。1994 年，东京 Takayasu 动脉炎国际会议上提出一个新的分类方法，将其分为 6 型。Ⅰ型病变仅限于主动脉弓的分支；Ⅱa 型病变累及主动脉弓及其分支，Ⅱb 型病变累及主动脉弓与其分支及降主动脉；Ⅲ型病变累及降主动脉，腹主动脉及其分支；Ⅳ型病变累及腹主动脉及其分支；Ⅴ型病变累及全主动脉及其分支。C 型或 P 型分别用来表示冠状动脉或肺动脉受累。

表 12-1 多发性大动脉炎的分类

类型	定义
Ueno 分类法	
Ⅰ型	病变累及主动脉弓及其分支
Ⅱ型	病变累及降主动脉、腹主动脉及其分支
Ⅲ型	前两者的混合型
Ⅳ型*	病变累及肺动脉
Nasu 分类法	
Ⅰ型	病变仅限于主动脉弓的分支
Ⅱ型	病变累及主动脉根部、主动脉弓及其分支
Ⅲ型	病变累及膈下主动脉
Ⅳ型	病变累及全主动脉及其分支
1994 年东京国际会议分类法**	
Ⅰ型	仅限于主动脉弓的分支
Ⅱa 型	主动脉弓及其分支
Ⅱb 型	主动脉弓与其分支及降主动脉
Ⅲ型	降主动脉，腹主动脉及其分支
Ⅳ型	腹主动脉及其分支
Ⅴ型	全主动脉及其分支

注：*Lupi-Herrera 改良。
**改良后增加 C 型或 P 型，分别用来表示冠状动脉或肺动脉受累。

多发性大动脉炎活动期的判定对确定治疗效果非常重要，但文献中尚未统一。因为糖皮质激素在 TA 的治疗中具有重要作用，所以一些作者将激素的使用作为该病活动期的唯一决定因素。这个定义太狭窄，有可能将处于缓解期无须应用激素的患者与处于活动期而尚未应用激素的患者混为一谈。美国国立卫生研究院（NIH）随访了 60 例患者，平均发病年龄为 25 岁。活动期定义为有两项或两项以上指标加重或有新发指标。这些指标包括全身表现、红细胞沉降率升高、血管疾病体征及典型的血管造影所见。Mayo 医疗中心的研究者也应用了相似的两项或两项以上 TA 指标来定义活动期病变，不同的是用升高的 CRP 及术中标本所发现的急性炎症反应来取代原来的一些指标。这样也许会更严谨，但若没有行开放手术，活动期将难以诊断。多发性大动脉炎活动期的判定标准沿用 NIH 制定的标准：①全身系统症状，如发热、肌肉骨骼痛（除外其他原因）。②血沉加快。③血管缺血或血管炎表现，如跛行，脉搏细弱或脉搏消失，血管杂音，任意上下肢血压不对称。④典型的血管造影特征。

六、鉴别诊断

1. 先天性主动脉缩窄　胸腹主动脉型患者有上下肢血压差者须与先天性主动脉缩窄相鉴别。先天性主动脉缩窄多为男性，部位多局限于主动脉弓降部起始部，可在婴幼儿时即出现症状或合并其他先天性心脏病。

2. 血栓闭塞性脉管炎　可有下肢间歇性跛行，好发于青年男性，常有吸烟嗜好。但病变多侵及四肢中、小动静脉，可有游走性静脉炎，常引起肢端的坏疽。

3. 动脉硬化性疾病　一般均在中老年发病，常有胆固醇、甘油三酯等升高，动脉造影可见内膜不平整、串珠样改变、动脉迂曲，而多发性大动脉炎常呈节段性病变，有时呈鼠尾样逐渐变细而闭塞。

4. 胸廓出口综合征　锁骨下动脉可在胸腔出口处的肋骨斜角肌裂孔、肋骨锁骨管道等处，因斜角肌、纤维膜、肋骨、锁骨等组织解剖异常受压迫，而引起桡动脉脉搏减弱、指端发凉、麻木、乏力等上肢动脉缺血性表现，也常有神经、静脉方面的体征，如上肢的痉挛性疼痛、麻痹，上臂肿胀等。体格检查 Adson 征常为阳性，上肢外展某一位置症状显著。肌电图示神经传导速度减慢。

七、治疗

多发性大动脉炎的治疗包括手术和非手术治疗。其原则是尽量恢复远端动脉的血流，改善脏器肢体血供。

（一）非手术治疗

活动期或早期患者，原则上不应该手术治疗，应该应用激素类等药物治疗直至病情稳定。药物治疗包括类固醇激素（甾体类激素）、免疫抑制剂、抗凝、扩血管降压等药物。合并有结核等感染性疾病时给予抗感染治疗。到目前为止，红细胞沉降率仍是观察大动脉炎的主要化验指标，如红细胞沉降率尚未正常时，应尽量先采用保守治疗。

1. 糖皮质激素类药物和免疫抑制剂　激素治疗在活动期对改善症状、缓解病情有一定效果，多口服泼尼松、地塞米松，重者可静脉给药，使低热逐渐消退，肌肉关节的酸痛等全身症状消失。当红细胞沉降率正常后，激素可逐渐减量，直至完全停用激素。红细胞沉降率恢复正常后可考虑手术治疗。部分患者经治疗脉搏可恢复正常（限于急性、早期）。病情经治疗不见缓解或感染不易控制、恶性高血压者不得长期使用激素治疗。文献报道显示，术前和术后的激素治疗有利于改善预后。

即使口服激素使疾病缓解，复发仍很常见，45%～96%的患者会复发。复发或未缓解的患者中，有40%～73%的患者一般需要加用一种免疫抑制药物。治疗方案包括口服糖皮质激素并联用一种免疫抑制剂如氨甲蝶呤、环磷酰胺、硫唑嘌呤、环孢霉素等。

小剂量氨甲蝶呤有助于病情缓解并使口服糖皮质激素减量。在一项研究中，糖皮质激素与氨甲蝶呤合用后使81%的患者达到缓解。环磷酰胺同样被用来作为 TA 的辅助用药。一项研究中30%的患者单用糖皮质激素治疗失败，加用环磷酰胺口服，该组2/3的患者血管病变无进展。治疗病变广泛的儿童患者可以在联用糖皮质激素和环磷酰胺获得缓解后，以氨甲蝶呤作为维持治疗。硫唑嘌呤与口服糖皮质激素的联合治疗也取得一些疗效，尽管这种治疗没有修复血管损害，但却可以阻止病程的进展。

对于上述免疫抑制剂无效的患者可以尝试使用抗 TNF 治疗，但要注意感染和肿瘤的发生。尽管免疫抑制治疗前景广阔，但对大部分患者仍不适用。克利夫兰医学中心所做的系统回顾性研究显示，仅有

28%的患者在接受免疫抑制剂治疗后症状好转，而NIH所做的系统回顾性研究中仅23%的患者有效，因此免疫调节药物在TA治疗中的作用仍需要进一步研究。

2. 扩血管、祛聚类药物　常用扩血管、祛聚类药物有低分子右旋糖酐、复方丹参和川芎嗪注射液等。因有患者可呈高凝状态，肠溶阿司匹林、双嘧达莫等抗血小板药有时使用后有助于改善症状，特别是一些腔内血管治疗以后的病例，抗血小板治疗有利于维持长期通畅性。

3. 降压药　患者常有肾素血管紧张素活性增高，因此血管紧张素转化酶抑制剂（ACEI）和血管紧张素受体拮抗剂（ARB）类药物降压较有效。亦有文献报道，β受体阻滞剂可通过减轻后负荷等改善因主动脉反流所致左心室高压引起的扩张和肥厚。但是对肾功能异常或双肾动脉病变者，应慎用或禁用ACEI或ARB类药物。

（二）手术治疗

手术治疗的原则是重建动脉，改善远端血液供应。因多发性大动脉炎病变累及全层且与周围组织粘连严重，甚至有广泛钙化，管壁病变部脆弱，直接手术渗血多，游离困难，组织不牢固，下针吻合、缝合不可靠，术后早晚期均易发生吻合口哆开，假性动脉瘤形成。因此，内膜剥脱术、局部补片扩大管腔、切除病变血管较少用，而多采用跨病变远、近端正常动脉旁路术，手术一般不游离病变部位，吻合口均在正常动脉组织，使手术简化、安全效果较好，并可保留已建立的侧支循环，疗效满意，是本病首选的手术方法。因手术属非解剖性旁路，手术方案的确定主要根据病变部位、患者全身情况、受累范围而设计。手术一般在病变稳定后半年至一年后进行，临床检查包括体温、红细胞沉降率、白细胞计数、IgG均应正常。手术应在脏器（如肾脏）功能尚未完全衰竭时进行，以期改善血供维持功能。

1. 头臂型

（1）胸内途径旁路术：当主动脉弓的分支发生多发性病变，特别是无名动脉及左颈总动脉和左锁骨下动脉均被累及时，为改善脑或上肢的血供，做主动脉弓分支之间的旁路移植术已无济于事，应行此术式。根据病变部位、范围有多种形式旁路术。升主动脉-颈总动脉或锁骨下动脉旁路术、升主动脉-双颈总动脉旁路术等。

患者取仰卧位，行气管插管下全身麻醉，取胸骨正中切口，再根据转流情况向上延至颈部，或在颈部另做切口。牵开胸骨，切开心包，充分显露升主动脉、主动脉弓及其分支。静脉肝素化后，主动脉侧壁钳部分钳闭升主动脉，按旁路血管直径做纵行切口并行端侧吻合。另一端至颈总动脉或锁骨下闭塞血管远段做端侧吻合。多支病变可选用分叉血管或人造血管移植在血管桥上。彻底止血后，常规关闭胸部和颈部切口并行纵隔引流。

（2）胸外途径旁路术：手术创伤小，并发症少，手术死亡率低，术后效果满意，临床上较常应用。可采用自体静脉或人造血管作为移植材料。当有两支以上病变时可采用序贯旁路。常用术式如下。

1）锁骨下动脉-颈总动脉旁路移植术：适用于颈总动脉或锁骨下动脉起始部狭窄或闭塞者。患者取仰卧位，气管插管下全身麻醉，于锁骨上做平行切口，切开皮肤、皮下组织和颈阔肌后横断胸锁乳突肌，显露脂肪垫、膈神经，在前斜角肌外侧见锁骨下动脉；分离牵引，保护好膈神经，注意勿损伤胸导管，显露锁骨下动脉；在其内侧解剖脂肪垫游离出颈总动脉。静脉肝素化后，阻断颈总动脉，行自体静脉或人造血管端侧吻合，开放阻断钳，排气和驱除碎屑并阻断移植血管，远端与锁骨下动脉端侧吻合。打最后一结时，松开阻断钳，排除气和碎屑。逐层缝合创面。

2）颈总动脉-颈总动脉旁路术：适用于无名动脉或左颈总动脉狭窄闭塞。在颈前锁骨上做平行切口，按前述方法解剖游离左、右颈总动脉，移植入旁路血管。

3）腋动脉－腋动脉旁路移植术：适用于高龄、高危患者，可有效改善患侧上肢缺血及椎动脉窃血。选择全身麻醉为宜，患者肩部垫高，上肢外展，在两侧锁骨下 2 cm 做平行切口显露两侧腋动脉，于胸前切口间做皮下隧道置入移植血管，先行端侧缝合一侧，再同法吻合另一侧。

无名动脉、颈动脉、锁骨下动脉有两支病变时，选用锁骨下动脉－颈动脉－颈动脉、锁骨下动脉－锁骨下动脉－颈动脉序贯旁路术等。

（3）手术主要并发症

1）脑梗死：由于手术过程中阻断动脉血栓形成或松钳后，血栓、气栓、碎屑等进入颅内动脉所致。因此，在阻断动脉前需静脉肝素化，吻合结束应充分排气和碎屑后再开放阻断钳。

2）脑缺血性损伤：由阻断或牵拉颈总动脉时间过长所致。因此术前可行颈动脉压迫实验，增加脑缺血耐受能力。术中尽量减少阻断时间，必要时在术中测量颈动脉远端压力，如大于 50 mmHg，常可耐受手术，如小于 50 mmHg 可考虑使用旁路管。

3）移植血管的闭塞和压迫：行升主动脉多支血管旁路或序贯血管旁路术常位于上纵隔或胸腔上口，加上组织反应性水肿等，可使移植血管扭曲闭塞，或使静脉、气管等受压，引起头面部水肿或呼吸困难，因此要尽可能选用小口径移植血管。

4）神经损伤：迷走神经伴随颈动脉下行，膈神经、喉返神经经过颈部锁骨下动脉，游离显露动脉时易损伤，因此操作需精细，且要避免过分牵拉。

5）淋巴漏：术中颈淋巴管和胸导管损伤可致淋巴漏，如损伤时可行结扎或缝合于静脉。

（4）术后处理：注意观察血压、呼吸、脉搏等生命体征；定时观察神志、瞳孔等神经体征；常规行祛聚，甘露醇脱水治疗。

2. 胸腹主动脉型

（1）胸主动脉－腹主动脉旁路移植术：适用于狭窄或闭塞，有明显上肢高血压及下肢缺血表现者。

患者采用双腔气管插管下全身麻醉，取右侧卧位，左侧胸部垫高约 60°，腹部垫高 30°，采用胸腹联合切口。腹部切口为腹正中切口，至病变部位远端。胸部行右后外侧切口，根据病变部位高低选择相应肋间进胸，如第 5、6、7、8 肋间。

胸部纵行切开纵隔胸膜，分离一段胸主动脉，无损伤血管钳夹闭主动脉侧壁做纵切口行端侧吻合。于膈肌主动脉孔切开扩大做隧道使人造血管通过。游离脾区和左结肠区，将小肠等移向右侧，切开后腹膜，探查腹主动脉及其分支，用无损伤血管钳夹闭主动脉侧壁，人造血管与腹主动脉端侧吻合。检查吻合口无漏血后，常规关胸、关腹，放置胸腔引流管。合并肾动脉分支病变时，也可做肾动脉人造血管旁路，或做人造血管桥至肾狭窄闭塞动脉远端。

（2）升主动脉－腹主动脉旁路移植术：胸腹主动脉长段狭窄，无法行胸腹主动脉旁路移植术时可采用该术式。

患者取仰卧位，气管插管下全身麻醉，采用胸腹部正中联合切口。近端与升主动脉行端侧吻合，膈下显露腹主动脉，剪开膈肌角游离膈下腹主动脉，人造血管于右心房右侧和下腔静脉前方穿过膈肌，在肝右叶后方至小网膜囊，于腹膜后肾动脉下或腹腔动脉上做端侧吻合。

（3）腋－股动脉或腋－双股动脉旁路移植术：对全身情况差而又有胸腹主动脉狭窄或当腹主动脉病变广泛累及单侧或双侧髂总动脉时，为改善下肢动脉血供，可选择此解剖外旁路术式。

主动脉根部或弓部狭窄闭塞合并主动脉瓣关闭不全，可行 Bentall 手术和象鼻术式置换主动脉根部、弓部。5 年生存率为 87%，10 年生存率为 75%。累及冠状动脉时，行冠状动脉重建。

3. 肾动脉型　肾动脉狭窄是多发性大动脉炎好发部位，且可致严重高血压，应积极恢复肾血运，腹主动脉，肾动脉旁路术应为首选。亦有髂肾旁路，主动脉置换加肾动脉重建。对双侧严重受累或仅有孤立肾者宜慎重手术。双肾者可分期先行重肾侧，成功后再行另侧。若一侧功能已严重受损，动脉重建后难以改进功能者，应力求保住功能较好侧，后切除重肾。肾动脉条件不佳时，可选用自体肾移植。

形成动脉瘤者，则应行动脉瘤切除移植术，或旁路移植术。对于从主动脉根部至腹主动脉分叉广泛性动脉瘤形成，可以 Bentall 术式和象鼻技术先行升主 – 弓部置换，第二步在部分心肺转流下行降胸主动脉置换。

4. 肺动脉型　由于肺血管常为多发，且远端也常累及，一般难于行外科手术。

对病情严重、病变广泛、双肾均因高血压有继发小动脉硬化改变，手术难以改善功能者不宜手术，以免术后血压波动严重，出现恶性高血压危及生命。术后，对高血压患者仍需给予适当药物治疗维护肾功能。

术后近远期效果为 94% 和 83%，手术死亡率为 6%，常见原因为肾衰竭、血管栓塞等。晚期并发症有再狭窄、人造血管血栓形成、假性动脉瘤形成。

多发性大动脉炎的治疗有时常需要多种治疗方法相结合，如先药物控制病变的活动，改善症状，其后再采用介入或手术治疗，或腔内治疗与手术并用。

八、特殊情况的处理

1. 妊娠患者　由于多发性大动脉炎为生育期妇女的常见疾病，许多学者研究了 TA 对妊娠的影响。在 NIH 系统回顾性研究中，有 5 例妊娠患者均顺利分娩并无并发症，其中 1 例患者 TA 相关症状加重。而克利夫兰医学中心系统回顾性研究也纳入了 4 例妊娠患者，其中 1 例自发流产，而其余产下的 3 名婴儿均健康。

2. 儿童患者　目前已知确诊 TA 的最小患者的年龄为 7 个月，患儿表现为右侧髂总动脉及髂静脉动静脉瘘。据统计 20 岁前发病的患者占所有患者的 13%～77%，且非典型症状加大了诊断难度。临床中发现儿童患者的胸主动脉、腹主动脉更容易受累，但缺血症状较少见。

九、预后

多发性大动脉炎是慢性进行性疾病，有自然缓解及复发的可能。受累局部常有丰富的侧支循环，很少发生器官和肢体缺血坏死者。多数自然或治疗后转为慢性期。预后与高血压的程度，肾功能和脑供血有关。尸检死亡原因多为脑出血、肾衰竭、心力衰竭、动脉瘤破裂和肺栓塞，无法控制的高血压及其对心、脑、肾的影响。

（王丽婷）

第二节　血栓闭塞性脉管炎

一、概论

血栓闭塞性脉管炎（TAO）又称 Buerger's 病或 von Winiwarter – Buerger 综合征，是一种以中、小动脉节段性，非化脓性炎症和动脉腔内血栓形成特征的慢性闭塞性疾病，主要侵袭四肢，尤其是下肢的中、小动脉和静脉，引起患肢远侧段缺血性病变。TAO 患者大多为男性，好发于青壮年，绝大多数有吸烟史；常伴有患肢游走性血栓性浅静脉炎和雷诺综合征。1879 年，Felix von Winiwarter 在尸体解剖时发现第 1 例本症患者。该患者有 12 年小腿慢性缺血史，因自发性下肢坏疽而截肢。病理检查发现：①因血栓引起广泛性静脉和小动脉闭塞。②在受累的动脉中，管壁的内弹性层完好无损。这两个特征与动脉粥样硬化和各种形式的动脉炎截然不同。据文献报道，广泛的血管周围炎症累及肢体远侧段的动脉、静脉和神经，并有纤维组织长入和聚集；动脉病变的特征是，在正常动脉段和病变动脉段之间的改变是突然发生的，即从正常结构的动脉突然转入病变的动脉，动脉呈节段性血栓闭塞。在急性期，管壁中可见巨细胞聚集，内弹性层完整，无管壁坏死。亚急性和慢性病变时，有非特异性的血栓机化、闭塞性血栓形成，无急性炎症细胞可见，受累血管偶有部分再通。从此正式提出"血栓闭塞性脉管炎"的命名，因此后人又将本症称为 Buerger 病，国内简称脉管炎。

二、病因和发病机制

　　TAO 的病因未明，自身免疫机制、基因易感性、高凝状态及口腔感染 – 炎症途径都是潜在的因素。综合国内外文献报道，多认为本症是由多种综合因素所酿成，主要包括下述因素。①吸烟：烟碱能使血管收缩，据统计患者中有吸烟史者占 80% ~ 95%。戒烟可使病情好转，再吸烟后，又再度复发。吸烟虽与本病有密切关系，但并非唯一的致病因素，因为妇女吸烟者发病率不高，还有少数患者从不吸烟。②口腔细菌感染和牙周炎：在 TAO 患者口腔内和牙齿表面牙菌斑，以及动脉管壁内检出致病菌，细菌感染启动一系列局部和全身免疫反应，进一步损伤血管内皮，导致本病进展。③寒冷和感染：寒冷损害可使血管收缩，因此北方的发病率明显高于南方。很多患者都有皮肤真菌感染，有些学者认为，它使人体所产生的免疫反应，可使血液中的纤维蛋白原含量增多，易导致血栓形成。④激素影响：患者绝大多数为男性，又都在青壮年发病，很可能与前列环素功能紊乱，引起血管舒缩失常有关。⑤血管神经调节障碍：自主神经系统对内源性或外源性刺激的调节功能失常，可使血管处于痉挛状态，从而可导致管壁增厚和血栓形成。⑥其他：人类白细胞抗原等遗传基因异常，或者动脉抗原、肢体抗原等自身免疫功能紊乱，也可能与本病有关。一些学者认为，从临床角度来看，值得注意的是：①凡是使周围血管处于持久的痉挛状态者，都可能是致病的因素。②周围血管持久痉挛后，可显著减少管壁滋养血管的血供，使管壁发生缺血性损害，从而导致炎症反应和血栓形成。

　　目前占优势的理论认为，TAO 是由于吸烟、口腔和牙周细菌感染导致全身免疫介导的损伤，进而所引起的一系列血管炎症、血栓形成和血管闭塞。在血栓闭塞性脉管炎患者的外周血液和病变血管壁中，发现免疫复合物的事实有力地支持这一观点。文献报道，TAO 患者存在对人类胶原成分（包括 I、III、IV、V 型）的细胞和（或）体液免疫反应。但由于这些反应也存在于其他自身免疫性疾病，所以还不能判断它们究竟是发病原因，还是血管壁炎症的非特异性指标。大量资料表明，吸烟与 TAO 的发生和发展密切相关。Papa 等报道，50% 的患者和 38% 的健康吸烟者对烟草糖蛋白（TGP）发生淋巴细胞增殖反应，而无一例不吸烟者有此反应。这提示烟草可能具有某些免疫方面的作用，但一定还有其他诸如遗传等因素参与本症的发生。另外，吸烟也可能通过非免疫机制起作用，如血管收缩、激活因子和激肽系统等。对 TAO 患者人类淋巴细胞抗原（HLA）分型的研究发现，有些亚型发生频率明显增加，已报道的有 HLA – A1、HLA – A9、HLA – B5、HLA – B8 和 HLA – DR4。这提示 TAO 的发病与 MHC 基因有连锁，某些人群可能存在对本症的遗传易感性。还有学者报道，HLA – B12 几乎从不出现在 TAO

患者中，因此认为这可能是本症的抵抗基因。

口腔细菌感染和一系列全身血管疾病密切相关，牙周炎和牙齿表面菌斑与一系列全身血管疾病有关，包括慢性静脉功能不全、腹主动脉瘤、动脉粥样硬化和血栓闭塞性脉管炎；加之 TAO 患者几乎都有大量吸烟的习惯，吸烟也加重了口腔细菌感染，目前已经证明戒烟和治疗口腔细菌感染对 TAO 患者的治疗同样有效。

三、病理解剖

病变主要发生于中、小动脉和静脉，以动脉为主。一般先自动脉开始，然后侵袭静脉。分析一组血栓闭塞性脉管炎 126 例动脉造影资料，累及趾动脉、足背动脉、胫动脉、腓动脉者 71 例；累及腘动脉和股浅动脉者 51 例；累及髂 - 股动脉者 2 例；累及肱动脉者 1 例；累及尺动脉或桡动脉者 1 例。大多数患肢在闭塞段远侧无动脉主干可见。在发病早期，即出现病变肢体末梢微循环的破坏。真皮乳头下层毛细血管后静脉节律改变和血液反流，使微循环扩张、淤血，临床表现为本症特有的皮肤青紫色（Buerger's color）。血管呈反复发作的小血管炎症，累及中膜和外膜，管腔内血栓形成，伴血管周围纤维化。受累动脉质地变硬而缩窄，呈非感染性全层炎症。管壁内膜有广泛内皮细胞增生和淋巴细胞浸润；中层和外膜为明显纤维组织增生。管腔内血栓形成，机化后可伴有细小的再管化。管壁的结构一般仍保存，内弹力层增厚；管壁的交感神经有变性。病变常呈节段性分布，介于两个病变节段之间的血管则结构正常。病变后期时，管壁及其周围呈广泛性纤维化，动脉、静脉和神经均被包埋在一起，形成坚硬的条索，其周围有侧支循环形成。受累静脉的病理变化与动脉大致相同。此外，神经、肌肉和骨骼等均可出现缺血性退行性变化。

血栓闭塞性脉管炎的病理进展常分为 3 个阶段：急性期、进展期和终末期。①急性期：其病理变化是最有特点和诊断价值的。主要表现为血管壁全层的炎症反应，并伴有血栓形成、管腔闭塞，血栓周围有多形核白细胞浸润；血栓周围有微脓肿；内膜增厚；神经血管束中存在广泛的中性粒细胞浸润。②进展期：在进展期主要为闭塞性血栓逐渐机化，伴有部分血管再通和微脓肿消失，同时血管壁的炎性反应则要轻很多。③终末期：病变的特点主要是血栓机化后的血管再通，血管壁中、外膜层的再管化，显著的毛细血管生成及血管周围纤维化。同时血管壁的交感神经也可发生神经周围炎、神经退行性变和纤维化。这一时期的病理改变通常缺乏特异性，易与动脉硬化引起的血管闭塞的晚期改变相混淆。

与动脉粥样硬化和其他类型的系统性血管炎相比，无论哪个病理阶段，TAO 患者的血管弹力层和血管壁结构均保存完好。此外，炎性细胞浸润主要发生在血栓和内膜。在患者血管壁中没有发现钙化和动脉粥样硬化斑块，但均存在玻璃变性。

四、临床表现

血栓闭塞性脉管炎起病隐匿，病情进展缓慢，常呈周期性发作，经过较长时期病情才逐步加重。病理、生理的改变可归纳为中、小血管炎症所产生的局部影响，以及动脉闭塞所引起的供血不足的临床表现。

1. 疼痛　这是最突出的症状。开始时疼痛起源于动脉痉挛，因血管壁和周围组织中的神经末梢感受器受刺激所引起。疼痛一般并不严重，当动脉内膜发生炎症并有血栓形成而闭塞后，即可产生缺血性的疼痛。疼痛的程度不等，轻者休息后即可减轻和消失，行走时出现疼痛或加重，有时形成间歇性跛行；重者疼痛剧烈而持续，形成静息痛，尤以夜间为甚，常使患者屈膝抱足而坐，或者将患肢于床沿下垂以减轻疼痛。

2. 发凉和感觉异常　患肢发凉、怕冷是常见的早期症状，体表温度降低，尤以趾（指）端最明显。因神经末梢受缺血影响，患肢的趾或（和）指可出现胼胝感、针刺感、烧灼感或麻木等感觉异常。

3. 皮肤色泽改变　因动脉缺血可致皮色苍白，伴有浅层血管张力减弱而皮肤变薄者，尚可出现潮红或青紫。

4. 游走性血栓性浅静脉炎　约一半以上的患者可反复出现游走性血栓性浅静脉炎，多位于足背和小腿浅静脉。

5. 营养障碍性病变　因缺血引起程度不同的皮肤干燥、脱屑、皲裂，汗毛脱落，趾（指）甲增厚、变性和生长缓慢，小腿周长缩小、变细，肌肉松弛、萎缩，趾（指）变细。

6. 动脉搏动减弱或消失　足背动脉或胫后动脉和桡动脉或尺动脉的搏动常减弱或消失。

7. 坏疽或溃疡　这是肢体缺血的严重后果，常发生于趾（指）端。

据国外报道，本症的临床表现与国内患者不尽相同。据 Mills 等报道，小腿间歇性跛行较少见，而患者中约 80% 有患足跛行；病变累及多处肢体是 TAO 的一般特征，在确诊时，上、下肢中至少有 2 个肢体，甚至有 3 或 4 个肢体被累及；在踝部和腕部的近侧常可扪及正常的动脉搏动；足部动脉搏动一般均消失，而腕部动脉搏动可在一侧或双侧消失；1/3 ~ 1/2 的患者病变累及上肢；1/3 的患者伴有游走性血栓性浅静脉炎和雷诺综合征。

五、病理和临床分期　

本症起病隐匿，病情进展缓慢，呈周期性发作，一般要经过 5 年左右才有明显和较重的临床表现。按患肢缺血的程度可分为三期。

第一期（局部缺血期）：患肢麻木、发凉、怕冷，开始出现间歇性跛行，通常在行走 500 ~ 1 000 m 后出现症状，休息数分钟后疼痛缓解。检查发现患肢皮肤温度降低，色泽较苍白，足背或胫后动脉搏动减弱，可反复出现游走性血栓性浅静脉炎。

第二期（营养障碍期）：患肢除有上述等症状并日益加重外，间歇性跛行越来越明显，无痛行走的间距越来越短，最后疼痛可转为持续性静息痛，夜间更为剧烈。皮肤温度显著下降，更显苍白或出现潮红、紫斑。皮肤干燥、无汗，趾（指）甲增厚变形，小腿肌肉萎缩，足背和胫后动脉搏动消失。各种动脉功能试验呈阳性；做腰交感神经阻滞试验后，患肢仍可出现皮肤温度升高，但不能达到正常水平。

第三期（坏疽期）：症状越发加重，患肢趾（指）端发黑、干瘪、干性坏疽、溃疡形成。如并发感染，可变为湿性坏疽，疼痛程度更见剧烈，迫使患者日夜屈膝抚足而坐。湿性坏疽加上这种体位，可使患肢出现肿胀。并发感染后，严重者可出现高热、畏寒、寒战、烦躁不安等毒血症症状。

第一期中，动脉首先受病变侵袭，出现临床缺血性的表现，其原因主要是受累动脉的功能性变化（痉挛）而非器质性原因（闭塞）。进入第二期后，受累动脉已处于闭塞状态，患肢依靠侧支循环而保持存活；消除交感神经作用后，仍能促使侧支进一步扩张，提供稍多的血量。所以在这一时期，以器质性变化为主。第三期患肢的动脉已完全闭塞，侧支已无法发挥代偿功能，仅能使坏疽与健康组织分界平面的近侧肢体保持存活，趾（指）端则因严重缺血而发生坏疽。

六、临床检查和诊断　

根据临床表现，诊断一般并不困难。诊断要点：①多数患者是青壮年男性，多有吸烟史。②患肢有不同程度的缺血性临床表现和游走性血栓性浅静脉炎表现。③患肢足背或（和）胫后动脉，以及腕部动脉的搏动减弱或消失。

为了进一步明确诊断，确定受累动脉闭塞的部位、性质和程度，以及侧支形成和患肢远侧段有无开放的动脉主干等情况，可做下列各种检查。

1. 一般检查　包括跛行距离和时间测定、患肢抬高试验和皮肤测温等。患肢抬高试验（又称 Buerger 试验）是嘱患者平卧，患肢提高45°，3分钟后观察患足皮肤的色泽改变。试验呈阳性者，足部特别是足趾和足掌部，皮肤呈苍白或蜡黄色，以手指压迫时更加明显，并有麻木或疼痛感；此时让患者坐起，患肢自然下垂于床沿（避免压迫腘窝部），患足皮肤色泽逐渐变为潮红或斑块状青紫色。这提示患肢有严重的循环障碍，组织供血显著不足。

针对上肢动脉可行 Allen 试验，以了解 TAO 患者手部动脉的闭塞情况。即压住患者桡动脉，令其反复松拳握拳动作。若原手指缺血区皮色恢复，证明尺动脉来源的侧支健全，反之提示有远端动脉闭塞存在。同理，本试验也可检测桡动脉的侧支健全与否。

此外，还可行神经阻滞试验，即做腰椎或硬膜外麻醉，阻滞腰交感神经节，然后用皮肤测温计在患肢同一位置，对比麻醉前、后温度的变化。麻醉后温度升高越明显，说明痉挛因素所占比重越大；如果温度升高不明显或不升高，则说明病情严重，受累血管都已处于闭塞状态。但本试验为有创操作，目前临床上很少应用。

2. 无创检查　主要包括4项检查方法，即光电容积描记、四肢节段测压、多普勒超声动脉血流检测和节段气体容积描记。

（1）光电容积描记（PPG）：主要是检测患肢末端的动脉血供情况。检查时，患者取平卧位，将光电容积描记探头置于足趾趾腹处，通过描记仪记录动脉血流曲线。正常时曲线表现为陡直快速的上升支、中度尖锐峰、下降支有一个重搏切迹；动脉管腔狭窄时，曲线可见波幅降低、上升支和下降支延缓、圆顶峰、重波切迹消失；完全闭塞时曲线波形呈直线状。

（2）四肢节段测压（SEG）：主要是检测病变所在的部位。患者取平卧位，用 8 MHz 多普勒超声探头，分别检测双侧肱动脉，双下肢踝部、膝下、膝上和大腿上端的动脉压力，计算踝肱指数（患侧最高的踝部动脉压与最高的上臂动脉压之比），以及各节段间动脉的压力差。正常时，踝肱指数等于或大于1，小于0.9者提示动脉供血不足，严重缺血者小于0.6；各节段间正常的动脉压力差在 20 mmHg 以内，超过 30 mmHg 提示远侧动脉有明显狭窄或闭塞。

（3）多普勒超声血流波形记录（CW）：主要是检测动脉管腔病变的程度。患者取平卧位，将 8 MHz 或 4 MHz 多普勒超声探头置于受检动脉的体表位置，使探头和皮肤保持45°，以获取最佳信号，观察屏幕上的血流波形。正常时表现为快速上升支和下降支、舒张反向血流和舒张期振荡。动脉狭窄时，可见收缩期上升支变钝、下降支延缓、舒张期振荡受阻抑、无反向血流。管腔闭塞时波幅消失呈平坦直线。

（4）节段气体容积描记（APG）：主要是在无法触及受检动脉搏动而不能做 SEG 检测时，用以确定病变的部位。患者取平卧位，分别于下肢踝部、膝下、膝上和大腿上段置空气袖带，充气至 60 mmHg，然后描记波形。正常时，为陡直的上升支、适中的顶峰状态、在下降支有一个转折的舒张波。动脉狭窄时，上升支延缓、顶峰圆钝、放射波消失、下降支延缓。动脉闭塞时波形消失。

无创检查虽然不能对肢体动脉闭塞症的病变情况提供详尽的资料，不能完全作为手术方法选择的依据，但是却能通过无创检查，大体了解病变的范围和程度。因此，在患者的筛选、术前病情评估、术后疗效评价和长期随访等方面，都具有十分重要的作用和价值。

3. 双功彩超　与其他肢体动脉闭塞症一样，双功彩超对检测和诊断 TAO，具有很高的正确率。主要可检测出肢体末端的小动脉广泛闭塞，而其近侧动脉则保持通畅。由于这是一种安全、可靠又可重复使用的无创检查，所以已在临床广泛应用。

4. MRA 和 CTA　是诊断 TAO 的有效方法。此外，有症状和体征的继发感染伴缺血性溃疡应该用常规 X 线检查和磁共振成像来判断是否继发骨髓炎。

5. DSA　一般认为，动脉造影检查并非确诊血栓闭塞性脉管炎所必需，但对可疑病例的诊断和治疗方法（特别是手术方法）的选择，仍是一个非常有价值的辅助检查方法。典型征象多为肢体动脉节段性狭窄或闭塞，病变部位多局限于肢体远侧段，而近侧血管则未见异常；从正常到病变血管段之间是突然发生转变的，即病变近、远段的动脉光滑、平整，显示正常形态；可见"树根"状、"蜘蛛"状和"螺旋"状的侧支血管。

根据大量已有研究，目前对于 TAO 的诊断标准，主要依靠其临床特征。根据改良的 Shionoya 临床诊断标准：典型患者多为 45 岁以下男性，有吸烟史，有腘以下小动脉的闭塞，可以合并上肢缺血或血栓性浅静脉炎，排除吸烟以外的动脉粥样硬化因素。临床表现为肢体远端缺血症状，累及肢体的中、小动脉。据以色列和波兰资料，上肢与下肢同时受累者达 35% ~50%，其中原发于上肢者占 10% ~20%，而我国患者同时累及上肢者较少。有典型临床特征，而要确立 TAO 的诊断时，还必须排除其他引起肢体缺血的疾病。首先需要排除的是动脉粥样硬化性闭塞症，即动脉粥样硬化的高危因素（高脂血症、糖尿病、高血压等）的存在。此外，还需排除动脉栓塞、自身免疫性疾病、血液高凝状态、血管损伤和一些局部病变如腘血管压迫、外膜囊性病变等。

Mills 等认为，结合典型病史和临床表现，以及患肢末端的容积描记检查，即可确诊。其特征是肢端小动脉广泛闭塞，而其近侧的动脉搏动正常，这与动脉粥样硬化闭塞症（除伴有糖尿病或肾衰竭外）的表现截然不同。免疫性动脉炎也可有类似的表现，但通过各项特殊的血液检查，能够加以区别。

七、鉴别诊断

在确定 TAO 的诊断时，根据病变不同时期的特点，应考虑与其他一些疾病相鉴别。①动脉粥样硬化性闭塞症：多发生于下肢，可产生患肢的缺血性临床表现。但其特点是患者大多为老年人，有高血压和高脂血症史，有的还伴有糖尿病，其他动脉如颈动脉、冠状动脉、肾动脉等均可受累，病变多发生于大动脉和中等动脉，X 线检查可发现动脉部位的典型改变。②原发性游走性血栓性浅静脉炎：TAO 也可出现游走性血栓性浅静脉炎，与原发性者相同，只有等到血栓闭塞性脉管炎患者出现患肢缺血症状时，才能加以鉴别。③糖尿病性足坏疽：当肢端出现坏疽时，都应考虑糖尿病的可能性，通过病史和临床表现的分析，以及相应的血液检查，可以明确诊断。④结节性动脉周围炎：本症主要侵袭中、小动脉，患肢可出现类似血栓闭塞性脉管炎的缺血症状，其特点是病变广泛，常累及肾、心等内脏，皮下有沿动脉走向排列的皮下结节，发作时呈暗红色并有疼痛。通过相应的血液检查和结节的活组织检查，能做出鉴别诊断。

八、治疗

处理原则主要是防止病变进展，改善和增加患肢的血液循环。

1. 一般疗法　在血栓闭塞性脉管炎的治疗中，戒烟是所有治疗方法的基础。成功和彻底的戒烟

（包括被动吸烟）患者，其病情通常可得到控制；反之，疾病则进行性加重或有新的病变发生。研究表明，即使每天仅吸烟 1~2 支，也足以使 TAO 患者的病变持续进展，使得原来通过多种治疗业已稳定的病情恶化。

其次，口腔细菌感染的治疗也不容忽视。目前已经证实牙周炎、口腔细菌感染会导致一系列动脉疾病的发生，包括颈动脉粥样硬化、腹主动脉瘤、下肢动脉硬化及血栓闭塞性脉管炎等，控制牙周细菌感染可以有效缓解 TAO 患者的缺血症状，控制疾病进展。

此外，还需防止受冷、受潮和外伤，患肢也不宜过热（热敷、热水浸泡等），以免增加患肢缺血组织的需氧量，而引起肢端溃烂和坏疽。疼痛剧烈时，可酌情暂时使用适当的镇痛剂，但应避免药物成瘾。

患肢的运动疗法对减轻临床症状和体征有一定的疗效。传统的运动方法为患者平卧，先抬高患肢 45° 以上，维持 1~2 分钟，再在床沿下垂 2~3 分钟，然后放置于水平位 2 分钟，并做患足旋转和伸屈活动。如此每次重复 5 次，每天数次。文献报道中对运动疗法的功效，不断给予良好的评价，对这方面的临床研究也在不断深入。他们都认为，血栓闭塞性脉管炎患肢有指导和有计划的体育锻炼（如慢步、踏车等），对患肢的侧支建立、增加血流量或改变血量的分配、改善肌肉组织代谢、调节组织的生化改变、纠正血液流变学的病理变化等，都有一定的功效，特别对早期患者的作用更为明显，主要表现为疼痛的减轻或消失、无痛行走距离的增加和肢端溃疡的愈合等。

2. 药物治疗　理论上可选用的治疗药物，包括激素、抗生素、血管扩张剂、前列腺素、抗血小板药、抗凝和祛聚药物等，但它们的疗效都尚未得到广泛的确可。有些学者提出做动脉内灌注药物溶栓治疗，以改善患肢的血液供应，但文献中的评价至今尚不一致。还有学者们指出，对于那些在原有血栓闭塞性脉管炎基础上，发生急性缺血的患肢，及时去除动脉内新鲜的血栓，是挽救患肢的最佳方法。

此外，中医药治疗血栓闭塞性脉管炎，既可以辨证施治，服用汤药，也可以使用含有活血化瘀功能的中成药，如活血通脉胶囊。

3. 高压氧疗法　有些学者们认为，在高压氧舱内，通过血氧量的提高，可能会增加患肢的供氧量。具体方法是每天进舱 1 次，每次 3~4 小时，10 次为 1 个疗程。间隔 5~7 天后，再进行第 2 个疗程，一般可治疗 2~3 个疗程。

4. 手术治疗　从理论上讲，目前最有效的治疗方法是动脉重建手术，但由于血栓闭塞性脉管炎累及血管的特点，对于常规的血管重建手术来说，常缺乏合适的远端流出道。

（1）腰交感神经切除术：对第一期和第二期患者，可先做腰交感神经阻滞试验，如阻滞后皮肤表面温度升高 1~2℃，则表示患肢动脉的病变以痉挛为主，可切除患侧第 2、3、4 腰交感神经节和神经链，能解除血管痉挛和促进侧支循环形成，常能取得较好的近期效果。

TAO 患者施行腰或胸交感神经切除术可以有效预防截肢并缓解疼痛、促进溃疡愈合，但其长期有效性还值得探索。已有明确报道证实，使用腹腔镜切除腰交感神经治疗下肢缺血与经胸腔镜切除胸交感神经治疗上肢缺血的手术是安全有效的。

此外，可以通过植入电脊髓刺激器来缓解疼痛，其机制包括抑制疼痛性刺激在相应皮片内的连续传输、抑制脊髓内神经递质产物的兴奋和抑制交感血管收缩来持续改善外周血管微循环。虽然脊髓刺激能够有效抑制神经源性疼痛，但在控制皮肤溃疡导致的躯体疼痛方面无效。

（2）血栓内膜剥脱术：仅适用于股 - 腘动脉节段性闭塞，远端流出道血管条件尚好的病例，因此适合本术式的病例不多。术中在剥除血栓内膜后，加用人工血管或自体静脉补片，以扩大管腔，减少术后再狭窄的发生。术后积极抗凝预防血栓形成。

（3）大网膜移植术：1971 年 Casten 和 Alday 提出按大网膜血管分布的走向，在使其血液循环保持正常运行的条件下进行合理的剪裁，使其变成长条状后，由腹腔引出，固定于患肢深筋膜下，以便侧支形成，为缺血组织提供血流。以后由于显微外科技术的开展，又发展成游离血管蒂大网膜移植术，即将游离的胃网膜右动静脉，分别与股浅动脉和大隐静脉或股浅静脉吻合，这样可望使剪裁延长后的大网膜，能通过皮下隧道，延伸到小腿下段。但是，大网膜中的动脉是细小的终末支，供血量有限，而大网膜的结构也有明显的个体差异，如有些脂肪组织肥厚，有的短小等，因存在这些局限性，常使手术遭到失败。本手术在 20 世纪 80 年代曾于国内和国外（主要被印度医生推荐）应用于临床，但此后文献中极少有后续报道。

（4）血管重建术：从理论上讲，目前最有效的治疗方法是动脉重建手术。但由于血栓闭塞性脉管炎受累血管的特点，对于常规的动脉旁路手术来说，常缺乏合适的远端流出道。

动脉旁路术适用于动脉主干局段性闭塞，即闭塞段远侧仍有通畅的动脉通道者。根据病变部位可以分别采用主 - 股动脉、股 - 腘动脉或者膝下动脉旁路，移植血管可采用自体大隐静脉离体后倒置，或者用瓣膜刀破坏其瓣膜后的原位旁路术；也可以利用人造血管。因为病变分布广泛、节段性动脉受累和疾病远端末梢的改变，本症仅不足 5% ~ 25% 的患者能施行血管重建手术，且多为膝下动脉旁路，无良好股 - 腘动脉流出道时也可选择股深动脉作为流出道。而且据文献报道，本症患者即使能做旁路术者，也可因继续吸烟或病情不断进展，使平均通畅时间仅为 2.8 年。

（5）截肢术：对肢端有溃疡或坏死者，应做彻底的清创术，并以清洁敷料保护创口，坏死界线清晰者，可将坏死部分切除；手指的溃疡多可经保守治疗而痊愈，约有 5% ~ 10% 的患者需做指端或远侧指关节切除术；只有肢体已有广泛坏死，疼痛不能忍受或难以控制时，始可考虑截肢术。综合国外文献报道，需要做趾或足远侧段切除者，约占患者的 20%；另有 20% 需做膝下或膝上截肢术。

（6）分期动静脉转流术（静脉动脉化手术）：文献报道，通过大量动物实验和对下肢静脉瓣膜的研究证明分期动静脉转流术可能有效地重建重度缺血患肢的血液循环，并已应用于临床的部分 TAO 病例，取得较好的治疗效果（图 12 - 1）。

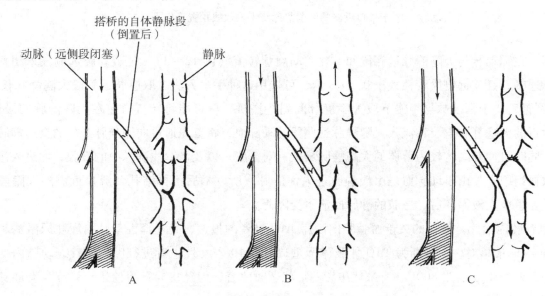

图 12 - 1 分期动静脉转流术机制示意图

A. 建立动静脉瘘；B. 受转流后静脉段扩张，瘘口近、远侧瓣膜均关闭不全；C. 结扎瘘口近侧段，变动静脉瘘为动脉血单向逆行灌注

在开展本手术的初期，将分期动静脉转流术分成3种不同的手术方式。

深组高位：在髂外、股总或股浅动脉与股浅静脉间，建立动静脉转流。4~6个月后，当患肢远侧段缺血症状明显改善或消失时，再打开创口，将该线抽紧打结，阻断转流口近侧的股浅静脉，使动静脉瘘变为动脉血经股浅静脉向远侧单向灌注。本术式操作较为简便，但因吻合口位置较高，术后肢体肿胀较明显。

深组低位：在腘动脉远侧段与胫腓干静脉间，建立动静脉转流（图12-2）。2~4个月后行二期手术，结扎转流口近侧的胫腓干静脉。由于转流口建在两支胫前静脉入口远侧的胫腓干静脉上，所有转流的动脉血，既避开了股-腘静脉中的瓣膜，并能迅速经腓肠肌通向胫腓干静脉的许多小分支，逆向灌注小腿部的缺血组织。此外，重建患肢血液循环后，患肢的静脉血液主要经胫前静脉回流。

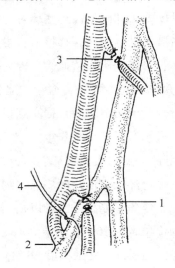

图12-2　胫前动脉与胫前静脉吻合（深组）

1. 切断胫后动脉；2. 胫前动脉与胫前静脉吻合；3. 切断隐

动脉；4. 于瘘口近侧的胫前静脉绕1根丝线预置于皮下

浅组：在腘动脉与大隐静脉远侧段间，建立动静脉转流（图12-3）。凡腘动脉远侧段未闭塞，而大隐静脉通畅，且其远侧段管径大于0.3 cm者，可选用这种手术方法。取患肢近侧段大隐静脉长25~35 cm，倒置后，于腘动脉与小腿下段大隐静脉间斜行搭桥，尽可能将转流口建在大隐静脉的最远端，即内踝附近的大隐静脉上。转流入大隐静脉远侧段的动脉血，将首先通过向深静脉开放的交通静脉进入深静脉，同时可冲开结构较为薄弱的大隐静脉最低一对瓣膜，以及足背浅静脉中的瓣膜，而进入患肢远侧段的缺血组织中。由于动脉血是由浅静脉进入深静脉，所以术后不再结扎转流口近侧的大隐静脉残段，而重建患肢血液循环后，患肢的静脉回流不受障碍。

5. 血管腔内治疗　最初的关于血管腔内治疗TAO患者的报道，是选择性动脉内灌注尿激酶和链激酶。Matsushita最早对一例诊断为TAO伴肢体严重缺血的19岁女性患者进行腔内治疗，动脉内持续灌注尿激酶2万U/h和肝素800U/h。虽然患者的症状暂时改善，但经皮导管溶栓治疗最终没有能够使得闭塞的腘动脉再通。

随着腔内血管技术的蓬勃开展，经皮腔内血管成形术（PTA）已被许多学者选择性地用于TAO的治疗，而针对部分合并血栓的TAO患者，经皮导管溶栓治疗（CDT）和经皮机械性血栓清除术（PMT）对于挽救部分濒临坏死的肢体，都取得了一定的疗效。尽管目前对于TAO患者血管重建仍然推荐应用自体静脉旁路术，但对于那些需行自体静脉旁路术但肢体远端无良好流出道，或自身无法提供良好静脉移植物的患者，可以选择 PTA 治疗。

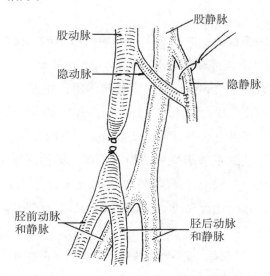

图 12 – 3　隐动脉与隐静脉吻合（浅组）

切断股动脉：隐动脉与隐静脉吻合；于瘘口近侧的隐静脉绕 1 根丝线预置于皮下

九、预后

血栓闭塞性脉管炎虽然常在肢端造成严重的损害，甚至截肢而致残，但是本症并不侵袭冠状动脉、脑动脉和内脏动脉。因此，本症对患者的预期寿命并无显著的影响。综合国外文献报道，患者的 5 年生存率和 10 年生存率，分别为 97% 和 94%；5 年截肢率约为 11%，而 20 年截肢率达到 23%。

（王丽婷）

第三节　单纯性大隐静脉曲张

单纯性下肢浅静脉曲张是指病变范围仅限于下肢浅静脉者，包括大隐静脉、小隐静脉及其分支，以大隐静脉最多见。病变的浅静脉表现为伸长、扩张和蜿蜒屈曲，多发生于持久从事站立工作和体力劳动的人群。

一、解剖和病理生理

下肢静脉包括浅静脉、深静脉和交通静脉 3 个系统。浅静脉系统由大隐静脉、小隐静脉及其分支组成。大隐静脉是人体中最长的静脉，起自足背静脉网的内侧，沿小腿和大腿的内侧上行，位于深筋膜的浅面，在大腿根部隐静脉裂孔处穿过筛筋膜，汇入股总静脉。隐 – 股静脉汇合处的体表投影，在耻骨结节外下方 2.5~3.5 cm 处。大隐静脉进入深静脉之前，一般有 5 个属支，即旋髂浅静脉、腹壁下浅静脉、阴部外浅静脉、股内侧浅静脉和股外侧浅静脉。小隐静脉起自足背静脉网外侧，沿小腿背侧上行，多数在腘窝横纹上 2.5 cm 处汇入腘静脉，少数直接汇入大隐静脉。小隐静脉进入深静脉的平面有较多的变异，其平面可相差 10 cm。大隐静脉和小隐静脉之间有一些分支互相连接。下肢浅静脉和深静脉之间有交通静脉存在，可分为 4 组，即踝部、膝下、膝上和大腿部交通静脉，引导浅静脉中的血液回流入深静脉。在临床，踝部交通静脉最为重要，一般在内踝有 3～4 支、外踝有 0～2 支，均直接穿过深、浅筋膜分别在皮下形成网络，然后有分支进入大隐静脉主干，在深部与胫后静脉和腓静脉连通。踝部的交通静脉与溃疡形成有密切关系。

正常静脉壁有 3 层结构：内膜很薄；中膜有丰富的平滑肌细胞和细胞外基质（主要成分为胶原纤维和弹性纤维），平滑肌细胞层与胶原纤维环形层叠排列，弹性纤维呈环形连续性分布，构成静脉壁规则的骨架结构，对维持静脉血管的张力和弹性起最重要的作用；外膜中大量成纤维细胞，平滑肌细胞、胶原、毛细血管堆积成团，与周围疏松结缔组织界线不清。静脉壁的主要细胞外基质可分为胶原、弹性蛋白、糖蛋白、蛋白聚糖和糖胺多糖五大类，均属于蛋白类难溶的大分子。它们与细胞黏合在一起并交织成有序的网状，共同维持血管壁的正常结构和功能。胶原和弹性纤维是静脉中含量最高的细胞外基质，构成细胞外基质的骨架结构。一般来讲，浅静脉的肌层远较深静脉发达；静脉管径越粗，肌层也越厚。小腿远侧浅静脉和深静脉的管壁比近侧浅、深静脉薄，又因远侧静脉压力高于近侧，所以浅静脉曲张容易发生在小腿的浅静脉分支。

在下肢浅、深和交通静脉中，都有数目不等和强弱不同的瓣膜存在。瓣膜是极为纤细的结构，厚 0.1～0.2 mm。绝大多数正常的静脉瓣膜均呈双瓣叶型，由两个对称的瓣叶组成，每个瓣叶各占静脉管腔的一半。瓣叶由内膜折叠而成，呈半椭圆形，内皮细胞下还有少量平滑肌细胞、结缔组织和神经纤维等。每个瓣叶的弧形边缘固定于管壁上，称附着缘；半椭圆形瓣叶的横形边缘呈半挺直游离状态，称游离缘。游离缘的两端与附着缘相交处称交会点；瓣叶与管壁之间的潜在空隙称瓣窝（瓣膜袋）。每个瓣叶在游离缘两侧各有 1 个交会点，各与相对称的另一个瓣叶的相邻交会点紧密贴近，称瓣叶会合处。当血液向心回流时，两个瓣叶平整贴附于静脉内壁，以保持回流通畅；血液倒流时，瓣窝首先被血液充盈，两个相对的瓣叶互相膨出于管腔正中并拢，形成水式密闭状态，在浅、深静脉中，瓣膜制止血液由近侧向远侧倒流，在交通静脉中，阻止血液由深静脉向浅静脉倒流。

单纯性大隐静脉曲张一般不累及小隐静脉，只有当大隐静脉曲张进展到一定程度后，才可能通过与小隐静脉连通的分支，使小隐静脉及其分支发生曲张性病变。但是在更为多见的情况下，小隐静脉曲张则是股－腘静脉中瓣膜功能不全，发生血液倒流性病变的结果。

二、临床表现

单纯性大隐静脉曲张所引起的症状和体征一般并不严重，主要表现为下肢浅静脉蜿蜒、扩张和迂曲。在浅静脉开始扩张的阶段，因为静脉外膜感受器受到刺激，而有酸胀、不适和疼痛等感觉，在站立时症状明显，行走或平卧后消失。单纯性大隐静脉曲张的早期常以症状为主，后期则以浅静脉曲张和因此所引起的并发症为主。单纯性大隐静脉曲张除非病情严重，病程进展到后期，已酿成交通静脉瓣膜关闭不全外，多无患肢特别是小腿下段踝关节部位肿胀。如果出现肿胀，就应考虑有深静脉病变存在的可能。患肢肿胀一般在晨起时明显减轻，甚至消退，午后肿胀出现。当病变进入后期，特别是交通静脉瓣膜遭到破坏，或者是存在深静脉病变时，才多发生踝部皮肤营养障碍性病变。小腿下段交通静脉功能不全性倒流，常是深静脉病变所致。

单纯性大隐静脉曲张后期所引起的并发症，除足靴区皮肤营养障碍性病变外，还有浅静脉血栓性静脉炎、曲张浅静脉破裂出血（自发性和外伤性）等。

三、检查和诊断

根据下肢浅静脉曲张的临床表现，诊断并不困难，但需做必要的检查，以明确下肢浅静脉、深静脉和交通静脉系统的情况，才能做出正确的诊断，并为采取有效的治疗方法提供可靠的依据。

传统的检查方法包括屈氏试验、潘氏试验和伯氏（Pratt）试验。①屈氏试验：患者取平卧位，下肢抬高使曲张的浅静脉排空，在大腿根部扎止血带以压迫阻断大隐静脉，然后让患者站立，在10秒内解除止血带，如果患肢自上而下地出现浅静脉曲张，则提示隐股静脉瓣膜功能不全。同样，在腘窝部扎止血带，可以检测小隐静脉瓣膜的功能。如果在未解除止血带以前，就可见在止血带远侧的曲张浅静脉于30秒以内迅速充盈，则表明有交通静脉瓣膜关闭不全。正常人在扎止血带30秒以后，才会使已排空的浅静脉重新充盈。②潘氏试验：在大腿扎止血带，压迫阻断大腿部的大隐静脉主干，嘱患者用力踢腿或下蹲运动10余次，或者行走数分钟。由于下肢活动后肌肉收缩，浅静脉血液向深静脉回流，而使曲张浅静脉排空。若患肢活动后浅静脉曲张更加明显，或者引起酸胀或疼痛，则表明深静脉回流受阻。③伯氏试验（交通静脉瓣膜功能试验）：患者取仰卧位，抬高患肢，在大腿根部扎止血带，先从足趾向上至腘窝包绕第1条弹性绷带，再从止血带处向下缚第2条弹性绷带。然后使患者站立，向下解开第1条弹性绷带，一面向下继续包绕第2条弹性绷带，如果在两条绷带之间的空隙内出现曲张浅静脉，即提示该段有功能不全的交通静脉存在。这些检查的手段比较粗糙，不能提供有关病情的全面和可靠的资料，目前在临床已很少采用。

下肢浅静脉曲张患者在门诊的初次检查，一般可采用SPG（应变容积描记–静脉流出量/静脉容量，VONC）和PPG（光电容积描记–静脉压恢复时间，VRT）。SPG可检测下肢深静脉是否通畅，检测时患者平卧，患肢抬高45°。在大腿上部绑以气袋，并将应变容积描记仪的传感器包绕于小腿中段。将气袋充气至31 kPa，使静脉回流阻断，而动脉血流仍然畅通。此时血液淤积于小腿静脉丛中，小腿容积增加。维持充气2秒后立即放气，使静脉排空，小腿容积缩小。通过记录仪记录容积变化曲线，从而计算出容积增加的百分数（VC），以及放气后最初2秒内每分钟排出血液的容积百分比（VO）。若深静脉有阻塞，静脉容积较正常人增加，而排空则较正常人明显延迟。VO和VC值可查阅坐标图得出结果：①正常深静脉回流，VC和VO值均在坐标图模糊条带上方。②回流受阻，VC和VO值在模糊条带下方。③可疑回流受阻，VC和VO值在模糊条带中。PPG能分辨出大隐静脉、交通静脉和深静脉瓣膜功能不全等不同的病变。做PPG检查时，患者坐于床沿，双腿下垂，将探头置于内踝上方5 cm处，避开浅静脉。嘱患者做足背屈活动5次，因腓肠肌收缩，静脉压降低，曲线下降；停止活动后静脉重新充盈，曲线回升。正常人静脉充盈较慢，一般应超过20秒。深静脉有倒流性或回流障碍性病变时，静脉再充盈时间均小于20秒，甚至不足10秒。检测时观察曲线下降后再逐渐上升到原基线水平，根据检测仪内的数字器计算出静脉重新充盈时间（VRT_0），然后分别在膝下和小腿下端扎止血带重复检测，得出VRT_1和VRT_2。①$VRT_0 > 20$秒，提示瓣膜功能正常。②$VRT_0 < 20$秒，$VRT_1 < 20$秒，提示大隐静脉瓣膜功能不全。③$VRT_0 < 20$秒，$VRT_1 < 20$秒，$VRT_2 > 20$秒，提示交通静脉瓣膜功能不全。④$VRT_0 < 20$秒，$VRT_1 < 20$秒，$VRT_2 < 20$秒，提示深静脉瓣膜功能不全。有文献分析了1 500余条下肢检测的结果，发现SPG的正确率与深静脉造影检查相等；PPG的敏感度为86.8%，准确率为80.6%，特异度为50%。PPG假阳性率较高与检测时患肢动作不协调有关，如患足背屈强度不够，可使腓肠肌静脉丛排空不全，以致缩短VRT。此外，部分患肢的小腿肌肉泵功能不全，也使VRT缩短，出现假阳性。

在临床广泛应用的双功彩超，对诊断单纯性大隐静脉曲张和鉴别是否同时存在深静脉病变，都有较高的准确率，一般采用 7.5 ~ 10 MHz 探头检测。实时灰阶二维超声的静脉图像表现为：短轴切面呈椭圆形壁薄而柔软的液性暗区，长轴切面呈从近心端至远心端逐渐变细的管腔结构，在邻近隐 - 股静脉交界处的远侧，可见随呼吸而启闭的隐股静脉瓣，探头稍加压力可使该静脉的管腔完全闭塞。正常大隐静脉的多普勒频谱表现为随呼吸而改变的期相性血流，吸气时血流速度变慢，呼气时则增快。彩色血流成像（CDFI）表现为静脉腔内被向心的血流所充满，其颜色和亮度取决于血流的速度和方向。判断大隐静脉有无倒流时，可做血流增加试验，如屏气试验（Valsalva）、人工挤压试验、气囊加压和释放试验等。血流增加试验时，若多普勒出现反向血流频谱，并且其时间大于 0.5 秒，则可判断为瓣膜关闭不全引起的血液倒流性病变。另外，还可从 CDFI 加以判别，即做血流增加试验时，反向彩色血流持续的时间大于 0.5 秒，也表示受检的大隐静脉有血液倒流。

传统的观点认为，下肢深静脉顺行造影是诊断下肢浅、深和交通静脉系统病变的金标准。但是目前无创性检查，特别是双功彩超，已能替代静脉造影术，对下肢静脉疾病（包括单纯性大隐静脉曲张）做出正确的诊断，并为治疗方法的选择提供可靠的依据。只有在少数情况下，如下肢先天性静脉畸形等，才可能需要做造影检查。此外，彩超检查在许多方面明显优于静脉造影术。前者是无创性检查，不需造影剂，因此可避免在造影过程中误伤静脉、药物过敏反应和 X 线对患者的损伤等不良后果。彩超检查因为是无创性，所以可重复采用，对患者无不良反应。彩超检查唯一的不足之处，是检查结果的准确性，与检查者的业务水平和临床经验有直接的关系。做顺行造影时，于踝部上方扎止血带后，穿刺足背浅静脉朝近侧方向注入造影剂，然后，通过监视的电视屏幕观察静脉系统的显影情况。由于患肢浅静脉已被阻断，所以造影剂经交通静脉进入深静脉，使小腿深静脉首先显影，如果小腿交通静脉瓣膜功能完好，远侧段大隐静脉不会同时显示，直到深静脉中的造影剂上行入股总静脉后，造影剂才会通过关闭不全的隐股静脉瓣，倒流入大隐静脉使其全程显影，并可见程度不同的曲张情况。正常的深静脉除显示全程通畅外，其管径由远侧向近侧逐渐增大、轮廓光滑、瓣膜所在部位呈现竹节状膨隆外形。

下肢浅静脉曲张的患者，在确诊为单纯性大隐静脉曲张之前，必须排除下列几种疾病：①下肢深静脉倒流性病变。②下肢深静脉回流障碍性病变。③下肢动静脉瘘。后天性动静脉瘘多由创伤引起，仔细询问可发现患肢有受伤史，局部可扪到持续性震颤，听诊时可闻及持续杂音。如果是先天性者，患肢常有明显增长和增粗、毛发增多等临床表现。先天性或后天性动静脉瘘都引起浅静脉曲张，因静脉内受动脉血灌注，还有皮肤温度升高；抬高患肢后，浅静脉曲张的程度并不减轻或消失；静脉穿刺可抽出颜色鲜红的动脉血液。

四、治疗

1. 保守治疗　保守疗法的适应证为：①范围较小、程度较轻而又无明显症状者。②妊娠期妇女。③全身情况不佳，重要生命器官有器质性病变，估计手术耐受力很差者。④年龄大，又不愿手术者。传统的方法是采用弹性绷带或弹力袜，压迫下肢（主要是小腿）的曲张浅静脉，并促使深静脉血液回流，以减轻患肢肿胀、胀痛或沉重感。目前以循序减压弹力袜（GEC）的效果最好，分为短筒、长筒和连裤袜三种，可根据病情的需要而选用。GEC 的设计是在踝部施加的压力最大，然后越向近侧压力即逐步降低，以达到促进血液回流和防止倒流的目的。对单纯性大隐静脉曲张患者，GEC 在踝部的压力一般为 1.064 ~ 1.33 kPa（8 ~ 10 mmHg）。晨起时穿着，睡觉时脱去。在国内临床广泛采用的治疗静脉倒流性和回流性障碍性疾病的药物为：①强力脉痔灵（又名迈之灵），其成分含马栗树籽的提取物七叶皂苷素，主要的药理作用是抗渗透作用；改善静脉的血流动力学和改善静脉功能（使弹性和收缩性恢复正常）。因此，有减轻或消除患肢肿胀、酸胀，减轻皮肤营养障碍性病变等功效。②地奥司明（爱脉朗），主要成分为黄酮和橙皮苷等，具有保护血管和提高静脉张力、增加淋巴回流、改善毛细血管通透性等功效。保守治疗仅能延缓浅静脉曲张的病变进程、减轻临床症状和体征，而不能根治浅静脉曲张性病变。Zajowski 等和 Hiraimm 等报道，踝部压力为 20～30 mmHg 时，即有显著消除水肿的作用。但是其效果是暂时的，只有在穿着时才有疗效，大约仅半数患者能长期坚持做压迫治疗。

2. 硬化剂注射和压迫包扎疗法　其目的在于使曲张浅静脉的管壁相互粘连而愈合，机化后形成条束状纤维化结构，以闭塞其管腔，不会因形成血栓再通而复发。硬化剂注射疗法治疗下肢浅静脉曲张起自 19 世纪中期，它原是将具有腐蚀性的药液直接注入下肢曲张的浅静脉，因静脉内膜损伤后发生结缔组织增生，使扩张的管腔纤维化闭塞。长期以来，注射疗法一直被认为是一种操作方便、价格低廉、容易推广的优选方法。随着有关基础知识的深入认识，以及临床病变类型和处理方法的进步和更新，对注射疗法的应用价值也有了新的看法和评价。

硬化剂注入曲张的浅静脉后，直接与内膜接触，使内皮细胞受损脱落，其下的胶原组织裸露，引起血流中的血小板和各种凝血因子在此处凝聚，并因凝血因子Ⅻ等的激活导致血栓形成。随后，毛细血管和成纤维细胞等长入血栓，发生血栓机化，终使静脉管腔因纤维化而闭塞。这个过程一般可在 2 周内完成。若硬化剂注入后，静脉管腔内血栓形成过度，可激发腔内和血管周围明显的炎性反应，导致血栓的继发性再通，从而使浅静脉曲张复发。因此，理想的硬化剂应该是注入静脉后，不引起大量的血栓形成，主要是使管腔发生纤维化而闭塞。

（1）硬化剂的选取：合乎理想的硬化剂必须具有无毒性、无过敏性、无痛、无副作用、损伤内膜后主要引起纤维化等特点。自 1966 年以来，不断有新的硬化剂相继问世，临床常用的各种硬化剂，在导致纤维性病理变化的能力、浓度、剂型和致痛等方面各有差异。作用较弱的硬化剂主要为铬酸盐甘油、0.25%～1% 聚多卡醇、0.25%～0.5% 十四烷基硫酸钠、20% 高渗生理盐水和 66% 高渗葡萄糖液等，多用以治疗毛细血管扩张和网状浅静脉曲张；作用较强的硬化剂则为 4%～8% 碘溶液、1%～3% 十四烷基硫酸钠和 2%～4% 聚多卡醇等，用以治疗隐静脉主干、隐-股（腘）段交界处和交通静脉的倒流和曲张。近来在临床采用聚多卡醇泡沫制剂，其特点为注入后可在局部停留较长的时间，而不会很快被血流稀释和冲散，因此，它对内膜可维持较长时间的作用，更不易流入深静脉引起血栓形成等不良后果，它的疗效较聚多卡醇强 4 倍以上，不良反应也极少。聚多卡醇 0.5 mL 可产生泡沫制剂 2 mL，所以其浓度较低，在血管周围引发的毒性反应很小。目前在临床已有多种泡沫制剂，用于毛细血管扩张、网状浅静脉曲张、交通静脉和隐-股段交界处等。

（2）注射疗法的适应证：注射疗法是治疗下肢浅静脉曲张一种可供选用的优选方法，但注射疗法决不能被滥用，更不能替代手术治疗。Bergan 指出，注射疗法对治疗下肢分支浅静脉的曲张有效，而大的曲张浅静脉团、大（小）隐静脉主干曲张伴明显倒流和膝以上的浅静脉曲张，均以手术治疗为宜；注射疗法对手术后残留的浅静脉曲张、管径在 4 mm 以下的曲张浅静脉，以及膝以下的浅静脉曲张，有较好的疗效。有些学者认为，对年老、体弱的患者，注射疗法是优选的治疗方法。

国际静脉病学会联盟提出的适应证如下几种。①毛细血管扩张症：注射疗法是选用的方法。②非隐静脉主干的明显曲张浅静脉：注射疗法是手术以外的另一种可选用的方法。③交通静脉：对注射疗法的疗效学者的看法尚不一致。④大隐静脉主干：不少学者对注射疗法的效果提出质疑，认为临床实践证明，手术的远期疗效远优于注射疗法。⑤小隐静脉主干：可根据曲张的严重程度、股-腘段有无明显倒流等，考虑选用注射疗法是否合适。

Partsch 等对全球各静脉病学会成员发出询问函件调查的结果表明，①大隐静脉主干：主张做手术治疗者占 71%，做注射疗法者占 18%，做两者联合治疗者占 11%。②小隐静脉主干曲张：采用手术治疗者占 67%，做注射疗法者占 24%，做两者联合治疗者占 9%。③交通静脉功能不全：做手术者占 49%，做注射疗法者占 37%。④网状浅静脉曲张：做注射疗法者占 94%。Galland 等对英国和爱尔兰各血管外科学会成员信访的结果显示：①对下肢近侧段静脉主干无明显倒流性功能不全者，采用注射疗法治疗者占 70%。②有近侧静脉主干有倒流者，77% 先做相应制止倒流的手术，然后辅以注射疗法。

（3）注射疗法的临床操作：在国外有 3 种常用的方法。第一是 Tournay 法，患者取仰卧位，先于患肢近侧段有倒流的静脉主干注入硬化剂，然后顺行向下做硬化剂治疗，最后治疗毛细血管扩张的部分。术毕将患肢做压迫包扎数天。第二是 Sigg 法，患者先取直立位，穿刺曲张浅静脉能抽出血液，确定针头在腔内后，再让患者平卧，排空血液后即注入硬化剂。注射部位由远侧开始，然后逐步移向近侧段。术后患者用较强的弹性敷料，做较长时间的压迫包扎。第三是 Fegan 法，首先处理功能不全的交通静脉，然后将注射分别向近侧和远侧扩展。本方法基本不处理浅静脉主干和隐 - 股段交界处，应首先在向其深面与其相通的网状浅静脉注入硬化剂。

国内的操作方法，一般是先让患者直立数分钟，使曲张的浅静脉怒张，标记注射点，尽量做一次性硬化剂治疗，注射点可多达 8~10 处。有些学者先在大腿近侧段扎止血带，定位注射点后，让患者平卧，由远侧向近侧逐一穿刺曲张的浅静脉，抽吸有回血后松开止血带，使静脉段中的血液排空，注入硬化剂 0.5 mL。拔出针头，并用手指压迫 1 分钟。

学者们一般主张术毕时，将患肢做压迫包扎。其目的在于压缩受注射的静脉段，使其管腔尽量缩小，以免血栓过度形成，从而促使管腔发生纤维化闭塞。但是，各家对压迫包扎的做法相距甚远。有的学者从来不做包扎；有的学者只在隐静脉主干和大的曲张浅静脉做硬化治疗后才给予包扎；有的学者则将做硬化注射者都做压迫包扎。此外，包扎的时限也各不相同，有的学者只包扎数日，而有些学者则包扎数周之久。

在超声引导下腔内置管注入泡沫制剂的疗法，已在临床广泛开展。导管置入的部位和注射的全过程，都可通过超声显像予以监控。逐一用于隐静脉主干、交通静脉和隐 - 股（腘）交界处的硬化治疗。其疗效良好，术后并发症如硬化剂外溢、组织坏死等都极为少见。

（4）注射疗法的并发症：常见的并发症包括硬化剂过敏和毒性反应、硬化剂外溢或误注入血管外组织、静脉和静脉周围炎、皮肤色斑、皮下硬结等。Conrad 等报道了 16 804 条下肢做注射疗法后，并发色斑、溃疡和过敏反应者占 0.2%，并发皮下硬结者占 0.04%，并发深静脉血栓形成者占 0.02%。

硬化剂注射后血栓形成过度，或者腔内和周围有炎性反应者，常发生皮肤色斑，多与所选用的剂型、作用的强弱、浓度和注射剂量呈正相关。此外，患肢近侧段静脉主干和倒流性病变未做处理者，也易出现皮肤色斑，因为在此情况下，依旧存在的静脉高压，可使管腔内的硬化剂外溢。色斑多于数周内逐步消退，仅约 1% 可持续 1 年以上。皮下硬结多由新生的毛细血管扩张引起、常与炎性反应和血栓形成有关，一般可在 3~12 个月内消退。硬化剂外溢严重者，可导致溃疡形成，硬化剂的浓度越高，溃疡的发生率也越高。学者们认为，在超声引导下，通过腔内置管注入低浓度的硬化剂即可避免并发溃疡。

一般认为，硬化剂注射疗法是操作简便、疗效良好、可在门诊进行治疗的一种微创方法，在临床上深受医师和患者的欢迎。Sarvananthan 等报道，注射硬化剂（包括泡沫制剂）的疗法自 19 世纪初应用以来一直受到学者们的质疑。他们收集文献中共 10 819 例患者，其中并发脑血管意外（CVA）者 12 例，并经脑影像学检查确诊；一过性脑缺血发作（TIA）9 例。有神经性症状的共 97 例（0.90%），包括 TIA、视力和言语障碍；有发作性偏头痛的 29 例（0.27%）。一般注入硬化剂后数分钟或数小时发生神经性并发症，但也有少数患者在治疗 5 天后发作。病情严重者可以致命。有学者指出，有先天性心脑疾病者，发生神经性并发症的概率增高，关于这种脑血管并发症，应该在临床做深入的研究，以确定本疗法的实用价值。

（5）重视浅静脉曲张病因的判别：下肢浅静脉曲张是一种临床表现，可由各种不同的病因引起。因此，找出浅静脉曲张病因，然后采取针对性的相应治疗，是十分关键的问题。许多浅静脉曲张是深静脉的病变引起的，如深静脉瓣膜功能不全时，可因深静脉血液倒流导致深静脉高压，继而破坏交通静脉的瓣膜，使血液从深静脉倒流入浅静脉，造成浅静脉曲张，也可同时破坏隐 - 股（腘）静脉瓣，使隐静脉发生曲张。在这种情况下，只做注射疗法并不能取得治疗的效果。

3. 手术治疗　确诊为单纯性大隐静脉曲张，凡是有较明显的临床症状和体征者，只要能耐受手术，都应施行手术治疗。传统的手术方法为大隐静脉高位结扎加主干剥脱术，并切除蜿蜒、扩张的属支。做高位结扎时，应同时将主干的 5 个分支，即旋髂浅静脉、腹壁下浅静脉、阴部外浅静脉、股内侧浅静脉和股外侧浅静脉，均予以切断和结扎，以防止术后患肢复发浅静脉曲张。切除不尽的曲张浅静脉，可做硬化剂注射治疗。如果小隐静脉也有曲张性病变，应该做同样处理。踝部交通静脉功能不全发生倒流者，如果局部组织比较健康，可施行筋膜上交通静脉结扎；若局部有皮炎、广泛纤维化硬结，特别是有溃疡形成等营养障碍性病变，则需做筋膜下交通静脉结扎术，以防止创口感染。

手术后，患肢是否要长期穿戴循序减压弹力袜，以防止静脉倒流病变的复发，至今学者们对此尚存争议。大多数学者们认为，术后长期穿戴弹力袜是防止病变复发，以及长期保持满意疗效所必需的措施。但另有一些学者认为，术后长期穿戴弹力袜，对患肢术后并无好处。有学者报道，通过临床研究发现：①防止术后患肢 DVT 形成、促使踝部溃疡愈合、患肢有明显肿胀、胀痛而影响生活和工作能力者都应较长期穿戴弹力袜。②术后临床症状和体征明显好转者，穿戴弹力袜最长不超过 4 周。

学者们曾提出一些改进手术的措施：①"保守性血流动力学手术"，即先用超声扫描找出由深静脉向浅静脉倒流的部位，然后予以结扎阻断，保留 GSV 及其分支。本手术操作简单，并发症少，但术后复发率高，未在临床推广应用。②其他还有腔内电灼和冷冻治疗 GSV 曲张者，但因疗效不肯定，又有一些不良并发症，所以未被推广。

一些学者们通过临床研究，对传统的大隐静脉高位结扎加剥脱术，提出一些新的观点和改进措施。Koyano 等对 203 例诊断为单纯性大隐静脉曲张的患者，共 337 条患肢，采用多普勒超声检查的结果，发现大隐静脉曲张可分为 5 种类型。第 1 型为大隐静脉整段全程倒流，占 66.3%；第 2 型病变局限于大腿根部到小腿近侧的大隐静脉段，占 24.3%；第 3 型局限于大腿部的大隐静脉段，占 4.2%；第 4 型局限于隐 - 股静脉交界处及大腿根部的分支，占 3.2%；第 5 型隐股静脉瓣无倒流，病变局限于大隐静脉的某些节段部位，占 2%。小隐静脉曲张也可分为 4 型：第 1 型为整段全程倒流，占 52.9%；第 2 型倒流至小腿远侧，占 17.1%；第 3 型倒流至小腿近侧，占 28.6%；第 4 型隐 - 腘静脉交界处无倒流，病变局限于某些节段内，占 1.4%。他们主张，手术时只需将有倒流性病变的隐静脉段做选择性的切除。他们报道一组 309 条单纯性大隐静脉曲张的患肢，除 66.3% 有整段全程血液倒流性病变外，其余的患肢均为节段性病变，即只是在部分大隐静脉主干中，有瓣膜功能不全所致的血液倒流。因此，他们提出采用"选择性大隐静脉剥脱术"，即手术时只剥脱或切除有病变的部分。他们对 189 条大隐静脉整段病变者，施行传统的剥脱术，对另 80 条节段性病变者，做选择性剥脱术，术后平均随访 3.2 年，前者疗效良好的占 96.7%，后者为 97.1%。他们指出，选择性大隐静脉剥脱术不但手术范围小、创伤反应少、隐神经损伤率低（4.8%），而且能保存无病变的大隐静脉段。Labropoulos 等在临床研究中，采用多普勒超声和双功彩超等仪器，对 187

例（187 条患肢）大隐静脉曲张患者，分别于隐股交界处、大腿、膝和膝下 4 个节段进行检测，结果发现：①大隐静脉整段全程倒流者占 49%。②大腿部有倒流者占 71%，膝部占 77%，膝下占 28%。③大隐静脉整段全程无曲张，而仅有其分支曲张者占 18%。④大隐静脉主干曲张者中，在临床检查时约有 32% 未见曲张，只在双功彩超检查时才被发现。⑤有交通静脉功能不全的患肢占 28%，在大腿部这些功能不全的交通静脉，绝大多数直接进入大隐静脉（93%）；在小腿上段的交通静脉，约有半数直接与大隐静脉相连接（56%）；所有位于小腿中段和远段的交通静脉，均不与大隐静脉相通，只与其分支连接。⑥不与大隐静脉相连接的交通静脉，可在局部引起浅静脉曲张。

五、并发症的处理

单纯性下肢浅静脉曲张一般在发病较长时间以后，才可能发生一些并发症，主要包括血栓性浅静脉炎、湿疹和溃疡形成、出血等。

1. 血栓性浅静脉炎　曲张的静脉内血流相对缓慢，轻微外伤后就容易激发血栓形成，在一段曲张的浅静脉骤然出现红、肿、热、痛，范围较大和反应剧烈者，可有体温升高。此时可穿弹力袜，维持日常活动，局部可用热敷，不必用抗生素，因为炎症并非感染性。如果发现血栓扩散，特别是有向深静脉蔓延的可能时，应施行大隐静脉高位结扎术。

2. 湿疹和溃疡形成　下肢静脉淤血、血液含氧量降低，使皮肤发生退行性变化；因毛细血管破裂而有色素沉着；局部抵抗力削弱，容易继发慢性硬结性蜂窝织炎，常有瘙痒和湿疹，这是溃疡形成的先兆症状。仅有浅静脉曲张不易酿成上述变化，但如交通静脉瓣膜一旦破坏，深静脉缺氧血液直接倒流，病程演变将迅速进展。踝上足靴区是离心较远而承受压力较高的部位，又有恒定的交通静脉，所以是好发部位。典型的表现是在踝上区，多数在内侧，有面积不等的色素沉着区，皮肤光薄而呈暗红色，汗毛稀疏，常有湿疹和溃疡。因为湿疹大都伴有严重的瘙痒，且局部有渗液，容易继发葡萄球菌或链球菌感染，伴有疼痛、渗液等症状。除位于踝上内侧的典型溃疡外，外踝和胫前区也可发生溃疡形成，除少数为外侧交通静脉倒流外，多数为浅静脉倒流所致，检查时，通常可见到有 1 支曲张浅静脉通向这些溃疡，在手术时应将这支曲张的浅静脉做高位结扎。处理方法：①局部应避免药物刺激，换药时可用 75% 乙醇溶液和等渗盐水棉球，敷料可用盐水纱布、凡士林油纱布或干纱布。②全身应用广谱抗生素来控制感染。③用弹性绷带或穿弹力袜控制静脉高压，休息时强调抬高肢体，略高于心脏平面，促使静脉血回流。④及时解决静脉曲张和交通静脉瓣膜功能不全。

3. 出血　足靴区萎缩的皮肤纤薄，其下有许多小静脉承受高压处于怒张状态，或者在溃疡底面几乎都有交通静脉瓣膜功能不全，如果在站立时不能耐受静脉高压，或者即使遭受极为轻微的损伤，就会穿破而并发出血。出血是相当危险的并发症，因为压力较高，相当于心脏与踝之间距离的流体静压，加上静脉管壁又无弹性，很难自行停止，必须紧急处理。应抬高患肢和加压包扎止血，如明显破裂的静脉清晰可见，可予缝扎止血，以后再做根治性手术治疗。

六、大隐静脉手术后的复发

下肢浅静脉曲张是外科最常见疾病之一。有些学者指出，于隐 - 股静脉交界处（SFJ）做高位结扎 + 切断后，在其周围肉芽组织中，因血管新生（NV）形成许多连接深、浅静脉的血管，可在数年内逐步扩张，使深静脉中的血流倒流入浅静脉，引起曲张静脉复发。

有研究对 42 例 SFJ 手术后复发者，共 49 条下肢，手术前做彩超和 APG 等检查，发现所有患肢大腿根部均有静脉血液倒流；新生血管包括细小单支（管径<3 mm）、较粗单支（管径>3 mm）、多发小支等类型，连接股总静脉和曲张浅静脉，其中多发小支型占 94%；取出标本做组织切片检查发现，多数小血管壁中，内膜和外膜分界不清楚，并且缺乏弹性纤维，表明这是 NV 形成的小血管。他们总结临床结果，认为 NV 是造成术后复发的主要原因。

　　为防止术后 NV 的发生，学者们提出一些手术方法，已在临床试用并取得一定疗效，如：①术后在 SFJ 的残端覆以一片筋膜或人造组织补片（涤纶、PTFE 等）。②局部应用 NV 抑制剂。③用腔内手术使 SFJ 闭塞，防止或减轻 NV（激光等）。文献报道，De Maeseneer 等将术后复发静脉曲张再次手术的患者分为 2 组：Ⅰ组，共 33 条下肢，做腹股沟部曲张静脉（包括大腿段曲张静脉）切除术；Ⅱ组，共 35 条下肢，于原 SFJ 残端置硅胶补片。术后第 1 年和第 5 年，分别以彩超随访复查结果，第 1 年复发静脉曲张者，Ⅰ组为 24%，Ⅱ组为 12%，其中发生 NV 者Ⅰ、Ⅱ组分别为 27% 和 6%；第 5 年则Ⅰ、Ⅱ组分别为 58% 和 26%，其中发生 NV 者分别为 45% 和 9%。他们认为，利用补片可有效防止术后复发浅静脉曲张。

　　关于 NV 是术后静脉曲张复发的原因，有些学者一直坚持不同的意见。Viani 等和 Turton 等报道，术后复发与 NV 有关者，仅占 3.2% 和 4%。El Wajah 等指出，引起术后静脉曲张的小血管，是原有的细小静脉，因血流动力异常而扩张，并不是 NV。

　　2013 年，Casoni 等报道，下肢浅静脉曲张患者发病后主要有深静脉向浅静脉的倒流，但病情发展到一定程度后，远侧浅静脉以正向血流方式将血液回流到深静脉，还有部分手术未触及的浅静脉也需要通过深静脉向心脏回流。经典的大隐静脉高位结扎术同时结扎了部分功能正常的分支静脉血管，如腹壁浅静脉、会阴部静脉等，从而妨碍了浅静脉系统的回流。因此他们认为，浅静脉系统的高压可能是浅静脉曲张复发的重要原因。另外，传统的大隐静脉高位结扎术切口较大、层次较深、解剖范围较广，带来的炎症反应较重，而炎症反应是促进复发的又一重要因素。早在 20 世纪 80 年代，Glass 等首先提出大隐静脉手术后新生血管生成反应对于术后复发有重要作用。Lefebvre - Vilardebo 等研究证实，大隐静脉手术后，超声检查可见有多条 1～4 mm 管径的微小静脉回流到隐 - 股静脉汇合处的淋巴结。高位结扎术破坏和结扎了这些淋巴结，会影响新生血管生成，使静脉回流受阻，从而引发浅静脉曲张复发。因此，Casoni 等提出不做高位结扎术，可使手术操作简便，减少炎症反应，不破坏隐 - 股静脉淋巴结，从而保留了浅静脉的正常回流，缓解术后浅静脉系统高压，从而降低术后复发率。

（马　冰）

参考文献

[1] 江志鹏，邹湘才，李亮．腹股沟疝手术策略与技巧［M］．广州：广东科技出版社，2021.

[2] 吴孟超，吴在德，黄家驷．外科学［M］．8版．北京：人民卫生出版社，2020.

[3] 唐健雄，陈双．疝和腹壁外科手术学［M］．北京：科学出版社，2022.

[4] 杨勇．显微外科基础培训和临床实践［M］．北京：人民卫生出版社，2021.

[5] 王伟，何军明，张北平．腹部微创外科手术图解［M］．北京：人民卫生出版社，2021.

[6] 何清，伍俊妍．外科重症感染与药物治疗［M］．北京：人民卫生出版社，2021.

[7] 张福奎，蒋建光，于大鹏．外科基本操作处置技术［M］．3版．北京：人民卫生出版社，2022.

[8] 董家鸿，金锡御，黄志强．外科手术学［M］．4版．北京：人民卫生出版社，2022.

[9] Michael C. Singer，David J. Terris．现代内分泌外科创新［M］．吴宇，译．北京：中国科学技术出版社，2023.

[10] 姜海涛．普外科疑难疾病病例精解［M］．北京：人民卫生出版社，2023.

[11] 黎介寿，吴孟超．普通外科手术学［M］．3版．郑州：河南科学技术出版社，2022.

[12] 刘玉村，王伟林，兰平．外科学普通外科分册［M］．2版．北京：人民卫生出版社，2022.

[13] 谭永琼，廖安鹊，叶辉．图解普外科手术配合［M］．北京：科学出版社，2022.

[14] 周总光，胡建昆．腹腔镜外科基础与培训［M］．北京：人民卫生出版社，2024.

[15] 张健．普通外科常见病诊治思维与实践［M］．上海：上海科学普及出版社，2022.

[16] 张节伟．实用临床普通外科疾病诊断与治疗［M］．长春：吉林科学技术出版社，2020.

[17] 吴金术．肝胆胰外科手术难点与攻克［M］．北京：科学出版社，2022.

[18] 周俭．联合肝脏分隔和门静脉结扎的二步肝切除术［M］．上海：上海科学技术出版社，2023.

[19] 李春雨．现代肛肠外科学［M］．北京：科学出版社，2022.

[20] 钟盛兰．林江肛肠病手术图解［M］．上海：上海科学技术出版社，2023.